U0118836

主编

葛建立

宋易华

范焕芳

中醫癥结论治

全国百佳图书出版单位
中国中医药出版社
·北 京·

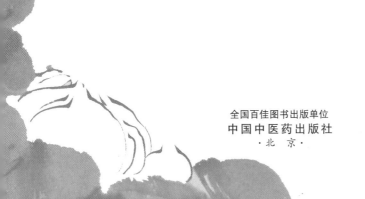

图书在版编目（CIP）数据

中医癥结论治 / 葛建立，宋易华，范焕芳主编 . —
北京：中国中医药出版社，2023.9
ISBN 978-7-5132-8278-9

Ⅰ.①中… Ⅱ.①葛… ②宋… ③范… Ⅲ.①辨证论
治 Ⅳ.① R241

中国国家版本馆 CIP 数据核字（2023）第 152046 号

中国中医药出版社出版

北京经济技术开发区科创十三街 31 号院二区 8 号楼
邮政编码 100176
传真 010-64405721
三河市同力彩印有限公司印刷
各地新华书店经销

开本 710×1000 1/16 印张 17.25 彩插 0.25 字数 310 千字
2023 年 9 月第 1 版 2023 年 9 月第 1 次印刷
书号 ISBN 978 - 7 - 5132 - 8278 - 9

定价 78.00 元
网址 www.cptcm.com

服 务 热 线 010-64405510
购 书 热 线 010-89535836
维 权 打 假 010-64405753

微信服务号 zgzyycbs
微商城网址 https://kdt.im/LIdUGr
官 方 微 博 http://e.weibo.com/cptcm
天猫旗舰店网址 https://zgzyycbs.tmall.com

如有印装质量问题请与本社出版部联系（010-64405510）

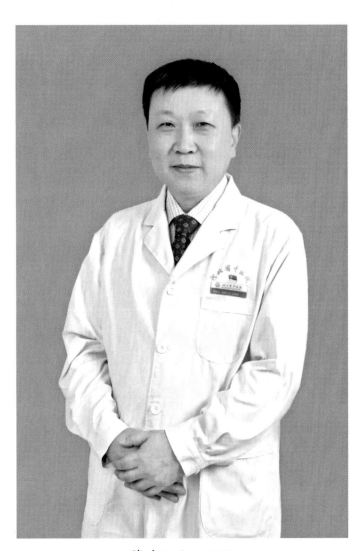

葛建立主任医师

創新癥結理論
傳承中醫精華

國醫大師：
李佃貴
2023年2月6日

国医大师李佃贵为本书题字

编 委 会

前　言

　　中医药学博大精深，源远流长，经过历代中医人的传承与发展，形成了系统、独立的理论体系和诊疗方法，为中华民族的繁荣昌盛做出了巨大贡献。习近平总书记指出"中医药学凝聚着深邃的哲学智慧和中华民族几千年的健康养生理念及其实践经验，是中国古代科学的瑰宝，也是打开中华文明宝库的钥匙。"并强调"要遵循中医药发展规律，传承精华，守正创新。"党中央、国务院又下发了《关于促进中医药传承创新发展的意见》，彰显了党和国家对中医药事业的高度重视。

　　面对新时期中医药发展面临的新形势、新任务，如何做到传承创新，是我们每一个中医工作者的重要课题。发展的前提是继承，在继承中创新，在继承中发展，尤其是理论的创新要取得突破性进展，必须依靠中医特定的思维方式，并且需要大胆提出各种新的符合逻辑的假说，并在临床实践中加以验证，在争论中而求真。

　　本书以中医基本理论为指导，以"痰饮""瘀血"学说为基础，对"痰瘀互结"而形成的新的病理产物"癥结"进行了较为全面的阐述，以期进一步成为新的病因病机学说，并指导临床诊疗。全书共分为上下两篇，上篇癥结理论概说，阐述了癥结的理论渊源、成因、致病特点、主要临床表现、治疗原则、用药等内容，下篇以典型病例为基础，验证了癥结理论对临床的指导作用。

　　本书是对"痰饮""瘀血"理论的进一步发展，具有一定的创新性和实用性。由于水平有限，还存在很多瑕疵，希望各位同仁批评指正，并不断完善，不胜感激。

　　衷心感谢国医大师李佃贵教授为本书题词，感谢著名书法家葛亚军同志为本书题写书名。

葛建立

2023 年 1 月 15 日

目　录

◇◇ 总论　癥结理论概说 ◇◇

◇◇ 各论　癥结临床论治 ◇◇

癥结理论概说

一、癥结的理论溯源

（一）癥结释义

1. 癥字释义　《广韵》曰："癥，腹病也。"《中医大词典》曰："癥，病证名，指腹内结块，坚硬不能移动者。"

2. 结字释义　"结"，不解之意。《说文解字》云："结，缔也。""缔，结不解也。"《康熙字典》云：①上古结绳而治。②心如结兮。③如物之裹结。④收敛。⑤缔结之结。

3. 癥之病名来源　癥之病名，首载于《金匮要略》。《金匮要略·妇人妊娠病脉证并治》云："妇人宿有癥病，经断未及三月，而得漏下不止，胎动在脐上者，为癥痼害。"《金匮要略·疟病脉证并治》云："病疟，以月一日发，当以十五日愈；设不差，当月尽解；如其不差，当云何？师曰：此结为癥瘕，名曰疟母。急治之，宜鳖甲煎丸。"此处癥瘕其证被统称为腹中积块。

4. 结之病名来源　结之病名，首见于《黄帝内经》，其中多次提到"结"。《黄帝内经太素》云："结，曲也，筋行回曲之处谓之结。"《灵枢·经筋》云："足太阳之筋，起于……结于踝。"《素问·阴阳离合论》云："太阳根起于至阴，结于命门。"《灵枢·九针十二原》云："结虽久，犹可解也。"《素问·平人气象论》有"脉动而不结"之正常人脉象，又有"结而横，有积矣"之异常脉象。《黄帝内经太素》曰："此脉结者，腹中有积居也。积，阴病也。"《素问·举痛论》云："百病生于气也……思则气结……思则心有所存，神有所归，正气留而不行，故气结矣。"《黄帝内经太素》云："微缓为水、瘕、痹也。阳气微热，肝气壅塞，饮溢为水，或结为瘕，或聚为痹。大甚为内痈，善呕衄；大甚气盛，热气结为内痈也。"《素问·骨空论》云："任脉为病，男子内结七疝，女子带下瘕聚。"其含义大多为经络筋脉的循行与归结处，或是疾病的病机、病证，用来表述诸邪集聚者。

5. 癥结之病名来源　"癥结"常喻难以解决的问题。《史记·扁鹊仓公列传》曰："以此视病,尽见五脏癥结。"此处"癥结"是指病根坚结之处,泛指病邪所积聚之处。

(二)历代医家对癥结的认识

1.《黄帝内经》之于癥结　《黄帝内经》作为癥结理论的源头,记载了许多与癥结相关的内容,形成了较为成熟的理论,对于相关疾病的症状特点、脉象、病因及预后有较为详尽、形象的论述。

(1)《黄帝内经》之于癥:《黄帝内经》中并无癥字,但对于"瘕""积""聚""肠覃"有相应的论述,涵盖了癥之意。

《灵枢·水胀》曰:"石瘕何如? 岐伯曰:石瘕生于胞中,寒气客于子门,子门闭塞,气不得通,恶血当泻不泻,衃以留止,日以益大,状如怀子,月事不以时下,皆生于女子,可导而下。"

《灵枢·邪气脏腑病形》曰:"肝脉急甚者为恶言;微急为肥气在胁下,若覆杯。缓甚为善呕,微缓为水瘕痹也。"本篇记述了因肾经虚,经络痞涩,水气停聚于心腹之间,按之有水声,但欲饮而不能食,遍身虚肿之证。

《素问·平人气象论》曰:"寸口脉沉而弱,曰寒热及疝瘕少腹痛;寸口脉沉而横,曰胁下有积,腹中有横积痛。"此处以脉的沉弱说明阳气不足,寒邪侵入人体导致癥瘕。

《素问·大奇论》曰:"肾脉小急,肝脉小急,心脉小急,不鼓皆为瘕。""三阳急为瘕,三阴急为疝。二阴急为痫厥,二阳急为惊。"

《素问·骨空论》曰:"任脉为病,男子内结七疝,女子带下瘕聚。"

《灵枢·水胀》曰:"肠覃何如? 岐伯曰:寒气客于肠外,与卫气相搏,气不得荣,因有所系,癖而内著,恶气乃起,瘜肉乃生。其始生也,大如鸡卵,稍以益大,至其成如怀子之状,久者离岁,按之则坚,推之则移,月事以时下,此其候也。"

《灵枢·五变》曰:"黄帝问于少俞曰:余闻百疾之始期也,必生于风雨寒暑,循毫毛而入腠理,或复还,或留止,或为风肿汗出,或为消瘅,或为寒热,或为留痹,或为积聚。"

《灵枢·五变》曰:"黄帝曰:人之善病肠中积聚者,何以候之? 少俞答曰:皮肤薄而不泽,肉不坚而淖泽。如此则肠胃恶,恶则邪气留止,积聚乃伤脾胃之间，寒温不次，邪气稍至。蓄积留止，大聚乃起。"

（2）《黄帝内经》之于结：《灵枢·贼风》曰："此皆尝有所伤于湿气，藏于血脉之中，分肉之间，久留而不去。若有所堕坠，恶血在内而不去。卒然喜怒不节，饮食不适，寒温不时，腠理闭而不通。其开而遇风寒，则血气凝结，与故邪相袭，则为寒痹。"本篇论述结之成为寒痹，是因新旧邪相袭，又外感六淫与内伤七情，饮食不当，起居不节，日久合而致病。

《灵枢·刺节真邪》曰："虚邪之入于身也深，寒与热相抟，久留而内著……有所结，气归之，卫气留之，不得反，津液久留，合而为肠瘤，久者数岁乃成，以手按之柔。已有所结……凝结日以易甚，连以聚居，为昔瘤，以手按之坚。有所结，深中骨……日以益大，则为骨瘤。有所结，中于肉……有热则化而为脓，无热则为肉疽。凡此数气者，其发无常处，而有常名也。"由此可知，邪结起于外受寒邪，因机体正气不足，邪气由表入里留恋不去，气血津液凝滞不畅，日久益甚，而致有所结，结久则越趋入里。邪结之形态由寒痹痛痒至坚硬之昔瘤，从无形之邪变为有形之邪，质地由柔软变为坚硬，且结于不同部位，由肌表至脏腑，甚而深达至骨，循经脉血络相传，发无常处。

《素问·举痛论》曰："百病生于气也……思则气结……思则心有所存，神有所归，正气留而不行，故气结矣。"本论表明情志失衡，脏腑气机逆乱，气结于里，日久致病。

《灵枢·本脏》曰："肺应皮……皮肉不相离者，大肠结。心应脉……诸阳经脉皆多纡屈者，小肠结。脾应肉……肉䐃多小果累者，胃结。胃结者，上管约不利也。肝应爪……爪恶色黑多纹者，胆结也。肾应骨……稀毫毛者，三焦膀胱结也。"本论表述了五脏六腑与皮脉肉爪骨相合相应之关系，以表知里，可助于诊疗疾病之辨别。

《素问·阴阳别论》曰："结阳者，肿四肢。结阴者，便血一升，再结二升，三结三升。阴阳结斜，多阴少阳曰石水，少腹肿。二阳结，谓之消。三阳结，谓之隔。三阴结，谓之水。一阴一阳结，谓之喉痹。"四肢为阳经的循行末端，故称为诸阳之本。阳经经脉郁结，则会呈现四肢肿胀，称结阳。结阴者，邪结在阴经，厥阴肝经主藏血，太阴脾经主统血，邪结阴经伤及阴络血内溢，故而便血。

《灵枢·禁服》曰："陷下者，脉血结于中，中有著血，血寒故宜灸之。"因为寒邪在血脉中，致脉中血凝，瘀血停留。

2.《难经》之于癥结 与《黄帝内经》一样，虽然《难经》中没有"癥结"二字，但"积"证含义在"癥结"范围之内。《难经》从病机上区分了

"积""聚",并提出了"五积"之说。

《难经·五十五难》曰:"气之所积,名曰积,气之所聚,名曰聚。故积者,五脏所生;聚者,六腑所成也。积者,阴气也,其始发有常处,其痛不离其部,上下有所始终,左右有所穷处。聚者,阳气也,其始发无根本,上下无所留止,其痛无常处,谓之聚。"本论从症状表现与病机上区分了积证与聚证,为后世辨治本证首开先河。

《难经·五十六难》曰:"肝之积,名曰肥气……心之积,名曰伏梁……脾之积,名曰痞气……肺之积,名曰息贲……肾之积,名曰贲豚。"本论对积一证,又独有所创,根据积块所居的部位与症状,立五脏积之说。

3.《伤寒论》《金匮要略》之于癥结 张仲景在《金匮要略》中首提"癥"字,并创立了桂枝茯苓丸、鳖甲煎丸两方,对后世论治癥结产生了较大影响。

(1)《金匮要略》中首提"癥"字:《金匮要略·妇人妊娠病脉证并治》曰:"妇人宿有癥病,经断未及三月,而得漏下不止,胎动在脐上者,为癥痼害。妊娠六月动者,前三月经水利时,胎也。下血者,后断三月衃也,所以血不止者,其癥不去故也,当下其癥,桂枝茯苓丸主之。"张仲景首提癥与癥病名,并提出了治法及方药。

《金匮要略·疟病脉证并治》曰:"病疟,以月一日发,当以十五日愈;设不差,当月尽解;如其不差,当如何?师曰:此结为癥瘕,名曰疟母。急治之下,宜鳖甲煎丸。"本条论述疟病若迁延日久,反复发作,将致正气渐衰,疟邪瘀血搏结,结成痞块,疟病很难痊愈,故宜急治之。

(2)《伤寒论》《金匮要略》之"结":《伤寒论》云:"病人手足厥冷,脉乍紧者,邪结在胸中,心下满而烦,饥不能食者,病在胸中。"本条表述了病人在四肢寒冷时,脉突然变紧,为有形之痰邪凝结在胸中。

《伤寒论》中,"伤寒十余日,热结在里,复往来寒热者……但结胸,无大热者,此为水结在胸胁也",因表邪已化热入里,故热结在里,且寒热往来为少阳不和,为少阳阳明合病。结胸无大热,是因热与水结。

《伤寒论》中有:"其脉浮而实,能食,不大便者,此为实,名曰阳结也……其脉沉而迟,不能食,身体重,大便反硬,名曰阴结也。"此论表明阳结为腑气结滞,阳气独盛,阴不足以济阳而产生大便不通;阴结为脏气结滞,阴气独盛,阳不足以化阴,大便反硬。

《伤寒论》中,"伤寒,若吐下后,七八日不解,热结在里,表里俱热",表述了伤寒病在表,用吐、下法误治后,津液阳气亏损,使表邪趁机入里,致阳明证热邪聚结在体内，邪留而不去，聚而不散。

《金匮要略·妇人杂病脉证并治》中，"妇人之病，因虚、积冷、结气，为诸经水断绝，至有历年，血寒积结胞门，寒伤经络"，指出妇人杂病因虚、冷、结气三者，皆能造成经水不利或闭，积冷日久，与瘀血相搏结，致胞宫受损，经络凝滞不通。

《伤寒论》中，"太阳病不解，热结膀胱，其人如狂，血自下，下者愈……外解已，但少腹急结者，乃可攻之，宜桃核承气汤"，表明太阳表证不解，邪热入里与血搏结于下焦，气血凝滞不通而致少腹疼痛，胀满不舒。

《伤寒论》中，"何谓脏结？答曰：如结胸状，饮食如故，时时下利，寸脉浮，关脉小细沉紧，名曰脏结"，"脏结，无阳证，不往来寒热，其人反静，舌上苔滑者，不可攻也"，论述了脏结多为脏虚阳衰，复被阴寒所凝，病位在脏，脏结病性属阴、属虚，为虚寒证，证属正虚邪实，为太阳表邪误下后，由表经胸入里与痰水相结所致。

《伤寒论》曰："伤寒六七日，结胸热实，脉沉而紧，心下痛，按之石硬者，大陷胸汤主之。""结胸热实"表述大结胸证为热实证。结胸与脏结的发生，都是因为泻法用之过早，而造成邪气入里，与阳结则成为结胸，与阴结则成为脏结。

4.《诸病源候论》之于癥结　作为我国第一部病因病机证候分类学专著，巢元方所著的《诸病源候论》较为全面地论述了癥结的病因病机及证治，对积病证的阐发更为具体，提出了癥、瘕的区别及石淋病因是水结化为石等相关论述。

《诸病源候论》中，"其病不动者，直名为癥。若病虽有结瘕，而可推移者，名为瘕。瘕者，假也，谓虚假可动也"，提出了癥瘕的区别。

《诸病源候论·时气病诸候》云："时气衄血者，五脏热结所为。"《诸病源候论·风病诸候》云："邪气客于皮肤，复逢风寒相折，则起风瘙隐轸。若赤轸者，由凉湿折于肌中之热，热结成赤轸也。"这些论述指出热为阳邪，有内热、外热及内外热合邪致结，易伤津液，烧灼真阴，阻滞气机升降宣发，伤害组织正常功能；热极化火成毒，于体内成脓，形成疮疡，腐蚀组织。

《诸病源候论·妇人杂病诸候三》曰："若风寒搏于经脉，血结不通，血水而蓄积，成水肿病也。"《诸病源候论·小儿杂病诸候二》云："温病则邪先客皮肤，而搏于气，结聚成热，热乘于血，血得热则流散，发从鼻出者，为衄也。"因伤于阳或阴寒盛，浊邪聚结不通或温热之邪甚，热邪侵入血分，灼伤津液，气血滞涩，滞而成结，易出现局部症状。如紫斑、疼痛、形体瘦弱、肌肤甲错成积聚癥瘕、出血等；若血结于脑，则有神志恍惚或昏迷、发狂等症状。

《诸病源候论·淋病诸候》曰："石淋者，淋而出石也。肾主水，水结则化为石，故肾客沙石。"《诸病源候论·水肿病诸候》曰："夫水肿病者，皆由荣卫否涩，肾脾虚弱所为……三焦闭塞，小便不通，水气结聚于内，乃腹大而肿。"水为阴邪，因正气不足，阴寒阻滞气机产生水结，致人体功能失调，而发为诸证。若水结于肠间、胸腹、脏腑等部位，结而为毒，而成诸疾。

《诸病源候论·痰饮病诸候》曰："此由痰水积聚，在于胸府，遇冷热之气相搏……故言痰结实。"《诸病源候论·妇人杂病诸候三》曰："此是胸膈痰结，与气相搏，逆上咽喉之间，结聚状如炙肉之脔也。"痰由水湿而来，水湿运化不利，聚结为痰；水阻结也易生痰，痰结久而为痰核、瘰疬、瘿瘤或积聚癥瘕。

5. "窠囊"理论之于癥结 "窠囊"是一个比较有特色的中医理论名词。无论是在理论上还是在临床应用方面，"窠囊"理论与葛教授的"癥结"理论都有着千丝万缕的关系。

"窠囊"之说最早来自宋代许叔微提出的"湿痰、痰饮成癖囊"说。许叔微云："予生平有二疾，一则脏腑下血，二则膈中停饮……始因年少时夜坐为文，左向伏几案，是以饮食多坠向左边，中夜以后稍困乏，必饮两三杯，既卧就枕……已成癖囊，如潦水之有科臼，不盈科不行，水盈科而行也，清者可行，浊者依然停蓄，盖下无路以决之也。"许叔微用"燥脾以胜湿，崇土以填科臼"的方法，单用一味苍术，三月而疾除。许叔微又云："痰夹血遂成窠囊。痰病久得涩脉，卒难得开，必费调理。"

对于"窠囊"的阐述首推朱丹溪所著的《丹溪治法心要》，其曰："用苍术治痰饮成窠囊，行痰极有效，痰挟瘀血遂成窠囊。"《丹溪心法》曰："痰挟瘀血，遂成窠囊。"《局方发挥》曰："夫气之初病也，其端甚微，或因些少饮食不谨，或外冒风雨，或内感七情，或食味过厚，偏助阳气，积成膈热，或资禀充实，表密无汗，或性急易怒，火炎上以致津液不行，清浊相干，气为之病……自气成积，自积成痰，此为痰、为饮、为吞酸之由也，良工未遇谬药。又行痰挟瘀血，遂成窠囊。"以上论述指出"窠囊"的形成与外感、内伤、饮食不节等因素密切相关，也与病程的迁延、病理因素的互相影响、误治等有关，其病机主要为痰瘀互结。

清代喻嘉言《寓意草》曰："窠囊之痰，如蜂子之穴于房中，如莲实之嵌于蓬内，生长则易，剥落则难。由其外窄中宽，任行驱导涤涌之剂，徒伤他脏，此实闭拒而不纳耳。究而言之，岂但窠囊之中痰不易除……仓卒有难于刻伐者……治法必静以驭气，使三阴之火不上升……又必严以驭脾，使太阴之权有独伸而不假敌饷……乃广服大药，以安和五脏。"又云，"人身之气，经盛则注于络，络盛则注于经。窠囊之成，始于痰聚胃口……胃之络贯膈者也……而痰得以居之……日增一日，故治之甚难"，且明确赋予了"窠囊"病位的概念。亦云："而肺中之窠囊，实其新造之区。可以侨寓其中，转使清气逼处不安，亦若为乱者然。如寇贼依山傍险，蟠据一方。此方之民势必扰乱而从寇也。"

何梦瑶在《医碥·卷之二·杂症》中也提道："痰本吾身之津液……积久聚多，随脾胃之气以四讫，则流溢于肠胃之外，躯壳之中。经络为之壅塞，皮肉为之麻木，甚至结成窠囊，牢不可破，其患固不一矣。""有形之积，阻碍正气……日久则正气另辟行径，不复与邪相争，或邪另结窠囊，不碍气血隧道之故。此为难治，以药不易到也。"

清代唐容川说理最为通彻，他在《血证论·咳嗽》篇中指出："痰水之壅，由瘀血使然，但去瘀血，则痰水自消。"

窠囊理论经历代医家的总结、发挥，形成了独特的内涵，其痰瘀互结的病机学说对葛教授的癥结理论有着深远的影响。

（三）癥结与积聚的异同

1. 癥结与积　二者的共同点是均表现为结块、触之有形、活动性差、或胀或痛的一类病证。不同点是积证是指腹内结块，而癥结可发于全身各处，范围更广，涵盖的病种更多。简单地说，癥结包括积证，积证属于癥结的一类病证。

2. 癥结与聚　癥结与聚的共同特征在于"有形""有形可见"抑或是"假物成形"。聚多发生于相对浅表的皮肤、肌肉和浮络等，多为直接可见，或形状相对不固定、时聚时散，或游移无常处，或触之柔软光滑，或胀或不胀，或痛或不痛，若痛则无定处，属阳。癥结多发生于相对较为深层的脏腑及其经络等，多不能直接可见，形状相对固定，位置固定不移，或触之坚硬粗糙，若痛则有定处，属阴。《景岳全书·杂证谟·积聚》曰"聚之类，其病多在气分""积之类，其病多在血分"，指出聚之邪在气分，多引起功能性变化，癥积之邪在血分，多引起器质性损伤。叶天士云："初为气结在经，久则血伤入络。"经主气分，络主血分，初在气分，久在血分，故聚证病程较短，易消除，预后较好，癥结病程较长，难以消除，不易转愈。两者虽有不同，但不应机械视之，聚证日久不愈，可转为癥结，两者存在动态性与统一性。《叶氏医案存真》曰，"邪属无形，先着气分"，"但无形之邪，久延必致有形，由气入血"，提示聚证渐至癥结，由浅入深，由气分至血分，循经入络，由无形到有形，由功能性变化到器质性损伤的过程。

（四）癥结的病证范围

在人体全身聚集有形，符合"有形可见"特点的结块，都可被纳入癥结的病证范围，不论宏观或微观，局部或整体，肉眼可见还是精密设备所见。除了传统的腹部包块和古代的伏梁、痞气、息贲、奔豚、痛疝、瘿瘤、瘰疬、疟母、疝、肠蕈、筋瘤、乳癖、乳岩等疾病，癥结还应包括现代疾病如多囊卵巢综合征、子宫肌瘤、增生性疾病、纤维化疾病、结节性疾病、结石性疾病、全身范围内的良性或恶性肿瘤、动脉粥样硬化中的斑块、脑血管疾病中的梗死病灶、动（静）脉栓塞、周围血管疾病当中的血栓等。

二、癥结的形成

（一）"痰""瘀"是癥结形成的物质基础

1. 津液、血液代谢的生理过程

（1）正常津液输布：津液的输布主要依靠脾、肺、肾、肝和三焦等脏腑生理功能的协调配合来完成。脾气散精以输布津液。脾输布津液主要有两条途径：一是将津液上输于肺，通过肺气的宣发肃降，使津液输布于全身而灌溉脏腑、形体和官窍；二是直接将津液向四周布散至全身，即脾有"灌溉四傍"的功能。若脾失健运，脾气输布津液障碍，则易致津液停聚，或为水湿、痰饮，或为水肿、胀满等。肺通调水道而行水，为水之上源。肺气宣发，将津液输布至人体上部和体表；肺气肃降，将津液输布至肾和膀胱以及人体下部。若肺气宣发肃降失常，津液输布障碍而停聚，则可发为痰饮，甚则水泛为肿。肾主水。肾气及肾阴、肾阳对胃的游溢精气、脾气散精、肺气行水、三焦决渎以及小肠的分清别浊等作用具有推动和调节作用，可维持其稳定发挥输布津液的功能。同时，肾自身也是津液输布的一个重要环节。津液通过肺气肃降向下输送到肾，经过肾的气化作用，化为尿液排出体外。若肾气虚亏，或肾的阴阳失调，则可致津液输布失常。肝调畅气机以行水。肝主疏泄，调畅气机，气行则津布。若肝失疏泄，气机郁结，则可影响津液的输布，津液停滞，产生痰饮、水肿以及痰气互结的梅核气、瘿瘤、鼓胀等病证。三焦决渎为水道。三焦水道通利，津液得以正常输布。若三焦水道不利，也会导致津液停聚，发为多种病证。津液的正常输布是多个脏腑密切协调、相互配合的结果，是人体生理活动的综合体现。正如《素问·经脉别论》所云：

"饮入于胃，游溢精气，上输于脾，脾气散精，上归于肺，通调水道，下输膀胱，水精四布，五经并行。"

（2）正常血液运行：血液的正常运行，与心、肺、肝、脾等脏密切相关。心主血脉，心气是推动血液运行的动力，在血液循行中起着主导作用。心气充沛，则行血有力。肺朝百脉，主治节，能辅心行血。肺气宣发肃降，调节一身气机，通过气的升降出入运动而推动血液运行至全身。宗气贯心脉而行气血的功能，也体现了肺在血行中的推动作用。肝主疏泄，调畅气机，是保证血行正常的又一重要环节。肝贮藏血液、调节血量，可根据人体各部位的生理需要，在肝气疏泄功能的协调下，调节脉道中循环的血量，维持血液循环的正常运行。脾主统血，脾气健旺则能固摄血液在脉中运行，防止血逸脉外。同时，肝藏血的生理功能也可以防止血逸脉外，避免出血的发生。心气推动、肺气宣降、肝气疏泄是推动血液运行的重要因素，脾统血、肝藏血则是固摄血液运行的重要因素。心、肺、肝、脾等脏的生理功能相互协调，密切配合，共同维持了血液的正常运行。其中任何一脏的生理功能失调，都可以引起血行失常的病变。如心气不足，血运无力，可形成血瘀；肺气不足，宣降失司也可导致血瘀；脾气虚弱，统摄无力，可产生多种出血性病证；肝失疏泄，肝气上逆可致出血；肝气郁滞不畅可致血瘀等。《灵枢·决气》曰："何谓血？岐伯曰：中焦受气，取汁变化而赤，是谓血。何谓脉？岐伯曰：壅遏营气，令无所避，是谓脉。"

2. 津凝为痰

（1）痰之概念：痰饮是人体水液代谢障碍所形成的病理产物，又是某些疾病的致病因素，也是癥结形成的物质基础，属继发性病因，较稠浊者称为痰，较清稀者称为饮。痰可分为有形之痰和无形之痰。有形之痰，视之可见，闻之有声，触之可及，如咳吐之痰、喉中痰鸣、痰核等。无形之痰，指只见其征象，不见其形质之痰，如眩晕、癫狂等，虽然无痰之形质可见，但用祛痰法治疗有效。因此，中医学对"痰"的认识，主要是以临床征象为依据来进行分析的。饮则多留积于人体的局部或肌肤，并因其所停留的部位不同而名称各异。

（2）痰的形成：《黄帝内经》即有"痰饮"之说，但论述不详。《金匮要略·痰饮咳嗽病脉证并治》提出"四饮"，即"痰饮""悬饮""溢饮""支饮"，首倡痰饮。之后，历代医家对其病因病机、致病特点、辨证论治逐步完善，大多认为清稀者为"饮"，黏稠者为"痰"，且痰分有形和无形。痰的形成，多因外感六淫，或内伤七情，或饮食失宜等，导致脏腑功能失调，气化不利，水液代谢障碍，水液停聚而形成。肺、脾、肾、肝及三焦等对水液代谢均具有重要作用，故痰的形成，多与上述脏腑功能失常密切相关。正如《素问·经脉别论》中说："饮入于胃，游溢精气，上输于脾，脾气散精，上归于肺，通调水道，下输膀胱，水精四布，五经并行，合于四时五脏阴阳，揆度以为常也。"在各种致病因素的作用下，脾失健运、肺失治节、肾与膀胱功能失调、三焦水道不利均可导致津液代谢不畅，凝聚为痰。痰饮可单独致病，又可与其他致病因素共同致病，从而成为癥结形成的重要物质基础。

1）饮食不节：饮食不节是痰产生的重要原因，如水、食、酒、乳过多难消就会停积成痰。《三因极一病证方论》云："人之有痰饮病者，或饮食过伤，嗜欲无度，运动失宜，津液不行，聚为痰饮。"

2）肺失宣降：肺主宣发肃降，为水之上源。若肺失宣降，水道不利，津液输布失司，则会聚水而生痰。《医旨绪余·二十九》云："风痰者，由表虚皮腠不密，风邪得以乘之，肺气不利，邪郁为热，是以浊涕稠粘。"

3）脾失健运：脾主运化水液，为制水之脏。脾失健运，水湿内生，可以凝聚生痰。《诸病源候论·虚劳痰饮候》云："劳伤之人，脾胃虚弱，不能克消水浆，故为痰也。"

4）肾阳不足：肾主水，肾阳不足，水液不得蒸化，也可停而化生痰。《血证论·咯血》云："肾中阴虚，火上水升，凝滞为痰""肾主五液，虚火上升，则水液泛上，凝而为痰。"

5）肝失疏泄：肝主疏泄，主调畅一身气机。若肝失疏泄，气机郁滞，津液停积可为痰。《三因极一病证方论》云："内则七情泊乱，脏气不行，郁而生涎。"

6）三焦痞塞：三焦为决渎之官，是水液运行的通道。若水道不利，津液失布，亦能聚水生痰。《圣济总录·痰饮门》云："若三焦气涩，则水饮停聚，不能宣通，聚而成痰饮。"

3. 血滞为瘀

（1）瘀血的概念：凡离经之血积存体内，或血行不畅阻滞于经脉及脏腑内的血液，均称为瘀血。瘀血既是疾病过程中形成的病理产物，同时又是具有致病作用的"死血"，是形成癥结的物质基础。在中医文献中，瘀血又称"恶血""败血""污血"等。"瘀血"与"血瘀"有所不同，瘀血属继发性病因，血瘀是人身血液运行不畅或血液瘀滞不通的病机变化，属于病机学概念。

（2）瘀血的形成：血液的正常运行，主要与心、肺、肝、脾等脏的功能有关，如气的推动与固摄作用、脉道的通利以及寒热等内外环境因素等。凡能影响血液正常运行，引起血液运行不畅，或导致血离经脉而瘀积的内外因素，均可导致瘀血的形成。

1）血出致瘀：凡是各种外伤，如跌仆损伤、金刃所伤、手术创伤等，致使脉管破损而出血成为离经之血，或因脾不统血、肝不藏血等原因而致的出血，以及妇女经行不畅、流产等所出之血，如果未能排出体外或及时消散，留积于体内则成瘀血。《灵枢·贼风》云："若有所堕坠，恶血在内而不去……则血气凝结。"

2）气滞而瘀：气行则血行，气滞则血瘀。若情志郁结，气机不畅，或痰饮等积滞体内，阻遏脉络，都会造成血液运行不畅，形成瘀血。《血证论·吐血》云："气为血之帅，血随之而运行；血为气之守，气得之而静谧。气结则血凝，气虚则血脱，气迫则血走。"

3）因虚致瘀：气虚则运血无力，阳虚则脉道失于温通，阴虚则脉道失于柔润，皆可引起血液运行涩滞。因此，气血阴阳失调，可导致血液在体内某些部位停积而成瘀血。《素问悬解》云："病久入深，营卫之行涩，经络时疏，故不通。"

4）血寒而瘀：血得热则行，得寒则凝。若外感寒邪，入于血脉，或阴寒内盛，血脉挛缩，则血液凝涩而运行不畅，导致血液在体内某些部位瘀积不散，形成瘀血。如《灵枢·痈疽》云："寒邪客于经络之中则血泣，血泣则不通。"

5）血热成瘀：外感火热邪气，或体内阳盛化火，入舍于血，血热互结，煎灼血中津液，使血液黏稠而运行不畅，或因热灼脉络，迫血妄行导致出血，以致血液壅滞于体内，局部不散而成瘀血。《医林改错·积块》云："血受热则煎熬成块。"

（二）癥结是痰瘀互结形成的最终产物

津血同源，皆为水谷精微所化，血行脉中，津行脉外，通过脏腑气化，二者可相互滋生转化。在病理状态下，津凝为痰，血滞为瘀。痰瘀虽然各具特征，单独为病，但均为津血运化失常的产物，同源异物，密切相关，常表现为痰瘀互生，痰阻脉道，使血行不畅而成瘀，瘀血阻滞，致津液输布异常，停而为痰。因此，痰久必瘀，瘀久必痰，且痰瘀常易相互凝结，共同致病。痰瘀互结的最终产物即是癥结，初始为癥，日久为结，这一新的病理产物同样也是一种新的致病因素，从而继发多种疾病。

1. 寒滞经脉　因寒邪侵犯血脉，或阴寒内盛，凝滞脉络，血行不畅而致瘀血。寒凝血脉，脉道收引，津液运行不畅，郁久化痰，痰瘀互结。

2. 血脉瘀阻　由于离经之血未能及时排出或消散，停留于某处，或壅遏于经脉，或瘀积于脏腑组织器官之内，呈凝滞状态，阻遏气机，水液停聚，日久化痰，痰瘀互结。

3. 气血两虚 因素体虚弱，或久病不愈，耗伤气血，或先有气虚，气不生血，或因血虚，化气乏源，气随之不足，或因失血，气随血耗，致气血两虚，津液、血液代谢失常，痰瘀互结。

4. 气阴两虚 由于热病汗出不彻，伤及气阴，或热盛伤津，气随液脱，热病炼液为痰，气虚致血液运行不畅，痰瘀互结。

5. 寒湿阻络 因久居湿地，贪凉露宿，或汗出入水，寒湿邪气注于肌腠经络，气血痹阻，瘀湿搏结。

6. 心气虚弱 由于素体虚弱，或久病失养，或劳倦过度，或先天不足，或年高气衰而致心气虚，鼓动乏力，气血不足，运行迟缓，且脉道不利，津液停聚，日久则痰瘀互结。

7. 肺气不足 因久患肺疾，耗损肺气，或脾虚致肺气生化不足，肺气亏虚，宣肃功能失职，津液不布，聚为痰浊，肺气亏虚，不能助心行血，血脉瘀阻，痰瘀互结。

8. 大肠湿热 由于暑湿热毒侵袭，或饮食不洁，湿热秽浊积于大肠，热盛伤津，炼液为痰，湿热壅遏气机，脉络瘀阻，痰瘀互结。

9. 脾胃虚弱 因饮食不节，或劳倦过度，或忧思伤脾，或禀赋不足，素体脾虚，或年老体衰，或久病耗伤，脾胃虚弱，运化无力，水谷不化，气血生化不足，气虚血瘀，脾虚失于运化水液，水湿不运停聚为痰，痰瘀互结。

10. 脾不统血 久病伤气，或忧思日久，劳倦过度，损伤脾气，统血无权，血溢脉外，不循脉道而致瘀，脾气虚弱，运化失健，湿聚为痰而致痰瘀互结。

11. 肝郁气滞 由于精神刺激，情志不遂，郁怒伤肝，肝失疏泄，气机不畅致水液和血液运行障碍，日久则生痰致瘀，痰瘀互结。

12. 肾虚水泛 因素体虚弱，久病及肾，或房劳伤肾，气化失司，水邪泛溢，阻遏气机，气血运行不畅，肾阳虚，失其温煦，血滞经脉为瘀，水湿日久化痰，痰瘀互结。

13. 脾肾阳虚 多因久病，耗伤脾肾之阳，或久泄久痢，脾阳损伤，不能充养肾阳，或水邪久踞，肾阳受损，不能温暖脾阳，终致脾阳、肾阳俱虚。肾阳亏虚，温煦失职，脾阳虚弱，运化失常，脾肾阳虚，不能温化水液，泛溢肌肤，血液失于温煦，凝滞经脉，日久痰瘀互结。

14. 心脾两虚 由于饮食不节，损伤脾胃，气血生化不足，心失血养；或久病失调，思虑过度，暗伤心脾；或慢性失血，气血亏耗，导致心脾气血两虚。脾气亏虚，运化失职，水湿停聚。心脾两虚，生血乏源，运血无力，摄血无功，血不归经，离经之血溢于脉外，日久痰瘀互结。

15. 肝郁脾虚　多因情志不遂，郁怒伤肝，肝失条达而横乘脾土；或饮食劳倦，损伤脾气，脾失健运，土壅侮木，肝失疏泄所致。肝气郁结，血运不畅，脾虚水湿停聚，化为痰浊，痰瘀互结。

16. 肝肾不足　由于先天不足或后天失调，生育过多，以致肝肾亏损，冲任失调，精血不足，水不涵木，易致肝火上升，火灼津为痰，痰瘀互结。

17. 寒痰凝结　因受寒或阳气虚弱，寒邪阻于脉络，寒凝血滞，瘀血形成，脉络受阻，津液不得输布，郁久化痰，痰瘀互结。

18. 毒热蕴结　由于热毒入侵或阴虚毒盛，熏灼血液，干涸为瘀血，火盛炼液为痰，痰瘀互结。

三、癥结的致病特点及主要临床表现

（一）痰饮的致病特点

1. 阻滞气血运行　痰饮为实邪，可随气流行全身，或停滞于经脉，或留滞于脏腑，阻滞气机，妨碍气血运行。若痰饮流注于经络，则致经络气机阻滞，气血运行不畅，出现肢体麻木，屈伸不利，甚至半身不遂，或形成瘰疬痰核、阴疽流注等。若痰饮留滞于脏腑，则阻滞脏腑气机，使脏腑气机升降失常。如痰饮阻肺，肺气失于宣降，则见胸闷气喘、咳嗽吐痰等；痰饮停胃，胃气失于和降，则见恶心呕吐等；痰浊痹阻心脉，血气运行不畅，可见胸闷心痛；无形之痰气结滞于咽喉，则形成"梅核气"，临床常表现为患者自觉咽中梗阻如有异物，咽之不下，吐之不出，胸膈满闷，情志抑郁，善太息。

2. 影响水液代谢　痰饮本为水液代谢失常产生的病理产物，痰饮一旦形成之后，可作为一种继发性致病因素反过来作用于人体，进一步影响肺、脾、肾、三焦等脏腑的功能活动，影响水液代谢。如痰湿困脾，可致水湿不运；痰饮阻肺，可致宣降失职，水液不布；痰饮停滞下焦，可影响肾、膀胱的蒸化功能，从而进一步导致水液停蓄。因此，痰饮致病能影响人体水液的输布与排泄，使水液进一步停留于体内，加重水液代谢障碍。

3. 易于蒙蔽心神　痰饮为浊物实邪，而心神性清净，故痰浊为病，随气上逆，尤易蒙蔽清窍，扰乱心神，使心神活动失常，出现头晕目眩、精神不振等症；或痰浊上犯，与风、火相合，蒙蔽心窍，扰乱神明，以至出现神昏谵妄，或引起癫、狂、痫等疾病。

4. 致病广泛，变幻多端 痰饮随气流行，内至五脏六腑，外达四肢百骸、肌肤腠理，无处不到，可停滞而引发多种疾病，致病异常广泛。由于其致病面广，发病部位不一，又易于兼邪致病，因而在临床上形成的病证繁多，症状表现非常复杂，故有"百病多由痰作祟"之说。痰饮停滞于体内，其病变可伤阳化寒，或郁而化火；可夹风、夹热，或化燥伤阴；可上犯清窍，或下注足膝，且病势缠绵，病程较长。因此，痰饮为病，具有变幻多端，病证错综复杂的特点。

（二）瘀血的致病特点

1. 易于阻滞气机 血为气母，血能载气、养气，故瘀血一旦形成，必然影响和加重气机郁滞，所谓"血瘀必兼气滞"。气为血之帅，气机郁滞，又可引起局部或全身的血液运行不畅，因而导致血瘀气滞、气滞血瘀的恶性循环。如局部外伤，破损血脉，血出致瘀，可致受伤部位气机郁滞，出现局部青紫、肿胀、疼痛等症。

2. 影响血脉运行 瘀血为血液运行失常的病理产物，瘀血形成后，无论瘀滞于脉内、脉外，均可影响心、肝、脉等脏腑组织的功能，导致局部或全身的血液运行失常。如瘀血阻滞于心，导致心脉痹阻，气血运行不畅，可见胸痹心痛。瘀血留滞于肝，可致肝失疏泄，肝脉阻滞，气血运行障碍，故有"恶血归肝"之说。瘀血阻滞于经脉，气血运行不利，形体官窍因脉络瘀阻，可见口唇、爪甲青紫，皮肤瘀斑，舌有瘀点、瘀斑，脉涩不畅等。如果瘀血引起脉络损伤，可致血逸脉外，症见出血、血色紫暗有块等。

3. 影响新血生成 瘀血乃病理性产物，已失去对机体濡养滋润的作用。瘀血阻滞体内，日久不散，就会严重影响气血运行，导致脏腑失于濡养，功能失常，势必影响新血生成，因而有"瘀血不去，新血不生"的说法。故久瘀之人，常可表现出肌肤甲错、毛发不荣等人体失于濡养的临床特征。《血证论·男女异同论》曰："瘀血不行，则新血断无生理……盖瘀血去则新血已生，新血生而瘀血自去。"此论说明瘀血阻滞与新血生成之间的辩证关系。

4. 病位固定，病证繁多 瘀血一旦停滞于某脏腑组织，多难于消散，故常表现为病位相对固定、局部刺痛、固定不移、久不消散等。瘀血阻滞的部位不同，形成原因各异，兼邪不同，其病理表现也不同。瘀阻于心，因血行不畅而胸闷心痛；瘀阻于肺，则宣降失调，或致脉络破损，可见胸痛、气促、咯血；瘀阻于肝，气机郁滞，血海不畅，经脉瘀滞，可见胁痛、癥积肿块；瘀阻胞宫，经行不畅，可见痛经、闭经、经色紫暗有块；瘀阻于肢体肌肤，可见肿痛青紫；瘀阻于脑，脑络不通，可致突然昏倒，不省人事，严重者则引发后遗症，如痴呆、语言謇涩、半身不遂等；此外，瘀血阻滞日久还可化热。

（三）癥结的致病特点

1. 随气机升降，无处不到　癥结的原始物质基础是痰瘀，痰瘀随气机升降游走不定，或凝结于脏腑，或留滞于经络，或外溢于肌表，故癥结表现复杂，内至脏腑经络，外达肌肤腠理，病位广泛，病症繁多。痰瘀蒙蔽心窍可致郁病、痴呆，阻滞心脉可致心悸、胸痹，流注经络筋骨可致肢体麻木偏废等。

2. 多为有形占位　痰瘀凝结，难以清除，固着脉络，渐成有形实邪，如瘿瘤、瘰疬等，病程迁延。《备急千金要方·妇人方下》云："月经不通，结成癥瘕如石，腹大骨立。"《景岳全书》云："癥瘕之病，即积聚之别名……以至后世有曰疫癖，曰痞块之属，亦不过以形见之处有不同，故名亦因之而异耳。"

3. 多表现为疼痛　痰瘀胶结，易滞络脉，闭塞气血，不通则痛。若阻滞日久，气血不足，阴精亏损，脏腑失养，不荣亦痛。故疼痛是癥结常见症状。此疼痛较为固定，常迁延顽固，或刺痛，或持续性阵痛。疼痛部位由痰瘀阻滞部位而异，聚于脑络则头痛，聚于心脉则心痛，聚于肺络则胸痛，聚于肝络则胁痛。

4. 日久则易损伤正气，甚至危及生命　癥结起病隐匿，难以察觉，常为慢性进展性疾病，早期表现多不典型，待病状显露，病程多已迁延，病久入络，循络趋里入深，持续进展，病情加重，而致沉疴。癥结日久不化，易耗气伤血，且随体质及内外环境因素或寒化，或热化，或成毒，又因癥结为有形之邪，阻滞气血运行，常导致脏腑组织缺血缺氧，因此多虚实夹杂之病，产生各种变证，严重者可危及生命。正如《集验方》云："妇女脐下结坚，大如杯升，月经不通，寒热往来，下痢羸瘦，此为癥气，不可疗。"《诸病源候论》云："若积引岁月，人即柴瘦，腹转大，遂致死。诊其脉，弦而伏，其癥不转动者必死。"又云："月水久不通，非止令无子，血结聚不消，则变为血瘕；经久盘结成块，亦作血癥。血水相并，津液壅涩，脾胃衰弱者，水气流溢，变为水肿。如此难可复治，多致毙人。"

（四）癥结的主要临床表现

癥结的主要表现为肿块、结节、增生、纤维硬化、动脉硬化、结石以及疼痛等，也可出现麻木、抽搐等表现，以下为常见疾病和舌脉。

1. 肿瘤性疾病 肿瘤性疾病主要表现为身体各部位的肿块，分为良性肿块和恶性肿块。

（1）良性肿块：表面光滑，质地柔软或坚实，推之可移，边界清楚，生长缓慢，不伴有远处转移。

（2）恶性肿块：表面凹凸不平，质地坚硬，推之不移，边界不清，生长迅速，可伴有局部压迫症状或远处转移。

2. 结节性疾病 结节性疾病主要表现为身体各部位的结节，分为良性结节和恶性结节。

（1）良性结节：好发于甲状腺、乳腺、肺部，伴有局部胀痛、刺痛，往往为多发，影像学检查边界清楚，短期不会增大。

（2）恶性结节：好发部位同上，不伴有疼痛，往往为单发，影像学检查边界不清，成毛刺样改变，短期可迅速增大。

3. 结石性疾病 结石性疾病主要表现为身体各部位的结石，常见的有胆道结石和泌尿系结石。

（1）胆道结石：常见症状为腹痛，多位于右胁下、胃脘或膻中。发病时间多为餐后，尤其是进食油腻食物或腹部受震动后诱发，痛引肩背。疼痛性质为阵发性疼痛，或持续性疼痛阵发性加重，可为钝痛、绞痛、剧痛，常伴腹胀、嗳气、恶心、呕吐、自汗。若继发感染可出现发热和寒战，若结石引起胆道梗阻则可出现黄疸。

（2）泌尿系结石：上尿路结石包括肾和输尿管结石。典型的临床症状是突然发作的腰部或腰腹部绞痛和血尿，绞痛发作时疼痛剧烈，患者可出现恶心、呕吐、冷汗、面色苍白等症状。疼痛为阵发性，并沿输尿管向下放射至下腹部、外阴和大腿内侧。检查时肾区可有叩击痛，各输尿管点可有压痛，血尿多为镜下血尿。膀胱结石的典型症状为排尿中断，伴有放射至阴茎头和远端尿道的疼痛。尿道结石主要表现为排尿困难，排尿费力，尿流呈点滴状，或出现尿流中断、急性尿潴留。后尿道结石可伴有会阴或阴囊部疼痛。

4. 纤维硬化性疾病 纤维硬化性疾病主要表现为身体各部位的纤维硬化，常见的有肝硬化和肺纤维化。

（1）肝硬化：早期无症状或仅有乏力、纳差、腹泻等表现，随着病情发展可出现腹胀、腹水、紫癜、消化道出血、癌变等并发症。

（2）肺纤维化：主要表现为干咳，进行性呼吸困难，活动后加重，可伴有食欲减退、体重减轻、消瘦、乏力等全身症状。

5. 动脉硬化性疾病　动脉硬化性疾病主要表现为不同部位动脉的硬化，常见的有脑动脉硬化、冠状动脉粥样硬化、下肢动脉硬化。

（1）脑动脉硬化：可表现为头痛、头晕、注意力不集中、记忆力减退、思维迟缓、睡眠障碍等。

（2）冠状动脉粥样硬化：主要表现为心前区疼痛，多为绞痛或压榨痛，疼痛可从胸骨后或心前区放射至左肩臂甚至小指和无名指。

（3）下肢动脉硬化：初起患肢末端发凉、怕冷、苍白、麻木，可伴间歇性跛行，继则疼痛剧烈，日久患趾坏死变黑，甚至趾节脱落。

6. 舌象　舌质诊瘀，舌苔诊痰，二者互参，癥结乃辨。癥结患者舌质多紫暗，或有瘀点、瘀斑，具有瘀的特点；苔多腻，或白腻或黄腻，具有痰浊的特点。舌象根据不同病种及疾病的不同时期表现各异。

7. 脉象　癥结常见的脉象主要表现为弦、紧、滑、涩、沉等，根据不同病种及疾病的不同时期表现各异。《脉经》里有很多关于癥结脉象的论述，其中以弦紧脉的论述较多，如"寸口脉沉而横者，胁下及腹中有横积痛，其脉弦，腹急痛，腰背痛相引，腹中有寒，疝瘕。脉弦紧而微细，癥也。夫寒痹、癥瘕、积聚之脉，皆弦紧"。《脉经》亦指出癥瘕脉象伏、弱、沉者预后较差的情况。如《脉经》曰："肾脉小急，肝脉小急，心脉小急，不鼓，皆为瘕。寸口脉结者，癥瘕。脉弦而伏，腹中有癥，不可转动，必死，不治故也。""诊妇人疝、瘕、积、聚，脉弦急者，生；虚弱小者，死。""诊人心腹积聚，其脉坚强急者，生；虚弱者，死。又实强者，生；沉者，死。"后世医家亦多认同癥结脉象以弦紧为主。如《诸病源候论·瘕病诸候》云："诊其脉，沉而中散者，寒食癥也。脉弦紧而细，癥也……在脐则尺中弦紧。脉癥法，左手脉横，瘕在左；右手脉横，瘕在右。脉头大在上，头小在下。脉来迟而牢者，为病癥也。"明代龚廷贤《万病回春·积聚》记："又有癥瘕，其脉多弦。弦结瘕积，弦细癥坚。"张景岳总结了自身的经验，指出"凡癥癖者，脉必沉紧而疾"，而《陈素庵妇科补解》提出了另一个诊断癥瘕脉象的观点："血滞经闭，不必琐屑分七癥八瘕、五积六聚之名，但诊其脉浮沉迟数滑涩虚实，病属阴阳，属脏属腑。"

四、癥结的证候特点

癥结源于痰瘀，常因虚而生，癥结形成后，日久耗气伤血而致虚，因此，癥结致病多为因虚致实，实反致虚，虚实夹杂，本虚标实，不同的发展阶段，标本缓急亦有所不同。

五、癥结的基本治法

《素问·至真要大论》曰"结者散之"，《金匮要略·妇人妊娠病脉证并治》有"妊娠六月动者，前三月经水利时，胎。下血者，后断三月，衃也。所以血不止者，其癥不去故也。当下其癥，桂枝茯苓丸主之"。此后历代医家对癥结一类疾病的治疗多有记载，各有建树，但均未成体系。我们认为，癥结之为病，虽种类繁多，大多为本虚标实之证，但其核心病机均为癥结阻滞。根据异病同治的原则，消癥散结为其基本治法。因为癥结由痰瘀凝结而成，单纯化痰则瘀血不祛，独自化瘀则痰凝不化，唯有祛瘀化痰共用，即消癥散结的办法，方能瘀祛痰消，癥结得化，诸症悉除。同时，还要根据正气损伤的情况，适当兼顾补虚。

六、癥结的遣方用药

方从法立，消癥散结为治疗癥结的基本大法，故其遣方用药也不外乎两个主要方面：一为活血破血通络之品，如桃仁、红花、鸡血藤、鬼箭羽、郁金、泽兰、三棱、莪术、乳香、没药等；二为化痰软坚散结药物，如浙贝母、海藻、海浮石、黄药子、山慈菇等。临床中，要根据痰瘀的轻重酌情选择，同时，还要适当选择一些扶助正气的药物。下面是治疗癥结常见的中药。

1. 化痰软坚散结药　常见治疗癥结的中药中，化痰软坚散结的有：昆布、海藻、白芥子、薏苡仁、天南星、橘核、半夏、浙贝母、僵蚕、全瓜蒌、威灵仙、海蛤壳、海浮石、瓦楞子、皂荚，以下分别列举此类药物性味归经及功效主治。

（1）昆布

性味归经：味咸，性寒。归肝、胃、肾经。

功能主治：软坚散结，消痰利水。用于瘿瘤，瘰疬，睾丸肿痛，痰饮水肿。

（2）海藻

性味归经：味苦、咸，性寒。归肝、胃、肾经。

功能主治：软坚散结，消痰利水。用于瘿瘤，瘰疬，睾丸肿痛，痰饮水肿。

（3）白芥子

性味归经：味辛，性温。归肺、胃经。

功能主治：利气豁痰，通络止痛。治痰饮咳喘，胸胁胀满疼痛，中风不语，肢体痹痛麻木，阴疽，肿毒。

（4）薏苡仁

性味归经：味甘、淡，性凉。归脾、胃、肺经。

功能主治：利水渗湿，除痹排脓，解毒散结。用于水肿，小便不利，脾虚泄泻，湿痹拘挛，肺痈，肠痈，赘疣，癌肿。

（5）制天南星

性味归经：味苦、辛，性温。归肺、肝、脾经。

功能主治：燥湿化痰，散结消肿。内治顽痰，风痰眩晕，中风痰壅，口眼歪斜，半身不遂，癫痫；外用治痈肿。

（6）橘核

性味归经：味苦，性平。归肝、肾经。

功能主治：理气，散结，止痛，化痰。用于疝气疼痛，睾丸肿痛，乳痈乳癖。

（7）半夏

性味归经：味辛，性温。归脾、胃、肺经。

功能主治：燥湿化痰，消痞散结。内治湿痰寒痰，咳喘痰多，痰饮眩悸，风痰眩晕，痰厥头痛，胸脘痞闷，梅核气；外治痈肿痰核。

（8）浙贝母

性味归经：味甘、苦，性微寒。归肺、心经。

功能主治：化痰止咳，散结消肿。用于肺痈，瘰疬，痈肿，乳痈。

（9）僵蚕

性味归经：味咸、辛，性平。归肝、肺、胃经。

功能主治：祛风止痛，化痰散结。用于肝风夹痰，惊痫抽搐，中风口歪，发颐痄腮。

（10）全瓜蒌

性味归经：味甘，性寒。归肺、胃、大肠经。

功能主治：清肺化痰，利气宽胸，散结消肿。用于痰热咳嗽，胸痹，结胸，胸膈痞痛，肺痈，乳痈。

（11）威灵仙

性味归经：味辛、咸，性温。归膀胱经。

功能主治：祛风湿，通经络。用于风湿痹痛，肢体麻木，筋脉拘挛，屈伸不利。

（12）海蛤壳

性味归经：味咸，性平。归心、肾经。

功能主治：清热利水，化痰软坚。用于热痰喘嗽，水肿，瘿，瘤，积聚，血结胸痛。

（13）海浮石

性味归经：味咸，性寒。归肺、肾、肝、大肠经。

功能主治：清肺化痰，软坚。用于痰热喘嗽，老痰积块，瘿瘤，瘰疬，疝气，疮肿。

（14）瓦楞子

性味归经：味咸，性平。归肺、胃、肝经。

功能主治：消痰化瘀，软坚散结。用于顽痰胶结，黏稠难咯，瘿瘤，瘰疬，癥瘕痞块。

（15）皂荚

性味归经：味辛、咸，性温。归肺、肝、胃、大肠经。

功能主治：祛痰止咳，杀虫散结。用于痰咳喘满，痰涎壅盛，痈肿疥癣。

2. 活血软坚散结药　常见治疗癥结的中药中，活血软坚散结的有：三棱、莪术、鬼箭羽、水蛭、虻虫、土鳖虫、血竭，以下分别列举此类药物性味归经及功效主治。

（1）三棱

性味归经：味辛、苦，性平。归肝、脾经。

功能主治：破血行气，消积止痛。用于癥瘕痞块，瘀血经闭，胸痹心痛。

（2）莪术

性味归经：味辛、苦，性温。归肝、脾经。

功能主治：行气破血，消积止痛。用于血气心痛，脘腹胀痛，血滞经闭，癥瘕瘤痞块。

（3）鬼箭羽

性味归经：味苦、辛，性寒。归肝、脾经。

功能主治：破血通经，解毒消肿。用于癥瘕结块，心腹疼痛，产后瘀滞腹痛，恶露不下，历节痹痛，疮肿，虫积腹痛。

（4）水蛭

性味归经：味咸、苦，性平。归肝经。

功能主治：破血通经，逐瘀消癥。用于血瘀经闭，癥瘕痞块，中风偏瘫。

（5）虻虫

性味归经：味苦，性凉；有毒。归肝经。

功能主治：逐瘀，破积，通经。治癥瘕，积聚，少腹蓄血，血滞经闭，仆损瘀血。

（6）土鳖虫

性味归经：味咸，性寒；有小毒。归肝经。

功能主治：破瘀血，通经止痛。用于瘀血经闭，癥瘕痞块。

（7）血竭

性味归经：味甘、咸，性平。归心、肝经。

功能主治：活血定痛，化瘀止血。用于心腹瘀痛，疮疡不敛。

3. 理气软坚散结药 常见治疗癥结的中药中，理气软坚散结的有：旋覆花、夏枯草、薤白、全瓜蒌、厚朴、青皮、枳实、枳壳、青木香、荔枝核，以下分别列举此类药物性味归经及功效主治。

（1）旋覆花

性味归经：味苦、辛、咸，性微温。归肺、脾、胃、大肠经。

功能主治：降气，消痰，行水。用于痰饮蓄结，胸膈痞闷，喘咳痰多，心下痞硬。

（2）夏枯草

性味归经：味辛、苦，性寒。归肝、胆经。

功能主治：散结消肿。用于目赤肿痛，目珠夜痛，瘰疬，瘿瘤，乳痈，乳癖。

（3）薤白

性味归经：味辛、苦，性温。归心、肺、胃、大肠经。

功能主治：通阳散结，行气导滞。用于胸痹心痛，脘腹痞满，胀痛。

（4）全瓜蒌

性味归经：味甘，性寒。归肺、胃、大肠经。

功能主治：清肺化痰，利气宽胸，润肺化痰，散结消肿。用于痰热咳嗽，胸痹，结胸，胸膈痞痛，肺痈，乳痈。

（5）厚朴

性味归经：味苦、辛，性温。归脾、胃、肺、大肠经。

功能主治：燥湿消痰，下气除满。用于湿滞伤中，食积气滞，痰饮喘咳。

（6）青皮

性味归经：味苦、辛，性温。归肝、胆、胃经。

功能主治：疏肝破气，消积化滞。用于胸胁胀痛，乳癖，乳痈。

（7）枳实

性味归经：味苦、辛、酸，性微寒。归脾、胃经。

功能主治：破气消积，化痰散痞。用于积滞内停，痞满胀痛，痰滞气阻，胸痹，结胸。

（8）枳壳

性味归经：味苦、辛、酸，性微寒。归脾、胃经。

功能主治：理气化痰，行滞消胀。用于胸胁气滞，胀满疼痛，食积不化，痰饮内停。

（9）荔枝核

性味归经：味甘、微苦，性温。归肝、肾经。

功能主治：行气散结，祛寒止痛。用于寒疝腹痛，睾丸肿痛。

4. 养阴软坚散结药 常见治疗癥结的中药中，养阴软坚散结的有：鳖甲、玄参、牡蛎、天花粉、玄明粉，以下分别列举此类药物性味归经及功效主治。

（1）鳖甲

性味归经：味咸，性微寒。归肝、肾经。

功能主治：软坚散结。用于癥瘕，久疟，疟母。

（2）玄参

性味归经：味甘、苦、咸，性微寒。归脾、胃、肾经。

功能主治：解毒散结。用于咽喉肿痛，瘰疬痰核，痈疽疮毒。

（3）牡蛎

性味归经：味咸，性凉。归肝、肾经。

功能主治：化痰，软坚。治疗瘰疬痰核，癥瘕痞块，瘿瘤。

（4）天花粉

性味归经：味甘、微苦，性微寒。归肺、胃经。

功能主治：清热生津，消肿排脓。治疗肺热燥咳，疮疡肿毒。

（5）玄明粉

性味归经：味辛、咸，性寒；无毒。归胃、心、肺、大肠经。

功能主治：泻热通便，消肿散结。主治实热积滞，大便秘结，目赤肿痛，痈疽肿毒。

5. 行气活血散结药 常见治疗癥结的中药中，行气活血散结的有：郁金、姜黄、川芎、香附、延胡索，以下分别列举此类药物性味归经及功效主治。

（1）郁金

性味归经：味辛、苦，性寒。归肝、心、肺经。

功能主治：活血止痛，行气解郁，清心凉血。用于胸胁刺痛，胸痹心痛，经闭痛经，乳房胀痛。

（2）姜黄

性味归经：味辛、苦，性温。归脾、肝经。

功能主治：破血行气，通经止痛。用于胸胁刺痛，胸痹心痛，痛经经闭，癥瘕，跌仆肿痛。

（3）川芎

性味归经：性温，味辛。归肝、胆、心包经。

功能主治：活血行气，祛风止痛。用于胸痹心痛，胸胁刺痛，跌仆肿痛，经闭痛经，癥瘕腹痛。

（4）香附

性味归经：性平，味辛、微苦、微甘。归肝、三焦经。

功能主治：行气解郁，调经止痛。用治肝胃不和，气郁不舒，胸腹胁肋胀痛，痰饮痞满。

（5）延胡索

性味归经：性温，味辛、苦。归肝、脾经。

功能主治：活血散瘀，理气止痛。治疗全身各部气滞血瘀之痛，痛经，经闭，癥瘕，产后瘀阻，跌仆损伤，疝气作痛。

6. 活血化瘀散结药　常见治疗癥结的中药中，活血化瘀散结的有：当归、大黄、桃仁、红花、丹参、三七、茜草、蒲黄、益母草、琥珀、五灵脂、乳香、没药、降香，以下分别列举此类药物性味归经及功效主治。

（1）当归

性味归经：性温，味甘、辛。归肝、心、脾经。

功能主治：补血活血，调经止痛。用于治月经不调，经闭痛经，虚寒腹痛，风湿痹痛，跌仆损伤，痈疽疮疡。

（2）大黄

性味归经：性寒，味苦。归脾、胃、大肠、肝、心包经。

功能主治：凉血解毒，逐瘀通经。用于治积滞腹痛，咽肿，肠痈疔疮，瘀血经闭，跌打损伤。

（3）桃仁

性味归经：性平，味苦、甘。归心、肝、大肠经。

功能主治：活血祛瘀，润肠通便。用治经闭，痛经，癥块，跌仆损伤，肠燥便秘。

（4）红花

性味归经：性温，味辛。归心、肝经。

功能主治：活血通经，散瘀止痛。用治经闭，痛经，癥瘕痞块，跌仆损伤，疮疡肿痛等。

（5）丹参

性味归经：性微寒，味苦。归心、肝经。

功能主治：祛瘀止痛，活血通经。用治经闭痛经，癥瘕积聚，胸腹刺痛，热痹疼痛，疮疡肿毒，肝脾肿大，心绞痛。

（6）三七

性味归经：味甘、微苦，性温。归肝、胃经。

功能主治：散瘀止血，消肿定痛。用于外伤出血，胸腹刺痛，跌仆肿痛。

（7）茜草

性味归经：性寒，味苦。归肝经。

功能主治：凉血，止血，祛瘀，通经。治疗衄血，崩漏，外伤出血，关节痹痛，跌仆肿痛。

（8）蒲黄

性味归经：性平，味甘。归肝、心经。

功能主治：止血，化瘀通淋。用治各种出血症及瘀滞痛症，如瘀滞胸痛、胃脘疼痛、产后瘀痛、痛经、血淋等。

（9）益母草

性味归经：性微寒，味苦、辛。归肝、心、膀胱经。

功能主治：活血调经，利尿消肿。用治妇女血瘀的痛经，闭经，经行不畅，产后瘀阻腹痛，水肿，小便不利等。

（10）琥珀

性味归经：性平，味甘。归心、肝、膀胱经。

功能主治：散瘀止血，利水通淋。用治瘀血经闭，产后腹痛，癥瘕积聚，血淋血尿。

（11）五灵脂

性味归经：性温，味咸、甘。归肝经。

功能主治：活血止痛，化瘀止血，消积解毒。用治心腹血气诸痛，妇女经闭，产后瘀滞腹痛，崩漏下血，小儿疳积。

（12）乳香

性味归经：性温，味辛、苦。归心、脾、肝经。

功能主治：调气活血，定痛消肿。用治气血瘀滞，心腹疼痛，痈疮肿毒，跌打损伤，风湿痹痛，痛经，产后瘀血刺痛。

（13）没药

性味归经：味辛、苦，性平。归心、肝、脾经。

功能主治：散瘀定痛，消肿生肌。用于胸痹心痛，胃脘疼痛，痛经经闭，产后瘀阻，癥瘕腹痛，痈肿疮疡等病症。

（14）降香

性味归经：味辛，性温。归肝、脾、心经。

功能主治：行气活血，止痛，止血。用于脘腹疼痛，肝郁胁痛，胸痹刺痛。

7. 疏肝理气散结药　常见治疗癥结的中药中，疏肝理气散结的有：柴胡、佛手、川楝子、小茴香，以下分别列举此类药物性味归经及功效主治。

（1）柴胡

性味归经：性微寒，味苦。归肝、胆、肺经。

功能主治：和解表里，疏肝，升阳。用治寒热往来，胸胁胀痛，月经不调。

（2）佛手

性味归经：性温，味辛、苦、酸。归肺、脾、肝经。

功能主治：疏肝理气，和胃止痛。用治肝胃气滞，胸胁胀痛，胃脘痞满。

（3）川楝子

性味归经：性寒，味苦，有小毒。归肝、小肠、膀胱经。

功能主治：疏肝，行气，止痛。用治胸胁、脘腹胀痛，疝痛，腹痛。

（4）小茴香

性味归经：性温，味辛。归肝、脾、胃、肾经。

功能主治：祛寒止痛，理气和胃。治疗寒疝腹痛，睾丸偏坠，痛经，少腹冷痛，脘腹胀痛。

8. 行气宽中散结药　常见治疗癥结的中药中，行气宽中散结的有：陈皮、莱菔子、大腹皮、砂仁、木香，以下分别列举此类药物性味归经及功效主治。

（1）陈皮

性味归经：性温，味辛、苦。归脾、肺经。

功能主治：理气开胃，燥湿化痰。用治胸脘胀满，咳嗽痰多。

（2）莱菔子

性味归经：性平，味辛、甘。归脾、胃、肺经。

功能主治：下气祛痰，消食化积。用于咳嗽痰喘，食积气滞，胸闷腹胀等症。

（3）大腹皮

性味归经：性微温，味辛。归脾、胃、大肠、小肠经。

功能主治：行气宽中，行水消肿。用于湿阻气滞，脘腹胀闷，水肿胀满，脚气浮肿。

（4）砂仁

性味归经：味辛，性温。归脾、胃、肾经。

功能主治：化湿开胃，温脾止泻。用于湿浊中阻，脘痞不饥，脾胃虚寒，呕吐泄泻。

（5）木香

性味归经：性温，味辛、苦。归脾、胃、大肠、三焦、胆经。

功能主治：行气止痛，健脾消食。用于胸胁、脘腹胀痛，食积不消。

9. 泻肺利水散结药　常见治疗癥结的中药中，泻肺利水散结的有：桑白皮、葶苈子，以下分别列举此类药物性味归经及功效主治。

（1）桑白皮

性味归经：性寒，味甘。归肺经。

功能主治：泻肺平喘，利水消肿。用治肺热喘咳，水肿胀满。

（2）葶苈子

性味归经：味辛、苦，性寒。归肺、膀胱、大肠经。

功能主治：泻肺降气，祛痰平喘，利水消肿。用治痰涎壅肺之喘咳痰多，肺痈，水肿，胸腹积水，痈疽恶疮，瘰疬结核。

10. 清热解毒散结药　常见治疗癥结的中药中，清热解毒散结的有：大青叶、连翘、白花蛇舌草、蒲公英、鱼腥草、青黛、金银花、黄芩、黄连、紫花地丁、牡丹皮、山慈菇、半枝莲、半边莲、七叶一枝花、牛黄、紫背天葵、马齿苋，以下分别列举此类药物性味归经及功效主治。

（1）大青叶

性味归经：性寒，味苦。归心、胃经。

功能主治：清热解毒，凉血。用治温病，血热发斑，壮热不退，痄腮，喉痹。

（2）连翘

性味归经：性微寒，味苦。归肺、心、小肠经。

功能主治：清热解毒，消肿散结。用治痈疽，瘰疬，乳痈，丹毒。

（3）白花蛇舌草

性味归经：性凉，味微苦、微甘。归胃、大肠、小肠经。

功能主治：清热利湿，解毒抗癌。用治肺热喘咳，咽喉肿痛；湿热黄疸，胆囊炎，胆石症；热毒疮疡，肺痈，肠痈。

（4）蒲公英

性味归经：性寒，味苦、甘。归肝、胃经。

功能主治：清热解毒，利尿散结。治疗急性乳腺炎，淋巴腺炎，瘰疬，疔毒疮肿。

（5）鱼腥草

性味归经：味辛，微温。归肝、肺二经。

功能主治：清热解毒，利尿消肿。治肺炎，肺脓疡，热痢，水肿，淋病，痈肿。

（6）青黛

性味归经：性寒，味咸。归肝经。

功能主治：清热凉血，定惊。用治温毒，发斑，血热吐衄，胸痛咳血，口疮，痄腮，喉痹。

（7）金银花

性味归经：味甘、性寒。归肺、胃经。

功能主治：清热解毒，消炎退肿。主治外感风热或温病发热，中暑，热毒血痢，痈肿疔疮，喉痹。

（8）黄芩

性味归经：味苦，性寒。归肺、胆、脾、大肠、小肠经。

功能主治：清热燥湿，泻火解毒，止血。用于湿温，暑湿，胸闷呕恶，湿热痞满，泻痢，黄疸，肺热咳嗽，高热烦渴，血热吐衄，痈肿疮毒。

（9）黄连

性味归经：味苦，性寒。归心、脾、胃、肝、胆、大肠经。

功能主治：清热燥湿，泻火解毒。用治湿热痞满，呕吐吞酸，消渴，痈肿疔疮。

（10）紫花地丁

性味归经：性寒，味苦、辛。归心、肝经。

功能主治：清热解毒，凉血消肿。用治热毒痈结所致之疔疮痈肿、乳痈、肠痈、丹毒等症。

（11）牡丹皮

性味归经：性微寒，味苦、辛。归心、肝、肾经。

功能主治：清热凉血，活血化瘀。用治温毒发斑，吐血衄血，经闭痛经，痈肿疮毒。

（12）山慈菇

性味归经：性凉，味甘，微辛。归肝、脾经。

功能主治：清热解毒，化痰散结。用治痈肿疔毒，瘰疬痰核。

（13）半枝莲

性味归经：味辛、苦，性寒。归肺、肝、肾经。

功能主治：清热解毒，活血化瘀。用治肝硬化腹水，疮疖痈肿。

（14）半边莲

性味归经：味辛，性平。归心、小肠、肺经。

功能主治：清热解毒，利尿消肿。用于痈肿疔疮，蛇虫咬伤，臌胀水肿，湿热黄疸。

（15）七叶一枝花

性味归经：性微寒，味苦。有小毒。归肝经。

功能主治：清热解毒，消肿止痛，凉肝定惊。主治痈肿疮毒，咽肿喉痹，乳痈，肝热抽搐。

（16）牛黄

性味归经：性凉，味甘。归心、肝经。

功能主治：清心豁痰，开窍凉肝，息风解毒。用治热病神昏，中风痰迷，惊痫抽搐，癫痫发狂，咽喉肿痛，口舌生疮，痈肿疔疮。

（17）紫背天葵

性味归经：性寒，味甘、苦，归肝、胃经。

功能主治：清热解毒，消肿散结。用治热毒壅结所致之痈肿疔疮、瘰疬等。

（18）马齿苋

性味归经：味酸，性寒。归肝、大肠经。

功能主治：清热解毒，凉血止血，止痢。用治热毒血痢，痈肿疔疮，丹毒。

11. 化痰通络散结药　常见治疗癥结的中药中，化痰通络散结的有：丝瓜络、白附子、地龙、石菖蒲、竹沥、天竺黄，以下分别列举此类药物性味归经及功效主治。

（1）丝瓜络

性味归经：性平，味甘。归肺、胃、肝经。

功能主治：活血，通络，祛风。用治各种原因引起的气血瘀滞、脉络不通所致的胸胁疼痛、腹痛、腰痛、睾丸疼痛、妇人经痛、乳汁不通。

（2）白附子

性味归经：性温，味辛。有毒。归胃、肝经。

功能主治：祛风痰，定惊搐，解毒，散结，止痛。用治中风痰壅，口眼歪斜，语言涩謇，痰厥头痛，偏正头痛，喉痹咽痛。

（3）地龙

性味归经：性寒，味咸。归肝、脾、膀胱经。

功能主治：清热定惊，通络，平喘，利尿。用治高热神昏，惊痫抽搐，关节痹痛，肢体麻木，半身不遂，肺热咳嗽，尿少水肿。

（4）石菖蒲

性味归经：性微温，味辛、苦。归心、胃经。

功能主治：开窍豁痰，理气活血，散风去湿。用治癫痫，痰厥，热病神昏，健忘，气闭耳聋，心胸烦闷，胃痛，腹痛，风寒湿痹，痈疽肿毒等。

（5）竹沥

性味归经：性寒，味甘、苦。归心、肝、肺经。

功能主治：清热降火，滑痰利窍。主治中风痰迷，肺热痰壅，惊风，癫痫，热病痰多。

（6）天竺黄

性味归经：性寒，味甘。归心、肝经。

功能主治：清热豁痰，凉心定惊。用治热病神昏，中风痰迷，小儿痰热惊痫。

12. 活血通络散结药　常见治疗癥结的中药中，活血通络散结的有：鸡血藤、牛膝、当归尾、王不留行、刘寄奴，以下分别列举此类药物性味归经及功效主治。

（1）鸡血藤

性味归经：性温，味苦、甘。归肝、肾经。

功能主治：补血，活血，通络。用治月经不调，血虚萎黄，麻木瘫痪。

（2）牛膝

性味归经：味苦、甘、酸，性平。归肝、肾经。

功能主治：逐瘀通经，补肝肾，强筋骨，利尿通淋，引血下行。用于经闭，痛经，腰膝酸痛，水肿，头痛，眩晕。

（3）当归尾

性味归经：性温，味甘、辛。归肝、心、脾经。

功能主治：活血祛瘀。用于瘀血积滞肿痛的病症。

（4）王不留行

性味归经：性平，味苦。归肝、胃经。

功能主治：活血通经，下乳消肿。用治血瘀，经闭，乳汁不下，痈肿疔毒，带状疱疹等。

（5）刘寄奴

性味归经：性温，味辛、微苦。归心、肝、脾经。

功能主治：活血通经，消积止痛。用治血滞经闭，痛经，产后瘀滞腹痛，跌打损伤，血瘀肿痛，食积泻痢。

13. 祛风通络散结药　常见治疗癥结的中药中，祛风通络散结的有：全蝎、蕲蛇、蜈蚣、天麻、徐长卿、路路通、忍冬藤、青风藤、海风藤、络石藤，以下分别列举此类药物性味归经及功效主治。

（1）全蝎

性味归经：味辛，性平。归肝经。

功能主治：息风镇痉，通络止痛，攻毒散结。用于肝风内动，痉挛抽搐，小儿惊风，中风口歪，半身不遂，破伤风，风湿顽痹，偏正头痛，疮疡，瘰疬。

（2）蕲蛇

性味归经：味甘、咸，性温。归肝经。

功能主治：祛风，通络，止痉。用于风湿顽痹，麻木拘挛，中风口眼歪斜，半身不遂，抽搐痉挛。

（3）蜈蚣

性味归经：味辛，性温。归肝经。

功能主治：息风镇痉，通络止痛，攻毒散结。用于肝风内动，痉挛抽搐，小儿惊风，中风口歪，半身不遂，破伤风，风湿顽痹，偏正头痛，瘰疬。

（4）天麻

性味归经：味甘，性平。归肝经。

功能主治：息风止痉，平抑肝阳，祛风通络。用于惊痫抽搐，眩晕，头痛，中风手足不遂。

（5）徐长卿

性味归经：性温，味辛。归肝、胃经。

功能主治：祛风化湿，行气通络。治疗风湿痹痛，胃痛胀满，牙痛，痛经，跌打肿痛等。

（6）路路通

性味归经：味苦，性平。归肝、肾经。

功能主治：祛风活络，利水，通经。用于关节痹痛，麻木痉挛，水肿胀满，乳少，经闭。

（7）忍冬藤

性味归经：味甘，性寒。归肺、胃经。

功能主治：清热解毒，疏风通络。用于温病发热，热毒血痢，痈肿疮疡，风湿热痹，关节红肿热痛。

（8）青风藤

性味归经：味苦、辛，性平。归肝、脾经。

功能主治：祛风湿，通经络，利小便。用于风湿痹痛，关节肿胀，麻痹瘙痒。

（9）海风藤

性味归经：味辛、苦，性微温。归肝经。

功能主治：祛风湿，通经络，止痹痛。用于风寒湿痹，肢节疼痛，筋脉拘挛，屈伸不利。

（10）络石藤

性味归经：味苦，性微寒。归心、肝、肾经。

功能主治：祛风通络，凉血消肿。用于风湿热痹，筋脉拘挛，腰膝酸痛，喉痹，跌仆损伤。

14. 散寒通络散结药 常见治疗癥结的中药中，散寒通络散结的有：细辛、桂枝、附子、麝香，以下分别列举此类药物性味归经及功效主治。

（1）细辛

性味归经：味辛，性温，有小毒。归心、肺、肾经。

功能主治：解表散寒，祛风止痛，通窍，温肺化饮。用于风寒感冒，头痛，牙痛，肺寒咳嗽。

（2）桂枝

性味归经：味辛、甘，性温。归肺、心、膀胱经。

功能主治：发汗解表，散寒止痛，通阳化气。用于寒凝血滞的诸痛症，痰饮，蓄水证，心悸。

（3）附子

性味归经：味辛、甘，性大热。归心、肾、脾经。

功能主治：回阳救逆，补火助阳，散寒止痛。用于亡阳虚脱，肢冷脉微，心阳不足，胸痹心痛，虚寒吐泻，脘腹冷痛，肾阳虚衰，阳痿宫冷，阴寒水肿。

（4）麝香

性味归经：味辛，性温。归心、脾经。

功能主治：开窍醒神，活血通经，消肿止痛。用于神昏痉厥，中风痰厥，疮疡肿毒，瘰疬痰核，咽喉肿痛，血瘀经闭，癥瘕。

七、癥结的辨证治疗

中医治病，重辨病，更重辨证。癥结的基本治法为消癥散结。癥结辨证，是在肿块、结节、硬化、疼痛等以癥积为主要临床表现及其性质的基础上，根据不同疾病在不同的发展阶段所出现的兼症及其舌脉，进行辨证论治。例如在消癥散结药物的基础上。如出现神疲乏力，少气懒言，自汗，面色萎黄，口唇淡白，头晕目眩，心悸失眠等气血两虚之象，则加用黄芪、党参、茯苓、白术、黄精、白芍、当归、丹参等益气养血之品；如出现乏力懒言，五心烦热，或日晡潮热，盗汗，口渴欲饮，大便偏干等气阴两虚之象，则加用白术、山药、沙参、麦冬、五味子、生地黄、龟甲等益气养阴之品；如出现面色苍白，手足不温，腰膝酸软，大便溏薄之象，则加用杜仲、续断、仙茅、菟丝子、干姜、茯苓、白术、附子、肉桂等温补脾肾之品；如出现形寒肢冷，冷汗自出，心痛彻背，背痛彻心，感寒加重等寒滞经脉之象，则加用桂枝、附子、细辛等温经散寒之品；如出现胸胁胀满疼痛，走窜不定，情志抑郁，善太息等肝郁气滞之象，则加用柴胡、炒枳壳、香附等疏肝理气之品……以此类推，不再赘述。

综上所述，癥结是脏腑功能失调，气血津液运行失常而产生的病理产物，又是多种疾病的致病因素。痰饮、瘀血为癥结形成的始动因素，癥结是痰瘀凝结的最终产物。肿瘤、增生、结节、硬化等类疾病的核心病机为癥结阻滞，治疗应以消癥散结为基本治法，随症加减。

（一）癥结证型及代表方

癥结的临床辨证除依据临床表现以外，还要依据兼症和舌脉，理法方药要一致。

1. 寒滞经脉

证候：形寒肢冷，冷汗自出，下肢冷痛，夜间尤甚，或卒然心痛如绞，或心痛彻背，背痛彻心，或感寒痛甚，心悸气短，多因气候骤冷或感寒而发病或加重，苔薄白，脉沉紧或促。

治法：消癥通络，温经散寒。

代表方：阳和汤加减。

2. 血脉瘀阻

证候：下肢持续疼痛，或心胸疼痛剧烈，如刺如绞，痛有定处，或痛引肩背，伴有胸闷，日久不愈，可因暴怒而加重，舌质暗红，或紫暗，有瘀斑，舌下瘀筋，苔薄，脉涩或结、代、促。

治法：消癥散结，通络止痛。

代表方：桃红四物汤加减。

3. 气血两虚

证候：腹部可触及包块，神疲乏力，少气懒言，自汗，面色淡白或萎黄，口唇、眼睑、爪甲颜色淡白，头晕目眩，心悸失眠，形体消瘦，肢体麻木，女性月经量少色淡，愆期或闭经，舌质淡白，脉弱或虚。

治法：消癥散结，补气养血。

代表方：八珍汤加减。

4. 气阴两虚

证候：患者常有消渴病史，恶寒喜暖，肢体麻木，酸胀疼痛，多走则疼痛加剧，稍歇痛减，身体消瘦而虚弱，气短乏力，双目干涩，耳鸣耳聋，手足心热或五心烦热，舌质红或舌体大，苔少或光剥，脉沉细无力。

治法：消癥通络，益气养阴。

代表方：生脉饮加减。

5. 寒湿阻络

证候：患者多有"三高"病史，患趾（指）恶寒喜暖、麻木、酸胀疼痛，多走则疼痛加剧，稍歇痛减，皮肤苍白，触之发凉，趺阳脉搏动减弱，舌淡，苔白腻，脉沉细。

治法：消癥通络，散寒化湿。

代表方：乌头汤合薏苡仁汤加减。

6. 心气虚弱

证候：心悸怔忡，气短胸闷，精神疲倦，或有自汗，动则诸症加剧，面色淡白，舌淡，脉虚。

治法：消癥通络，补益心气。

代表方：人参安神汤加减。

7. 肺气不足

证候：咳喘无力，咳痰清稀，少气懒言，语声低怯，动则尤甚，神疲体倦，面色淡白，自汗，恶风，易于感冒，舌淡苔白，脉弱。

治法：消癥通络，补益肺气。

代表方：保元汤加减。

8. 大肠湿热

证候：腹痛，腹泻，肛门灼热，或暴注下泻，色黄味臭，或下痢赤白脓血，里急后重，口渴，小便短赤，或伴恶寒发热，或但热不寒，舌红苔黄腻，脉滑数或濡数。肠镜检查可发现息肉。

治法：消癥通络，清利湿热。

代表方：葛根芩连汤加减。

9. 脾胃虚弱

证候：不欲食，或纳少，腹胀，食后胀甚，便溏，神疲乏力，少气懒言，肢体倦怠，面色萎黄，或浮肿，或消瘦，或肥胖，舌淡苔白，脉缓或弱。

治法：消癥通络，补脾益胃。

代表方：人参健脾丸加减。

10. 脾不统血

证候：各种出血，如呕血、便血、尿血、肌衄、鼻衄、齿衄，妇女月经过多、崩漏等，伴见食少，便溏，神疲乏力，气短懒言，面色萎黄，舌淡苔白，脉细弱。

治法：消癥散结，补脾摄血。

代表方：人参归脾丸加减。

11. 肝郁气滞

证候：胸胁、少腹胀满疼痛，疼痛走窜不定，伴情志抑郁，善太息，妇女可见乳房胀痛、乳腺结节、甲状腺肿块、月经不调、痛经、闭经，苔薄白，脉弦。

治法：消癥散结，疏肝理气。

代表方：逍遥丸加减。

12. 肾虚水泛

证候：全身浮肿，腰以下为甚，按之没指，小便短少，腰膝酸软冷痛，畏寒肢冷，腹部胀满，或心悸气短，咳喘痰鸣，舌淡胖，苔白滑，脉沉迟无力。

治法：消癥通络，补肾利水。

代表方：济生肾气丸加减。

13. 脾肾阳虚

证候：腰膝、下腹冷痛，久泄久痢，或五更泄泻，完谷不化，便质清冷，或全身浮肿，小便不利，形寒肢冷，面色白，舌淡胖，苔白滑，脉沉迟无力。

治法：消癥通络，温补脾肾。

代表方：附子理中丸加减。

14. 心脾两虚

证候：心悸怔忡，失眠多梦，食欲不振，腹胀便溏，面色萎黄，眩晕耳鸣，神疲乏力，或见各种慢性出血，血色淡，舌淡嫩，脉弱。

治法：消癥通络，补益心脾。

代表方：健脾生血丸加减。

15. 肝郁脾虚

证候：胸胁胀满窜痛，腹胀纳呆，腹痛欲泻，泻后痛减，或便溏不爽，肠鸣矢气，兼见善太息，情志抑郁，或急躁易怒，腹部有时可触及柔软包块，舌苔白，脉弦或缓。

治法：消癥通络，疏肝健脾。

代表方：痛泻要方加减。

16. 肝肾不足

证候：颈前或乳房出现肿块，生长与发展变化常与发育、月经、妊娠等有关，胀痛常在经前加重，伴有头晕耳鸣、腰酸乏力、月经不调等，舌苔薄白，脉弦细或数。

治法：消癥通络，补益肝肾。

代表方：二仙汤加减。

17. 寒痰凝结

证候：结块可发生在全身各处，肿块质地木硬，表面光滑，活动度较差，患部皮肤色白，无痛，肤温不高，可伴周身倦怠，胸闷不舒，畏寒怕冷，舌质淡，苔白或白腻，脉沉滑。

治法：消癥散结，温经化痰。

代表方：阳和汤加减。

18. 毒热蕴结

证候：肿块增大、疼痛，皮肤色红，肤温较高，或肿块溃烂，状如翻花，时流紫褐色血水，痛如火燎，分泌物恶臭，可伴发热，心烦，口干或苦，尿黄，大便干结，舌质红，少苔或苔黄，脉滑数。

治法：消癥散结，清热解毒。

代表方：黄连解毒汤合当归芦荟丸加减。

（二）常见治疗癥结古方举隅

1. 鳖甲煎丸　鳖甲煎丸是有记录的治疗癥瘕最早的方剂，收录于《金匮要略》。方中鳖甲软坚散结，入肝络而去邪，配伍灶下灰及清酒活血化瘀，软坚消癥。芒硝破坚散结。大黄攻积祛瘀。䗪虫、槟榔、鼠妇、蜂窠、桃仁、牡丹皮、紫葳破血逐瘀。厚朴舒利气机。瞿麦、石韦利水祛湿。半夏、射干、葶苈子祛痰散结。柴胡、黄芩清热疏肝。干姜、桂枝温中通阳，调畅气机，消除痰湿。人参、阿胶、白芍补益气血，扶正攻邪。全方攻补兼施，升降结合，寒热并调，气血津液同治，具行气活血、祛湿化痰、软坚消癥之功。

2. 桂枝茯苓丸　桂枝茯苓丸出自《金匮要略》，主治瘀阻胞宫证。桂枝味辛，性温，能温通血脉而行瘀滞，为君药。芍药味苦、酸，性微寒，能行血中之滞结，牡丹皮、桃仁均为破瘀散结消癥之品，共为臣药。佐以茯苓味甘、淡，性平，淡渗以利行血，可助消癥。白蜜为使药，缓和诸药破泄之力。诸药合用，具活血化瘀，缓消癥块之功效。本方是治疗癥瘕的著名方剂，其影响深远，至今仍为临床所常用。

3. 香棱丸　香棱丸出自《济生方》，功效为疏肝解郁、行气散结。方中丁香、木香、小茴香均能温经理气。青皮疏肝解郁，行滞消积。川楝子、枳壳行气止痛，除下焦郁结。三棱、莪术破血消癥，行气散结。朱砂护心宁神。现代研究发现行气、活血化瘀药物均能改善血液循环，促进血肿包块的消散和吸收，香棱丸可以明显降低盆腔肿块中有代表性意义的血清水平。

4. 散聚汤　散聚汤见于明代徐灵胎《医略六书》，功效为除湿化痰、散结消癥。方中杏仁、陈皮、槟榔可通上、中、下三焦之气滞，消散痰结。半夏、茯苓除湿化痰，降逆止呕。桂心、当归温经活血。甘草调和诸药。本方治疗因痰饮满溢，随气升降，或上或下而成痕聚聂聂移动不止，善于涤痰逐饮，为治疗痕聚随气上下之专方。《医方考》评："是方名曰散聚者，所以散六腑之聚气耳。"

5. 少腹逐瘀汤　少腹逐瘀汤为清代王清任所创，载于《医林改错》。该方主治少腹寒凝血瘀积块。方中当归、赤芍、川芎为君药，活血祛瘀，养血调经。当归配以赤芍能活血养血，行气通瘀调经，辅以通利血脉，祛瘀止痛的蒲黄、五灵脂、延胡索、没药，散结止痛，祛瘀生新。肉桂、干姜、小茴香温经散寒除湿，理气止痛，三药能引诸药直达少腹，为佐药。诸药共奏温经散寒、活血化瘀、消肿止痛之功。现代研究显示少腹逐瘀汤能改善大鼠的血液流变性指标，可调节卵巢和子宫的内分泌功能，对卵巢功能有一定的改善作用。

6. 理冲汤　理冲汤出自张锡纯《医学衷中参西录》。本方以三棱、莪术为君药，破血行气，消积止痛，治疗老癖癥痕，积聚结块。鸡内金消积化食；山楂消肉积癥痕，消食积，散瘀滞；天花粉除痰消肿。三药共为臣药，可加强三棱、莪术消癥积的作用。再以人参、白术、黄芪、山药补益健脾化湿，攻补兼施，共为佐药，令峻猛之棱莪不伤正。

癥结临床论治

第一章　动脉硬化性疾病

第一节　脑动脉硬化

　　脑动脉硬化症是在全身动脉硬化的基础上，脑动脉发生弥漫性的粥样硬化，从而使管腔狭窄、小血管闭塞、脑实质的供血量减少、神经细胞功能障碍而引起一系列神经与精神症状的疾病。该疾病可引起短暂性脑缺血发作、脑卒中等急性脑循环障碍及慢性脑缺血症状。脑动脉硬化症为 70% 的脑血管疾病的病理基础，且动脉硬化的范围和程度随年龄增加而明显扩大和加重，发病年龄更有年轻化的趋势。该病属中医"脑络痹"的范畴。

一、诊断依据

（一）临床表现

　　脑动脉硬化症的临床表现因动脉硬化闭塞的程度、部位、范围和性质而不同。

　　1. 症状　脑动脉硬化症的主要表现为头痛、眩晕、呕吐、记忆力减退、视物不清、言语不利、肢体无力（偏侧）、肢体麻木（偏侧）、睡眠障碍及精神情感障碍，严重者可出现意识障碍，或出现偏瘫、失语。

　　2. 体征

　　（1）一侧肢体无力或轻偏瘫或一侧面部轻瘫。

　　（2）主动脉增宽及颈动脉或桡动脉触之较硬。

　　（3）眼球运动障碍或眼底动脉硬化Ⅱ级。

　　（4）神经系统阳性征，深反射不对称，掌颏反射阳性和（或）吸吮反射阳性，如克尼格征、布鲁津斯基征、巴宾斯基征。

（二）辅助检查

1.经颅彩色多普勒超声（TCD） 可检测脑动脉血流速度，搏动指数，评估脑动脉硬化程度，检测脑内微栓子等。

2.颈动脉彩超 可检测颈内动脉颅外段粥样硬化斑块、溃疡、血栓、管腔狭窄和闭塞等，有助于排除椎动脉型颈椎病。

3.影像学检查 包括CT、数字减影动脉造影（DSA）、磁共振血管造影（MRA）。CT血管成像（CTA）检查能提供脑血管的解剖形态、侧支循环、腔内斑块等相关情况，可发现多发腔隙性梗死、脑白质变性、皮质下动脉硬化性脑病等，并排除其他脑器质性疾病。

4.一般检查 包括血尿便常规、生化检查及眼底检查等。这些检查异常主要与引发脑血管病的危险因素如高血压、糖尿病、高血脂、心脏病、动脉粥样硬化相关。

二、辨证论治

（一）肾虚血瘀证

证候：头晕健忘，耳鸣，听力减退，腰酸软而痛，足痿无力，发脱齿摇，口唇爪甲紫暗，肌肤甲错，舌暗或有瘀斑，苔白，脉弦涩。

治法：消癥散结，补肾通窍。

基础用药：桃仁、红花、鸡血藤、海藻、牛膝。

辨证用药：淫羊藿、熟地黄、菟丝子、当归、丹参、川芎。

（二）痰湿内阻证

证候：头晕胀闷，头重如裹，健忘，肢体倦怠，恶心欲呕，脘腹胀满，嗳气泛酸，纳少，舌淡暗，苔白腻，脉弦滑。

治法：消癥散结，健脾祛湿。

基础用药：红花、鸡血藤、桃仁、海藻、浙贝母、丹参、牛膝。

辨证用药：半夏、茯苓、白术、苍术。

（三）肝阳化风证

证候：头部胀痛，眩晕目胀，耳鸣，面色如醉，肢体渐觉不利，口眼渐形歪斜，失眠口苦，心中烦热，急躁易怒，舌暗红，苔白腻，脉弦涩。

治法：消癥散结，平肝息风。

基础用药：浙贝母、海藻、当归、鸡血藤、红花。

辨证用药：天麻、钩藤、龙骨、牡蛎、生地黄。

（四）气血两虚证

证候：头昏头痛，夜间尤甚，神疲乏力，少气懒言，面色苍白，语言謇涩，肢体震颤、麻木，舌淡暗有瘀斑，苔白，脉沉而涩。

治法：消癥散结，益气养血。

基础用药：桃仁、红花、川芎、地龙、浙贝母、海藻。

辨证用药：黄芪、党参、茯苓、白术、黄精、白芍、当归、丹参。

（五）肝肾阴虚证

证候：头晕目眩，耳鸣，肢体麻木，胁肋隐痛，腰膝酸软，头重脚轻，五心烦热，口燥咽干，舌红，少苔，脉弦细数。

治法：消癥散结，滋补肝肾。

基础用药：浙贝母、海藻、当归、鸡血藤、蜈蚣、牛膝。

辨证用药：生地黄、枸杞子、山药、山茱萸、菟丝子、熟地黄、黄柏、知母。

（六）阴阳两虚证

证候：眩晕，耳鸣，体瘦，神疲，畏寒肢冷，五心烦热，足冷面赤，口干不欲饮，舌淡红少津，脉弱而数。

治法：消癥散结，滋阴补阳。

基础用药：桃仁、红花、海藻、浙贝母、牛膝。

辨证用药：熟地黄、山茱萸、肉苁蓉、巴戟天、菟丝子。

三、典型病例

病案 1

赵某，男，65 岁，2020 年 4 月 5 日初诊。

主诉：间断性头晕 10 年，加重 1 周。

现病史：患者 10 年前出现头晕，头重如裹，伴健忘，肢体倦怠，就诊于当地市级医院查头颅 CT 提示脑动脉硬化症，给予阿司匹林、氯吡格雷、阿托伐他汀钙片口服，症状有所缓解，但时有间断发作。1 周前头晕、头重加重，服用前药未见减轻，为求系统诊治故来我院就诊。

现主症：头晕，头重，无头痛，伴有健忘，肢体倦怠，恶心欲吐，脘腹胀满，嗳气泛酸，纳少。平素喜食肥甘厚味。

查体：神志清楚，精神差，两眼直接、间接对光反射灵敏，颈软，颈部可闻及收缩期杂音。克尼格征（－），布鲁津斯基征（－），双侧巴宾斯基征（－）。舌淡暗，苔白腻，脉弦滑。

辅助检查：总胆固醇 6.12mmol/L，甘油三酯 2.86mmol/L，低密度脂蛋白 4.62mmol/L。头颅 MRA：右侧大脑中动脉变细，远侧血管减少。

西医诊断：脑动脉硬化症。

中医诊断：脑络痹病。

辨证：痰湿内阻证。

治法：消癥散结，健脾祛湿。

方药：桃仁 12g，红花 12g，鸡血藤 15g，海藻 12g，浙贝母 12g，丹参 12g，半夏 9g，茯苓 12g，白术 12g，苍术 12g。水煎取汁 400mL，日 1 剂，分早晚 2 次温服。7 剂。

2020 年 4 月 12 日二诊：患者头晕较初诊有所减轻，脘腹胀满消失，但恶心、纳差未见明显好转。原方加砂仁 12g，白扁豆 12g，生姜 9g。继服 7 剂。

2020 年 4 月 19 日三诊：患者头晕较前明显减轻，恶心、纳差较前好转，但活动后仍有头晕，倦怠乏力。上方去苍术；加黄芪 20g，党参 12g。继服 14 剂。

2020 年 5 月 4 日四诊：患者头晕基本消失，恶心、纳差基本缓解。上方去白扁豆、生姜、半夏。继服 14 剂。

2020 年 5 月 28 日五诊：患者头晕、恶心、纳差等症状全部消失。查体：神志清楚，精神佳，颈部未闻及收缩期杂音。效不更方，继服 14 剂，巩固疗效。

3 个月后回访，患者头晕、头重、恶心等诸症未再发作。

按：患者为老年男性，主因间断性头晕 10 年，加重 1 周就诊，结合病史及头颅 MRA 结果，西医诊断为脑动脉硬化症，属中医"脑络痹病"范畴。患者年老，素体气阴两虚，气虚推动无力，气血运行不畅，血滞为瘀，且患者平素喜食肥甘厚味，导致脾失运化，痰浊内生，痰瘀互结为癥，癥积阻于脑络，脑络不通而发病。癥积阻络，脑失所养，故出现头晕、健忘、乏力；痰湿上扰，故头重如裹；痰湿阻滞气机，导致中焦气机升降失常，故恶心欲呕、脘腹胀满；舌暗为血瘀，苔腻脉滑为痰浊。四诊合参，辨证为癥积阻络、痰湿内阻证，故治疗以消癥散结为主，佐以健脾祛湿。方中桃仁、红花、鸡血藤、丹参活血化瘀，海藻、浙贝母化痰散结，半夏、茯苓、白术、苍术健脾祛湿。诸药合用，随症加减，使癥积得化，脑有所养，诸症悉除。

病案 2

张某，女，64 岁，2019 年 10 月 11 日初诊。

主诉：头痛、头晕半年，伴左侧肢体活动不利 2 周。

现病史：患者半年前出现头部胀痛，间断性头晕，伴有耳鸣，无恶心、呕吐，就诊于当地医院，行头颅 CT 检查诊断为脑动脉硬化症，给予血塞通注射液静点，效果欠佳，症状时轻时重。2 周前出现头部胀痛明显加重，伴左侧肢体活动不利、麻木，于当地医院复查 CT，提示脑梗死，予抗凝等治疗，头痛、头晕有所好转，但左侧肢体活动仍不利，为求系统治疗而转入我院。

现主症：头痛，头晕，左侧肢体活动不利，口眼歪斜，失眠口苦，心中烦热，急躁易怒。平素情志抑郁。

查体：神志清楚，精神差，双侧瞳孔正大等圆，对光反射灵敏。左侧鼻唇沟浅，伸舌左偏，左侧肢体肌力四级、咽反射减弱，感觉系统无异常，颈软，左侧巴宾斯基征（＋），双侧克尼格征（－），布鲁津斯基征（－）。舌暗红，苔白腻，脉弦涩。

辅助检查：总胆固醇 6.82mmol/L。头颅＋颈部 CTA：①右侧基底节区脑梗死。②右侧椎动脉明显纤细，远端血管狭窄，狭窄 50%～70%。③双侧颈内动脉、左侧椎动脉血管远端多发钙化斑块形成。

西医诊断：脑梗死。

中医诊断：脑络痹病。

辨证：肝阳化风证。

治法：消癥散结，平肝息风。

方药：浙贝母 12g，海藻 12g，当归 12g，鸡血藤 15g，红花 12g，水蛭 3g，天麻 9g，钩藤 12g，龙骨 12，牡蛎 12g，生地黄 12g，牡丹皮 12g，栀子 9g。水煎取汁 400mL，日 1 剂，分早晚 2 次温服。7 剂。同时给予抗凝、降脂等基础治疗。

2019 年 10 月 18 日二诊：患者头痛、头晕有所减轻，肢体活动不利、麻木未见明显好转。原方加黄芪 60g，全蝎 3g、蜈蚣 3g 活血通络。继服 7 剂。

2019年10月25日三诊：患者头痛、头晕明显减轻，肢体活动不利、麻木好转。效不更方，继服14剂。

2019年11月8日四诊：患者头痛、头晕基本消失，肢体活动不利、麻木明显减轻，仍有口苦、性情急躁易怒。上方加龙胆草6g，柴胡6g。再服14剂。

2019年11月23日五诊：患者头痛、头痛消失，无麻木、肢体活动不利，口苦缓解，性情平和。查体：左侧肢体肌力正常。上方去全蝎、蜈蚣、龙胆草、柴胡、水蛭；加丹参12g，川芎12g。继服14剂，巩固疗效。

3个月后回访，未再复发。

按： 本例根据患者症状、体征及头颈部CTA结果，诊断为脑梗死，中医即脑络痹病。患者平素情志抑郁，肝失条达，肝郁气滞，气滞血瘀，且肝克脾土，脾失健运，痰浊内生，痰瘀互结，癥积阻络脑窍而发病。脑络阻塞，失于荣养，故头痛、头晕；肝郁日久，肝阳上亢，可致头晕、头痛加重；癥积阻碍气机，气血痹阻，肌肉筋脉失于濡养，故半身不遂、口舌歪斜；肝郁化火，肝火内盛，故心中烦热，急躁易怒，口苦。舌暗红，苔白腻，脉弦涩，为血瘀痰凝之象。四诊合参，辨证为癥积阻络、肝阳化风证，治宜消癥散结，佐以平肝息风。方中浙贝母、海藻化痰散结，当归、鸡血藤、红花、水蛭活血化瘀，天麻、钩藤、龙骨、牡蛎、生地黄、牡丹皮、栀子平肝息风。诸药合用，随症加减，诸症逐渐消失，肢体恢复正常。

病案3

王某，女，63岁，2020年5月7日初诊。

主诉： 反复发作性头晕5年，加重伴头痛10天。

现病史： 患者5年前出现反复头晕，晨起时明显，有晕沉感，意识清楚，无视物模糊，呈间歇性发作，2～3天发作1次，每次持续10～20分钟，偶有耳鸣，就诊于当地医院。彩超：双侧颈动脉内膜增厚伴斑块（多发），左侧颈内动脉狭窄（30%～49%），左侧锁骨下动脉斑块，右椎动脉斑块形成。未经系统治疗，头晕反复发作。10天前头晕症状明显加重，一过性眼前发黑，伴有头痛。为求系统治疗，前来我院就诊。

现主症： 头晕，头痛，伴神疲乏力，少气懒言，面色苍白，语言謇涩，肢体震颤、麻木。

既往史： 既往糖尿病病史，口服二甲双胍片。

查体： 神志清楚，精神欠佳，颈软，颈部可闻及收缩期杂音，四肢肌力正常，巴宾斯基征（－），克尼格征（－），布鲁津斯基征（－）。舌淡暗有瘀斑，苔白，脉沉而涩。

辅助检查：总胆固醇 7.41mmol/L，甘油三酯 2.6mmol/L，低密度脂蛋白 4.5mmol/L。头颈部 DSA：①左侧颈内动脉 C1 段狭窄，狭窄率 60%。②左侧锁骨下动脉多发斑块。③右侧椎动脉开口部狭窄，狭窄率 30%。④右颈外动脉起始部斑块。

西医诊断：脑动脉硬化症。

中医诊断：脑络痹病。

辨证：气血两虚证。

治法：消癥散结，益气养血。

方药：桃仁 12g，红花 12g，浙贝母 12g，海藻 12g，当归 12g，丹参 12g，黄芪 20g，党参 12g，茯苓 12g，白术 12g，黄精 12g，川芎 12g，地龙 9g。水煎取汁 400mL，日 1 剂，分早晚 2 次温服。7 剂。

2020 年 5 月 14 日二诊：患者头晕、头痛较前有所好转，语言謇涩、肢体震颤未见明显好转。原方加白芍 12g 补血养筋，熟地黄 12g 滋阴补血。继服 14 剂。

2020 年 5 月 28 日三诊：患者头晕、头痛较前明显好转，语言謇涩、肢体震颤较前好转。效不更方，继服 14 剂。

2020 年 6 月 12 日四诊：患者无明显头晕、头痛，语言謇涩、肢体震颤明显好转，劳累后气虚乏力。上方黄芪改为 60g，继服 14 剂。

2020 年 6 月 26 日五诊：患者头晕、头痛消失，无气虚乏力、语言謇涩、肢体震颤。查体：颈部未闻及收缩期杂音。前方去地龙；黄芪减为 20g。继服 14 剂，巩固疗效。

3 个月后回访，头晕、头痛未再发作。

按：患者主因反复发作性头晕 5 年，加重伴头痛 10 天就诊，根据患者症状体征及头颅 CT 结果，西医诊断为脑动脉硬化症，中医诊断为脑络痹病。患者为老年女性，既往糖尿病病史，素体气阴两虚，气虚推动无力，血液运行不畅，津液输布异常，津凝为痰，血滞为瘀，痰瘀互结为癥，癥积阻络而发病。癥积阻络，清窍失养，故头晕、头痛；气血两虚，舌本失养，故语言謇涩；不能濡养筋脉，则肢体震颤、麻木；舌淡暗有瘀斑，苔白，脉沉而涩，为气血两虚、瘀血内阻之象。四诊合参，辨证属癥积阻络、气血两虚证，故给予消癥散结、益气养血治疗，随症加减。

第二节 冠状动脉粥样硬化性心脏病

冠状动脉粥样硬化性心脏病指冠状动脉（冠脉）发生粥样硬化引起管腔狭窄或闭塞，导致心肌缺血、缺氧或坏死所引起的心脏病，简称冠心病。冠心病是动脉粥样硬化导致器官病变的最常见类型，严重危害人类健康。本病多发生于40岁以上的成人，男性发病早于女性，经济发达国家发病率较高，近年来发病呈年轻化趋势，已成为威胁人类健康的主要疾病之一。该病属中医"胸痹""真心痛"范畴。

一、诊断依据

（一）临床表现

由于病理解剖和病理生理变化的不同，冠心病有不同的临床表型。1979年世界卫生组织将之分为五型：①隐匿性或无症状性冠心病。②心绞痛。③心肌梗死。④缺血性心肌病。⑤猝死。近些年趋向于根据发病特点和治疗原则不同分为两大类：①慢性冠状疾病，也称慢性心肌缺血综合征。②急性冠状动脉综合征。前者包括稳定型心绞痛、缺血性心肌病和隐匿性冠心病；后者包括不稳定型心绞痛、非ST段抬高型心肌梗死和ST段抬高型心肌梗死，也有学者将冠心病猝死包括在内。以下分别介绍不同分型的临床表现。

1.症状 冠状动脉粥样硬化性心脏病的临床症状主要有胸闷，胸痛，疼痛可放射至左肩、左臂内侧，达无名指和小指，或至颈、喉，或下颌部，偶伴有濒死感，临床还可见心律失常、低血压、休克、发热、心动过速等症状，血常规检查可见白细胞计数增高和红细胞沉降率增快。

2.体征

（1）冠状动脉粥样硬化性心脏病患者平时一般无异常体征。

（2）部分患者可见心率增快、血压升高、表情焦虑、皮肤冷或出汗，听诊可见第四或第三心音奔马律，心尖区可出现粗糙的收缩期杂音或伴收缩中晚期喀喇音，室间隔穿孔时可在胸骨左缘3～4肋间隙出现粗糙的收缩期杂音伴有震颤。血压监测除极早期血压可增高外，几乎所有患者都有血压的降低。

（二）辅助检查

1. 一般检查　血糖、血脂检查可了解冠心病的危险因素；胸痛明显者需查血清心肌损伤标志物，包括心肌肌钙蛋白 I 和 T、肌酸激酶（CK）及同工酶（CK-MB），以与急性冠脉综合征（ACS）相鉴别；血常规检查需注意有无贫血；必要时需检查甲状腺功能。

2. 心电图　稳定型心绞痛患者绝大多数可出现暂时性心肌缺血，引起 ST 段移位。不稳定型心绞痛患者胸痛发作前有一过性 ST 段（抬高或压低）和 T 波（低平或倒置）改变，其中 ST 段的动态改变（≥ 0.1mV 的抬高或压低）是严重冠状动脉疾病的表现，可能会引发急性心肌梗死或猝死。

3. 心电图连续动态监测（Holter）　Holter 检查可连续记录并自动分析 24 小时（或更长时间）的心电图（双极胸导联或同步 12 导联），可发现心电图 ST 段改变、T 波改变（ST-T）和各种心律失常。

4. 超声心动图　多数稳定型心绞痛患者静息时超声心动图检查无异常。有陈旧性心肌梗死或严重心肌缺血者，二维超声心动图可探测到坏死区或缺血区心室壁的运动异常。运动或药物负荷超声心动图检查可以评价负荷状态下心肌的灌溉情况。

5. 影像学检查　数字减影动脉造影（DSA）、磁共振血管造影（MRA）、CT血管成像（CTA）检查能提供心脏血管的解剖形态、腔内斑块等相关情况，因而更加有助于直接做出病情判断。

二、辨证论治

（一）寒凝心脉证

证候：猝然心痛如绞，或心痛彻背，背痛彻心，或感寒痛甚，心悸气短，形寒肢冷，冷汗自出，苔薄白，脉沉紧或促。多因气候骤冷或感寒而发病或加重。
治法：消癥散结，温经散寒。
基础用药：鸡血藤、桃仁、海藻、浙贝母、丹参、牛膝、延胡索。
辨证用药：桂枝、附子、细辛、当归、芍药、白芥子、瓜蒌、薤白。

（二）气滞心胸证

证候：心胸满闷不适，隐痛阵发，痛无定处，时欲太息，遇情志不遂时容易诱发或加重，或兼有脘腹胀闷，得嗳气或矢气则舒，苔薄或薄腻，脉细弦。

治法：消癥散结，疏调气机。

基础用药：海藻、浙贝母、三棱、莪术、桃仁、红花、延胡索。

辨证用药：枳壳、香附、川芎、陈皮、延胡索、木香、沉香、香橼。

（三）血脉瘀阻证

证候：心胸疼痛剧烈，如刺如绞，痛有定处，甚则心痛彻背，背痛彻心，或痛引肩背，伴有胸闷，日久不愈，可因暴怒而加重，舌质暗红，或紫暗，有瘀斑，舌下瘀筋，苔薄，脉涩或结代或促。

治法：消癥散结，通络止痛。

基础用药：浙贝母、海藻、桃仁、红花、鸡血藤、牛膝、土鳖虫。

辨证用药：川芎、赤芍、乳香、没药、郁金、降香、丹参、柴胡、生甘草。

（四）心气不足证

证候：心胸阵阵隐痛，胸闷气短，动则益甚，心中动悸，倦怠乏力，神疲懒言，面色㿠白，或易出汗，舌质淡红，舌体胖且边有齿痕，苔薄白，脉细缓或结代。

治法：消癥散结，补养心气。

基础用药：浙贝母、海藻、黄芪、当归、鸡血藤、牛膝。

辨证用药：人参、炙甘草、肉桂、太子参、生地黄、熟地黄、玄参。

（五）心阴亏损证

证候：心胸疼痛时作，或灼痛，或隐痛，心悸怔忡，五心烦热，口燥咽干，潮热盗汗，舌红少泽，苔薄或剥脱苔，脉细数或结代。

治法：消癥散结，滋阴清热，安神。

基础用药：红花、鸡血藤、海藻、浙贝母、黄精、牛膝。

辨证用药：生地黄、玄参、天冬、麦冬、茯神、柏子仁、酸枣仁。

（六）心阳不振证

证候：胸闷或心痛较著，气短，心悸怔忡，自汗，动则更甚，神倦怯寒，面色㿠白，四肢欠温或肿胀，舌质淡胖，苔白腻，脉沉细迟。

治法：消癥散结，温振心阳。

基础用药：红花、浙贝母、海藻、当归、延胡索、黄芪、黄精。

辨证用药：附子、桂枝、肉桂、鹿角片、吴茱萸、荜茇、高良姜、细辛、龙眼肉。

三、典型病例

病案 1

张某，女，65 岁，2017 年 9 月 20 日初诊。

主诉：间断性心慌伴左心前区紧闷感 2 年，加重 3 天。

现病史：患者 2 年前劳累后出现心慌伴左心前区紧闷感、全身乏力、汗出，自行休息后症状缓解。后因劳累症状间断发作，自觉左胸前区紧闷范围扩大至左肩部，曾就诊于当地医院，心电图示窦性心律、T 波低平，诊断为急性冠状动脉综合征，给予硝酸甘油片、丹参滴丸口服，嘱慎劳累，经治疗症状发作频率较前减少。3 天前患者因提重物出现心慌、胸闷加重，服药后缓解，为求进一步治疗，就诊于我院。

现主症：间断性心慌、胸闷气短，劳累后加重，倦怠乏力，面色㿠白，动则汗出，寐差。

既往史：高血压病史 15 年，长期口服硝苯地平缓释片，血压控制可。

查体：神志清楚，精神可，无颈静脉怒张及颈动脉异常搏动，未闻及血管杂音，叩心界正常，律齐，心率 78 次 / 分，心音正常，各瓣膜听诊区未闻及病理性杂音。舌暗，苔薄白，脉细数。

辅助检查：心脏血管造影见冠状动脉轻度狭窄。

西医诊断：冠状动脉粥样硬化性心脏病，稳定型心绞痛。

中医诊断：胸痹。

辨证：癥积阻络，心气不足。

治法：消癥散结，补养心气。

方药：浙贝母 12g，海藻 12g，黄芪 40g，炒白术 20g，当归 15g，鸡血藤 15g，牛膝 9g，党参 9g，桂枝 9g，太子参 12g，生地黄 12g，熟地黄 12g，玄参 9g。水煎取汁 400mL，日 1 剂，分早晚 2 次温服。7 剂。

2017 年 9 月 28 日二诊：患者心慌、汗出较前减轻。效不更方，继服 14 剂。

2017 年 10 月 12 日三诊：患者近日劳累后自觉全身乏力，无心慌胸闷，睡眠易醒，醒后难入睡、多梦。前方改党参为 12g；加酸枣仁 30g，茯神 12g，龙骨 6g，牡蛎 6g。继服 14 剂。

2017 年 10 月 28 日四诊：患者睡眠状况较前好转。前方去龙骨、牡蛎；改黄芪为 60g。继服 14 剂。

2017 年 11 月 11 日五诊：患者服药期间心慌、胸闷未发作，睡眠可。前方去酸枣仁、茯神、肉桂、太子参；加丹参 30g，红花 12g，川芎 12g。继服 14 剂，巩固疗效。

3 个月后回访，心慌、胸闷、失眠等未再发作。

按：患者为中老年女性，主因"间断性心慌伴左胸前区紧闷感 2 年，加重 3 天"前来就诊，结合心脏血管造影结果，西医诊断为冠状动脉粥样硬化性心脏病、稳定型心绞痛，属中医"胸痹"范畴。患者为老年女性，经年劳作致气虚，血脉失于气之鼓动，则气血运行滞涩不畅，津凝为痰，痰瘀互结而致癥积阻于血脉，发为心痛、胸痹；心气虚衰，心中空虚惕惕而动则心悸；胸中宗气运转无力则胸闷气短、神疲乏力；不能固摄津液故汗出。结合舌脉，辨证为癥积阻络、心气不足证，治疗当以消癥散结、补养心气为主，佐以温阳化气。方中用浙贝母、海藻、当归、鸡血藤消癥散结，黄芪、党参、太子参补养心气，桂枝温阳通络，生地黄、熟地黄、玄参养阴益气。诸药合用，病症减轻。二诊见睡眠易醒，醒后不易复睡，加用宁心重镇安神之品改善睡眠。三诊气虚诸症减轻，加丹参、川芎、红花加强活血之力。诸药配伍，辨证论治，使癥积渐化，心气得以补养，诸症皆除。

病案 2

邹某，男，57 岁，2015 年 5 月 13 日初诊。

主诉：心前区间断性剧痛 1 年，加重 1 周。

现病史：患者 1 年前因饮食过饱出现心前区疼痛，伴呼吸困难，就诊于当地医院急诊科，予诊为心绞痛并住院治疗（具体不详），治疗后症状好转。后偶因情绪变动、饮食不节、天气变动等出现心前区剧烈疼痛，胸痛牵引肩背，伴胸闷，就诊于当地医院，予单硝酸异山梨酯片、阿司匹林肠溶片、阿托伐他汀片口服，发作时自行口服速效救心丸症状可缓解。1 周前病症发作频繁，为求进一步治疗，前来我院。

现主症：间断性胸闷，心前区剧烈疼痛，胸痛牵引肩背，伴心悸、呼吸困难。

既往史：平素急躁易怒，高血压病史 8 年，口服复方降压胶囊，血压控制尚可。吸烟史 20 余年，日均吸烟 10 支。

查体：神志清楚，精神差，胸廓对称无畸形，双侧呼吸活动度及触觉语颤一致，无增强或减弱，双肺叩诊呈清音，未闻及干湿啰音，叩心界正常，心率 64次 / 分，心音正常，律齐，各瓣膜听诊区未闻及病理性杂音。舌质暗红，舌下络脉紫暗，苔薄，脉涩。

辅助检查：心电图提示窦性心律，广泛 ST-T 波异常，可能心肌缺血。

西医诊断：冠状动脉粥样硬化性心脏病，陈旧性心肌梗死。

中医诊断：胸痹。

辨证：癥积阻络，血脉瘀阻。

治法：消癥散结，通络止痛。

方药：桃仁 9g，红花 12g，浙贝母 12g，海藻 15g，鸡血藤 15g，延胡索 12g，土鳖虫 9g，川芎 9g，赤芍 12g，郁金 9g，丹参 15g，柴胡 6g，枳壳 12g，生甘草 6g。水煎取汁 400mL，日 1 剂，分早晚 2 次温服。7 剂。原口服药同前服用。

2015 年 5 月 20 日二诊：患者服药期间胸痛发作频率减少，仍胸闷，舌质暗红，舌下络脉紫暗，苔薄，脉涩。原方加蜈蚣 5g，三棱 9g，莪术 9g，乳香 6g，没药 6g。继服 14 剂。

2015 年 5 月 27 日三诊：患者因情绪波动出现心前区疼痛，伴胸闷，无呼吸困难，自行服用硝酸甘油后前述症状缓解。前方加地龙 12g，佛手 6g，香橼 6g。继服 14 剂。

2015 年 6 月 3 日四诊：患者服药期间胸痛、胸闷等症状未发作，舌质暗红，舌下络脉紫暗较前减轻，苔薄，脉涩。继服 14 服。

2015 年 6 月 17 日五诊：患者服药期间偶感胸痛，间断胸闷。前方去土鳖虫；加当归 15g；改丹参为 30g。继服 14 剂。

2015 年 7 月 2 日六诊：患者服药期间无胸痛，偶感胸闷。前方去乳香、没药；改蜈蚣为 3g。继服 14 剂。

3 个月后回访，患者疼痛、胸闷等症状发作频率较前明显减少，程度明显减轻。

按：患者为中老年男性，主因"心前区间断性剧痛 1 年，加重 1 周"前来就诊，结合病史及辅助检查，西医诊断为冠状动脉粥样硬化性心脏病、陈旧性心肌梗死，属于中医"胸痹"范畴。患者平素急躁易怒，气滞血瘀，气机失调，肝阳上亢，灼烁阴液，津凝为痰，痰瘀互结于胸致胸痹，气血不通则痛，手少阴心经循臂内，出腋下，故疼痛牵引肩背。气机失调则呼吸困难，心失气血温养故见心悸。舌质暗红，舌下络脉紫暗，苔薄，脉涩为有瘀血。辨证属癥积阻络、血脉瘀阻证，治疗以消癥散结、通络止痛。方中以浙贝母、海藻、桃仁、红花、鸡血藤消癥散结通络，川芎、赤芍、丹参活血化瘀，郁金、柴胡、枳壳、延胡索行气止痛。复诊时原方加蜈蚣以通络，乳香、没药活血止痛；因患者情志不舒，加佛手、香橼疏肝理气。后期癥积阻络症减，去通络止痛药物，加当归、丹参活血化瘀，配伍前方理气药物，使气行则血行而不留瘀，气血畅而脉络通。方中多用虫类药破血消癥，增强方药效果。

病案 3

贾某，男，90 岁，2020 年 8 月 6 日初诊。

主诉： 间断性胸闷、胸痛 10 余年，加重 2 天。

现病史： 患者 10 余年前劳累后出现胸闷、胸痛、头晕，无肩背部放射痛、头痛、呼吸困难，持续数秒至数分钟，舌下含服速效救心丸症状缓解，就诊于当地县医院，诊断为冠状动脉粥样硬化性心脏病，治疗后好转出院。后类似症状间断出现，多无明显诱因，规律口服阿托伐他汀钙片、富马酸比索洛尔、尼可地尔片等。患者 2 天前晚饭后出现胸闷、胸部灼痛，伴心悸及五心烦热、口燥咽干，自行口服速效救心丸症状缓解，为进一步治疗，就诊于我院。

现主症： 间断性胸闷，左胸部灼痛，伴心悸、五心烦热、口燥咽干、失眠多梦。

既往史： 既往高血压病病史 20 余年，血压最高达 170/100mmHg，现口服苯磺酸左旋氨氯地平片，血压控制尚可；糖尿病病史 10 余年，现应用胰岛素皮下注射，血糖控制尚可；房性早搏、室性早搏史半年，规律口服盐酸西美律片、富马酸比索洛尔片等。

查体： 神志清楚，精神差，桶状胸，双侧呼吸动度一致，触觉语颤增强，双肺叩诊呈过清音，未闻及干湿啰音，叩心界增大，律不齐，心率 58 次 / 分，心音正常，各瓣膜听诊区未闻及病理性杂音，舌红，苔剥，脉细数。

辅助检查： 心电图提示房性早搏，交界性心律，非特异的 ST-T 改变。冠脉 CT 显示右冠状动脉散在钙化斑，近段管腔中度狭窄；左冠状动脉轻度狭窄，左前降支局部管腔轻、中度狭窄。

西医诊断： 冠状动脉粥样硬化性心脏病，不稳定型心绞痛，室性期前收缩。

中医诊断： 胸痹。

辨证： 癥积阻络，心阴亏损。

治法： 消癥散结，滋阴清热，安神。

方药：红花 12g，鸡血藤 15g，海藻 12g，浙贝母 12g，土鳖虫 9g，延胡索 12g，乳香 6g，没药 6g，黄芪 40g，黄精 20g，玄参 12g，生地黄 15g，丹参 15g，葛根 12g，天花粉 12g，柏子仁 10g，酸枣仁 15g。煎取汁 400mL，日 1 剂，分早晚 2 次温服。7 剂。基础治疗同前。

2020 年 8 月 13 日二诊：患者头晕、口燥咽干较前好转。继用前方 21 剂。

2020 年 9 月 3 日三诊：患者胸闷、胸痛较前好转，偶有心悸，寐可。前方去红花、乳香、没药、柏子仁、酸枣仁；加黄连 6g，阿胶 6g，白芍 15g。继服 14 剂。

2020 年 9 月 18 日四诊：患者胸痛未发作，仍间断胸闷，偶有心悸。上方加薤白 12g，瓜蒌 12g。继服 14 剂。

2020 年 10 月 2 日五诊：患者诸症减轻。继服 21 剂，巩固疗效。

3 个月后回访，胸闷、胸痛、头晕未再复发。

按： 本例根据病史、症状、辅助检查，诊断为冠状动脉粥样硬化性心脏病、不稳定型心绞痛、室性期前收缩，中医名为"胸痹"。本病例患者年老体虚，肾气渐衰，肾阴亏虚，不能滋养五脏之阴，加之消渴日久，阴亏则火旺，灼津血为痰与瘀，痰瘀互结为癥积，癥积阻塞心脉，不通则痛；气机阻滞则胸闷；心阴心血不足，心失所养，致心动不安则心悸；神失濡养则失眠多梦；虚热内生则五心烦热、口干咽燥；舌红，苔剥，脉细数皆为心阴亏损之征。四诊合参，辨证为癥积阻络、心阴亏损证，治疗当以消癥散结、滋阴清热、安神。方中于红花、鸡血藤、海藻、浙贝母、土鳖虫、丹参消癥散结的基础上，加延胡索、乳香、没药理气止痛，黄芪益气，黄精、玄参、生地黄、葛根、天花粉滋阴，柏子仁、酸枣仁安神，随症加减，诸症好转。患者高龄，基础疾病复杂，治疗过程中应注意嘱患者继续降压、降糖、降脂等基础治疗，提高患者依从性。

第三节　动脉硬化性闭塞症

动脉硬化性闭塞症是由于动脉粥样硬化斑块形成，引起供血动脉内膜增厚、管腔狭窄或闭塞，病变肢体血液供应不足，继而出现下肢间歇性跛行、皮温降低、疼痛乃至发生溃疡或坏死的慢性进展性疾病。本病常为全身性动脉硬化血管病变，多见于下肢动脉，男性占绝大多数，年龄大多 45 岁以上，目前发病率有逐年上升趋势。该病属中医"脱疽"的范畴。

一、诊断依据

（一）临床表现

动脉硬化性闭塞症的表现与动脉硬化闭塞的程度、部位和侧支循环的多少有密切关系。

1. 症状 该病早期的症状主要为肢体发凉、间歇性跛行，可有麻木、沉重无力、酸痛、刺痛及烧灼感，继而出现静息痛，尤以夜间为甚。

2. 体征

（1）皮肤温度下降：根据病变闭塞部位的不同，其皮肤温度由大腿股部至足部均可降低，但通常在远端足趾处其皮温明显下降。

（2）皮肤颜色变化：初期患肢末端皮色呈苍白，病久因淤血可出现潮红、青紫等。

（3）肢体失养：主要表现肌萎缩、皮肤萎缩变薄、骨质疏松、毛发脱落、趾甲增厚变形、坏疽或溃疡。坏疽以足趾远端最为常见。溃疡多发生于缺血局部压迫后或外伤后，如踝关节突出处等。

（4）动脉搏动减弱或消失：根据闭塞部位，可扪及胫后动脉、足背动脉及腘动脉、股动脉搏动减弱或消失。

（二）辅助检查

1. 踝-肱指数（ABI） 即踝压与同侧肱压相比，踝肱指数正常值为0.9～1.3。

2. 超声多普勒（Doppler）肢体血流检查 首选的无创检查，可直接显示病变的动脉内膜改变，动脉内显示硬化的斑块，血流减少，狭窄处血流增快。近年来激光多普勒的应用使动脉检查更专业化。

3. 影像学检查 数字减影（DSA）动脉造影、磁共振血管造影（MRA）、CT血管成像（CTA）检查能提供周围血管的解剖形态、侧支循环、腔内斑块等相关情况，因而更加有助于直接做出病情判断。

4. 一般检查 包括心电图、心功能、眼底检查、血脂和血糖检查。通过一般检查可判定患者的动脉硬化和高脂血症的情况，以及是否患有糖尿病等。

二、辨证论治

（一）寒湿阻络证

证候：患趾（指）喜暖怕冷，麻木，酸胀疼痛，多走则疼痛加剧，稍歇痛减，皮肤苍白，触之发凉，趺阳脉搏动减弱，舌淡，苔白腻，脉沉细。

治法：消癥通络，散寒化湿。

基础用药：红花、鸡血藤、桃仁、海藻、浙贝母、丹参、牛膝。

辨证用药：桂枝、附子、细辛、白芥子、白术、茯苓、萆薢。

（二）血脉瘀阻证

证候：患趾（指）酸胀疼痛加重，夜难入寐，步履艰难，患趾（指）皮色暗红或紫暗，下垂更甚，皮肤发凉干燥，肌肉萎缩，趺阳脉搏动消失，舌暗红或有瘀斑，苔薄白，脉弦涩。

治法：消癥散结，通络止痛。

基础用药：桃仁、红花、海藻、浙贝母、三棱、莪术。

辨证用药：鸡血藤、地龙、延胡索、乳香、没药、蜈蚣。

（三）湿热毒盛证

证候：患肢剧痛，日轻夜重，局部肿胀，皮肤紫暗，浸淫蔓延，溃破腐烂，肉色不鲜，身热口干，便秘溲赤，舌红，苔黄腻，脉弦数。

治法：消癥通络，清热利湿，解毒。

基础用药：浙贝母、海藻、鸡血藤、牛膝、蜈蚣。

辨证用药：黄柏、萆薢、苍术、猪苓、冬瓜皮、金银花、蒲公英。

（四）热毒伤阴证

证候：皮肤干燥，毫毛脱落，趾（指）甲增厚变形，肌肉萎缩，趾（指）呈干性坏疽，口干欲饮，便秘溲赤，舌红，苔黄，脉弦细数。

治法：消癥通络，清热解毒，养阴生津。

基础用药：浙贝母、海藻、当归、鸡血藤、牛膝。

辨证用药：金银花、蒲公英、野菊花、石斛、太子参、黄芪、生地黄、玄参。

（五）脾肾阳虚证

证候：年老体弱，全身怕冷，肢体发凉疼痛，伴有肌肉枯萎，神疲乏力，腰痛，食少纳呆，膀胱胀满，舌质淡，苔白，脉沉细。

治法：消癥通络，温补脾肾。

基础用药：红花、鸡血藤、海藻、浙贝母、鬼箭羽、牛膝。

辨证用药：肉桂、续断、杜仲、桑寄生、茯苓、白术、山药。

三、典型病例

病案 1

刘某，男，69 岁，2019 年 4 月 25 日初诊。

主诉：双足疼痛 5 年，加重 3 个月。

现病史：患者 5 年前受凉后出现双足疼痛，每于行走时发作，休息可缓解，伴有小腿麻木、发凉，就诊于当地医院。行双下肢动脉彩超示：双侧股总、股浅、胫前、胫后动脉内中膜增厚伴斑块形成，双侧足背动脉中度狭窄。诊断为下肢动脉硬化闭塞症，给予口服血塞通软胶囊等药物治疗，效果不佳，因疼痛导致行走距离逐渐缩短，3 个月前疼痛明显加重，延及小腿，遇寒加重，得温痛减。为求系统治疗，前来我院就诊。

现主症：双足疼痛，延及小腿，遇寒加重。

既往史：平素喜食肥甘厚味，高血压病史 20 年。

查体：双足皮色苍白，皮温低，双侧足背动脉搏动减弱。舌淡暗，苔白，脉沉细。

辅助检查：左侧 ABI 0.57，右侧 ABI 0.43。DSA 可见双侧股总、股浅、腘、胫前、胫后动脉内壁毛糙，节段性狭窄，膝下可见侧支循环建立，其中双侧胫前、胫后动脉中度狭窄，足背动脉可见少量血流通过。

西医诊断：下肢动脉硬化闭塞症。

中医诊断：脱疽病。

辨证：癥积阻络，寒客血脉。

治法：消癥通络，温阳散寒。

方药：红花 12g，鸡血藤 15g，海藻 12g，浙贝母 12g，鬼箭羽 12g，土鳖虫

9g，延胡索 12g，牛膝 9g，桂枝 12g，白芥子 12g，干姜 12g，细辛 3g。水煎取汁 400mL，日 1 剂，分早晚 2 次温服。7 剂。

2019 年 5 月 2 日二诊：患者足部皮温较初诊时有所升高，疼痛未见明显改善。继服 7 剂。

2019 年 5 月 9 日三诊：患者足部皮温基本恢复正常，疼痛较前减轻。前方加地龙 12g，乳香 6g，没药 6g。继服 14 剂。

2019 年 5 月 23 日四诊：患者疼痛基本消失，但行走距离稍长仍可诱发疼痛。上方去乳香、没药；加丹参 12g，当归 12g。继服 14 剂。

2019 年 6 月 6 日五诊：患者疼痛消失，行走如常。查体：双侧足背动脉搏动基本正常。辅助检查：左侧 ABI 0.83，右侧 ABI 0.79。前方去白芥子、细辛、土鳖虫。继服 14 剂，巩固疗效。

3 个月后回访，疼痛未再发作。

按：患者为老年男性，主因"双足疼痛 5 年，加重 3 个月"前来就诊，结合 DSA 结果，西医诊断为下肢动脉硬化闭塞症，属中医"脱疽"范畴。患者年老体弱，且喜食肥甘厚味，日久痰湿内生，阻遏气机，致血行不畅，复因感受寒邪，寒主收引，其性凝滞，寒凝血瘀，痰瘀互结而发病。经络阻塞不通，不通则痛，故足趾疼痛。日久气血不能荣达四末，故发凉麻木。正如《诸病源候论》所说"寒客经络之间，经络为寒流所折，则营卫稽留于脉……营血得寒则涩而不行，卫气从之与寒相搏，亦壅遏不通"。结合舌脉，辨证为癥积阻络、寒客血脉证。治疗当以消癥通络为主，佐以温阳散寒。复诊见皮温恢复正常，减去散寒之品，加用养血活血之品。诸药合用，使癥积得化，血脉畅通，诸症悉除。

病案 2

邹某，女，55 岁，2019 年 3 月 7 日初诊。

主诉：双足脚趾疼痛 3 年。

现病史：患者 3 年前出现双足踇趾疼痛，间歇性跛行，未接受治疗，疼痛逐渐加重，出现静息痛，夜间疼痛甚，双足下垂后可缓解，就诊于当地医院，行双下肢动脉彩超诊断为下肢动脉硬化闭塞症，建议介入治疗，患者拒绝，服用西洛他唑、氯吡格雷、阿司匹林治疗。3 年来疼痛范围扩展至所有足趾，夜间疼痛程度加剧，常屈膝握足而坐，难以入寐，服用己酮可可碱等止痛药物不能缓解，故前来我院就诊。

现主症：双足趾疼痛，夜间痛甚，无法睡眠。

既往史：既往高血压病史 10 余年，血压控制可。

查体：足趾皮色紫暗，右侧胫后动脉搏动未触及，双侧足背动脉未触及。舌暗红，有瘀斑，苔白，脉弦细。

辅助检查：左侧 ABI 0.56，右侧 ABI 0.43。MRA 成像：双侧股总、股浅动脉边缘不规则，左侧胫前动脉 2 级狭窄，右侧胫后动脉及双足背动脉闭塞。

西医诊断：下肢动脉硬化闭塞症。

中医诊断：脱疽病。

辨证：癥积阻络，经脉不通。

治法：消癥通络，通经止痛。

方药：红花 12g，鸡血藤 15g，海藻 12g，浙贝母 12g，鬼箭羽 12g，土鳖虫 9g，延胡索 12g，牛膝 9g，醋三棱 9g，醋莪术 9g，地龙 12g。水煎取汁 400mL，日 1 剂，分早晚 2 次温服。7 剂。

2019 年 3 月 14 日二诊：患者夜间疼痛无明显改善。前方加全蝎 3g，蜈蚣 3g，僵蚕 12g。继服 14 剂。

2019 年 3 月 28 日三诊：患者夜间疼痛较前减轻，足趾皮色转为暗红。效不更方，继服 14 剂。

2019 年 4 月 11 日四诊：患者夜间疼痛明显减轻，可入寐。效不更方，继服 14 剂。

2019 年 4 月 25 日五诊：患者疼痛消失，足趾皮色恢复正常。查体：右侧胫后动脉搏动可触及，双侧足背动脉可触及。复查 ABI：左侧 0.73，右侧 0.68。前方去全蝎、蜈蚣、僵蚕；加当归 15g，丹参 30g。继服 14 剂，巩固疗效。

3 个月后回访，患者疼痛未再发作。

按：患者为老年女性，主因"双足脚趾疼痛 3 年"就诊，根据患者症状体征及 MRA 成像结果，西医诊断为下肢动脉硬化闭塞症，中医诊断为脱疽病。患者足趾疼痛明显，夜难入寐，足趾皮色紫暗，加之舌暗、有瘀斑、苔白、脉弦细，一派经络痹阻之象，辨证属癥积阻络、经脉不通证，故治疗当以消癥通络为主，佐以通经止痛。二诊，患者药后平平无改善，考虑是症重药轻，遵守原方，加全蝎、蜈蚣、僵蚕增强通络止痛之力。后遵此方，疼痛消失，皮色恢复正常。

病案 3

程某，男，76 岁，2018 年 10 月 16 日初诊。

主诉：右足疼痛 7 年，加重伴踇趾破溃 3 个月余。

现病史：患者 7 年前出现右足疼痛，呈间歇性跛行，未予重视，疼痛逐渐加重，出现静息痛，尤以夜间为甚，就诊于当地医院，诊断为下肢动脉硬化闭塞症，予以扩血管及活血化瘀中药治疗，疼痛未见缓解。3 个月前，疼痛明显加重，彻夜不得安眠，且右足踇趾破溃，遂来我院就诊。

现主症：右足疼痛，右足踇趾破溃，伴有低热、口干欲饮、便秘溲赤。

既往史：既往糖尿病病史 30 余年，空腹血糖最高时达 15.7mmol/L，口服盐酸二甲双胍片 0.75g，每日 2 次，空腹血糖控制不佳。

查体：右足趾紫红，踇趾趾端可见一约 1.5cm×0.7cm 大小的溃疡，疮面暗红，肉色不鲜，可见少量黄色脓性分泌物，疮周红肿，右足皮温增高，足背动脉搏动未触及。舌质暗红，少苔，脉细数。

辅助检查：双下肢动脉彩超示双下肢动脉粥样硬化。CTA 报告示双下肢动脉多发钙化斑，管腔不同程度狭窄，右侧足背动脉闭塞。

西医诊断：糖尿病肢体动脉硬化闭塞症。

中医诊断：脱疽病。

辨证：癥积阻络，热毒伤阴，气阴两虚。

治法：消癥通络，佐以益气养阴、解毒生肌。

方药：红花 12g，鸡血藤 15g，海藻 12g，浙贝母 12g，鬼箭羽 12g，土鳖虫 9g，延胡索 12g，乳香 6g，没药 6g，黄芪 40g，黄精 20g，牛膝 9g，金银花 30g，玄参 12g，牡丹皮 12g，葛根 12g，天花粉 12g，五味子 12g。水煎取汁 400mL，日 1 剂，分早晚 2 次温服。7 剂。溃疡清创后自制疮愈膏外敷，每日 1 次，并调整药物，控制血糖。

2018 年 10 月 23 日二诊：患者疼痛稍有减轻，疮面脓性分泌物减少，疮周颜色变暗，肿胀消失，空腹血糖 7.8mmol/L。续用前方 7 剂。

2018 年 10 月 30 日三诊：患者疼痛明显减轻，疮面无脓性分泌物，肉芽较前新鲜，空腹血糖 6.9mmol/L。去金银花、玄参、牡丹皮等寒凉解毒之品；加醋三棱 9g，醋莪术 9g，地龙 9g 增强活血通络之力。继服 14 剂。

2018 年 11 月 13 日四诊：患者疼痛基本消失，右足趾紫红变浅，疮面肉芽新鲜，缩小至 0.6cm×0.3cm，空腹血糖 6.3mmol/L。前方去地龙；加丹参 12g，当归 12g 养血活血。再服 14 剂。

2018 年 11 月 27 日五诊：疼痛消失，右足趾颜色恢复正常，疮面愈合，足背动脉可触及，空腹血糖 6.1mmol/L。继服 14 剂，巩固疗效。

3 个月后回访，未再复发。

按：本例根据症状、体征，结合彩超、CTA 结果以及既往病史，诊断为糖尿病肢体动脉硬化闭塞症，属糖尿病血管病变，中医即消渴合并脱疽，是临床常见疑难疾病之一。消渴本为气虚津伤之病，日久气虚血瘀，津凝为痰，痰瘀互结而致癥积阻络，发为脱疽，气血运行不畅，肢端失于濡养，故疼痛坏死。瘀血日久化热，热盛肉腐成脓，故足趾红肿流脓。低热口干，便秘溲赤，舌红少苔，脉细数，此皆为热毒伤阴之象。四诊合参，辨证当为癥积阻络、热毒伤阴、气阴两虚之证，故治疗当以消癥通络为主，佐以解毒生肌、益气养阴。后随症加减，疼痛渐退，红肿渐消，疮面愈合。

第四节　糖尿病性肢体动脉硬化闭塞症

糖尿病性肢体动脉硬化闭塞症是指除心脑血管、肾血管和视网膜血管病变以外的肢体大、中、小动脉粥样硬化和微血管病变，并伴有周围神经病变，发生肢体缺血、缺氧，甚至坏疽、感染等，是糖尿病最常见的慢性并发症之一，病程较长，多在 5 ～ 10 年以上，且患者年龄较大，起病多缓慢。其发病率呈逐年增高的趋势，是糖尿病患者致残的主要原因之一，严重影响着糖尿病患者的生活质量和健康。该病属中医"脱疽"的范畴。

一、诊断依据

（一）临床表现

患者多有糖尿病相关症状、体征，或无明显糖尿病的表现，但有糖尿病病史。除此之外，在肢体的表现主要有肢体缺血、神经功能障碍和感染三个方面。

1. 下肢缺血表现　皮肤营养不良，肌肉萎缩，皮肤干燥、弹性差，皮温下降，色素沉着，肢端动脉搏动减弱或消失，患者可合并有下肢间歇性跛行症状。随着病变进展，可出现静息痛，趾端出现坏疽，足跟或跖趾关节受压部位出现溃疡，部分患者可肢体感染。

2. 神经病变表现　患肢皮肤干而无汗，肢端疼痛、灼痛、麻木、感觉减退或缺失，呈袜套样改变，行走时脚踩棉絮感。

3. 感染　糖尿病患者由于存在微血管病变的病理基础，为感染提供了有利条件，轻度的外伤（包括抓痕、皲裂、挤压等）即可成为细菌侵入的途径。因局部防御机能薄弱和神经功能障碍，感染会沿肌间隙迅速蔓延，并产生大量脓液和腐败组织，形成筋膜腔高压综合征，甚至感染骨质发展成为骨髓炎。感染严重者，会引发全身性感染（脓毒血症）。

（二）辅助检查

1. 血管病变检查

（1）踝肱指数（ABI）：反映的是肢体的血运状况，正常值为 $0.9 \sim 1.3$。$0.71 \sim 0.89$ 为轻度缺血，$0.4 \sim 0.7$ 为中度缺血，< 0.4 为重度缺血。重度缺血的患者容易发生下肢（趾）坏疽。如果踝动脉收缩压过高，如高于 200mmHg 或 ABI > 1.3，则应高度怀疑患者有下肢动脉钙化。部分 ABI 正常患者，可能存在假阴性，可采用平板运动试验或趾臂指数（TBI）测定来纠正。

（2）经皮氧分压（TcPO$_2$）：正常人足背 TcPO$_2$ > 40mmHg。如 TcPO$_2$ < 30mmHg 提示周围血液供应不足，足部易发生溃疡，或已有的溃疡难以愈合；如 TcPO$_2$ < 20mmHg，足溃疡几乎没有愈合的可能。

（3）彩色多普勒超声：动脉管壁增厚、不光滑；可见斑块、钙化及附壁血栓；管腔不规则、狭窄或闭塞，狭窄处血流变细形成湍流，可见彩色镶嵌血流；频谱增宽，波形为单相波，血流速度减低。

（4）血管造影：可显示动脉狭窄、闭塞的部位、程度，侧支循环建立情况，证实血管腔狭窄或阻塞，并有临床表现者。

（5）X 线片检查：跖间、足背、胫后等中小动脉，甚至股浅动脉和腘动脉钙化影，骨质疏松、骨萎缩、骨髓炎；关节畸形、半脱位；软组织肿胀、脓肿、气性坏疽等征象。

2. 神经系统检查

（1）10g 尼龙丝检查：该方法是较为简便的感觉神经检测方法，要具备一根特制的尼龙丝（其弯曲 45° 能够产生 10g 的压力）。检查开始前，通常在患者手掌或前臂试用该尼龙丝 $2 \sim 3$ 次，让患者感受 10g 尼龙丝产生压力的正常感觉；测试应对双侧足部进行检查；每个检查点施压时间 $2 \sim 3$ 秒，时间不宜过长；检查部位应避开胼胝、水疱和溃疡面等。建议检测点为第 1、3、5 趾腹，第 1、3、5 跖骨头处，足心，足掌外侧，足跟及足背第 1、2 跖骨间共 10 个点，患者有 2 个或 2 个以上感觉异常点则视为异常。

（2）震动觉：该检查是对深部组织感觉的半定量检查。首先将振动的音叉柄置于患者乳突处让其感受音叉的振动，然后分别置于双足的骨性凸起部位（第 1 跖趾关节内侧，内、外踝）进行比较检查。

（3）神经传导速度：过去被认为是糖尿病周围神经病变（DPN）诊断的"金标准"。采用肌电图或诱发电位测定仪，检测患者双侧胫后神经、腓神经的感觉、痛觉以及运动神经的波幅、潜伏时间，DPN患者可见感觉神经和运动神经传导速度减慢。

二、辨证论治

（一）气阴两虚证

证候：患肢喜暖怕冷，肢体麻木、酸胀疼痛，多走则疼痛加剧，稍歇痛减，身体消瘦而虚弱，气短乏力，双目干涩，耳鸣耳聋，手足心热或五心烦热，舌质红或舌体大，苔少或光剥，脉沉细无力。

治法：消癥散结，益气养阴。

基础用药：红花、鸡血藤、桃仁、海藻、浙贝母、丹参、牛膝。

辨证用药：黄芪、党参、黄精、熟地黄、麦冬、五味子。

（二）癥积阻络证

证候：患趾（指）酸胀疼痛加重，夜难入寐，步履艰难，患趾（指）皮色暗红或紫暗，下垂更甚，皮肤发凉干燥，肌肉萎缩，跌阳脉搏动消失，舌暗红或有瘀斑，苔薄白，脉弦涩。

治法：消癥散结，通络止痛。

基础用药：桃仁、红花、海藻、浙贝母、三棱、莪术。

辨证用药：鸡血藤、地龙、延胡索、乳香、没药、蜈蚣。

三、典型病例

病案 1

郭某，男，63岁，2020年11月21日初诊。

主诉：左小腿及足发凉麻木3年，疼痛1个月。

现病史：患者于3年前出现左小腿及足发凉、麻木，行走时如踩棉花，休息可缓解，伴有夜间小腿部间断痉挛，曾就诊于当地医院，双下肢动脉彩超：双下肢动脉多发斑块形成，局部伴有狭窄。给予血塞通注射液静脉点滴，症状有所缓解，但每遇劳累后复发。1个月前受寒后小腿发凉、麻木加重，并出现疼痛，口服脉管复康片等药物，症状未见缓解而转诊我院。

现主症：左小腿及足发凉、麻木、疼痛，行走时加重，休息时减轻，乏力，口渴多饮，身体消瘦，纳可，寐差，小便多，大便干。

既往史：糖尿病病史10余年，长期口服拜糖平，血糖控制欠佳。

查体：左足皮温较右侧降低，皮色苍白，趾甲增厚，左侧足背动脉搏动未触及，胫后动脉搏动减弱，右侧足背动脉及胫后动脉搏动可。舌红，苔少，脉沉细。

辅助检查：随机血糖15.2mmol/L，尿糖（＋），糖化血红蛋白8.9%。左侧ABI 0.71，右侧ABI 0.85。双下肢CTA：双下肢动脉可见多发斑块形成，局部管腔中度狭窄，左侧胫前动脉闭塞。

西医诊断：糖尿病肢体动脉硬化闭塞症。

中医诊断：脱疽病。

辨证：气阴两虚。

治法：消瘰散结，益气养阴。

方药：红花15g，鸡血藤15g，桃仁12g，海藻12g，浙贝母12g，丹参15g，牛膝12g，黄芪50g，党参15g，山药12g，黄精15g，熟地黄12g，麦冬12g，五味子12g，天花粉12g。水煎取汁400mL，日1剂，分早晚2次温服。7剂。调整口服降糖药物为胰岛素，根据血糖调节用量。

2020年11月28日二诊：患者小腿部麻木、疼痛稍减，饮多、尿多较前改善，夜寐可。效不更方，继服7剂。

2020年12月4日三诊：患者夜间小腿痉挛次数减少，小腿麻木感减轻，但仍诉疼痛。前方加地龙12g，乳香6g，没药6g。继服14剂。

2020年12月18日四诊：患者疼痛基本消失，但行走距离稍长仍可诱发疼痛，左小腿皮温仍较对侧稍低。前方加当归12g，桂枝12g，细辛3g。继服14剂。

2021年1月4日五诊：患者麻木、疼痛消失，行走如常。查体：左侧足背动脉搏动可触及。辅助检查：左侧ABI 0.83，右侧ABI 0.87。继服14剂，巩固疗效。

3个月后回访，疼痛未再发作。复查双下肢动脉彩超：胫前动脉远端可见侧支循环供血。

按：患者为老年男性，主因"左小腿及足发凉麻木3年，疼痛1个月"前来就诊，结合双下肢 CTA 结果及既往病史，西医诊断为糖尿病性下肢动脉硬化闭塞症，属中医"脱疽"的范畴。患者年老体弱，糖尿病多年，气阴两虚，气虚推动无力，血滞为瘀，津凝为痰，痰瘀互结为癥，癥积阻络而发病。血液运行不畅，肢体失于濡养，则发凉麻木；气血阻滞不通，不通则痛，故疼痛；气阴耗伤，故出现乏力、口渴多饮、身体消瘦、小便多、大便干之象。结合舌脉，辨证为癥积阻络、气阴两虚证，治疗当以消癥散结、益气养阴为主。方中红花、鸡血藤、桃仁、丹参、牛膝通络活血，海藻、浙贝母化痰散结，黄芪、党参、黄精、山药益气，熟地黄、麦冬、五味子养阴。复诊，患者饮多、尿多改善，气阴两虚之相稍减，故加用活血止痛、养血之品。诸药合用，使气血生、阴阳平、脉络通，诸症悉除。治疗过程中，多次向患者强调规律饮食，控制血糖，二诊后患者血糖通过胰岛素治疗控制在较理想范围内，对于后期治疗起到较为良好的作用。

病案 2

孙某，女，71 岁，2019 年 4 月 11 日初诊。

主诉：右下肢乏力疼痛 2 年，加重 3 天。

现病史：患者 2 年前劳累后出现右下肢乏力、疼痛，活动后加重，休息时疼痛减轻，逐渐出现夜间右下肢疼痛，下垂后可缓解，就诊于当地医院，诊断为糖尿病动脉硬化闭塞症，建议住院介入手术治疗，患者拒绝，给予阿司匹林、贝前列素钠、西洛他唑片口服，并间断口服止痛药物，症状较前改善。3 天前受寒后患者右足跗趾疼痛加重，夜间难以入寐，前来我院就诊。

现主症：右下肢及右足跗趾发凉、疼痛，活动后及夜间症状加重，夜间难以入寐，遇寒加重，遇暖稍缓解。

既往史：既往糖尿病病史 5 年，口服二甲双胍片，血糖控制可。

查体：双足皮温降低，指甲增厚变形，右足背至足趾皮肤冰凉，触痛明显，右足跗趾皮肤紫暗，右侧足背动脉及胫后动脉未触及，左足足背及胫后动脉搏动减弱。舌暗，有瘀斑，苔薄白，脉弦涩。

辅助检查：左侧 ABI 0.59，右侧 ABI 0.43。双下肢动脉彩超：双下肢动脉多发斑块形成；右侧胫前动脉远端闭塞，胫后动脉重度狭窄；左侧胫前及胫后动脉重度狭窄。随机血糖 7.9mmol/L。

西医诊断：糖尿病性下肢动脉硬化闭塞症。

中医诊断：脱疽病。

辨证：寒客血脉证。

治法：消癥散结，温阳散寒。

方药：桃仁 9g，红花 12g，海藻 12g，浙贝母 12g，三棱 9g，莪术 9g，鸡血藤 15g，地龙 12g，延胡索 12g，乳香 9g，没药 9g，蜈蚣 3 条，桂枝 12g，干姜 9g，白芥子 12g。水煎取汁 400mL，日 1 剂，分早晚 2 次温服。7 剂。监测血糖、血压，并规律口服降糖、降压药物。

2019 年 4 月 18 日二诊：患者夜间疼痛无明显改善，右足拇趾疼痛稍减。前方加全蝎 3g，僵蚕 12g，细辛 3g。继服 15 剂。

2019 年 5 月 4 日三诊：患者夜间疼痛较前减轻，足趾皮色转为暗红。效不更方，继服 14 剂。

2019 年 5 月 18 日四诊：患者夜间疼痛明显减轻，可间断入寐，右足拇趾疼痛较前改善。上方去细辛。继服 21 剂。

2019 年 6 月 9 日五诊：患者疼痛消失，足趾皮色基本恢复正常。查：右侧胫后动脉搏动弱，足背动脉微弱，左侧足背动脉及胫后动脉可触及。复查 ABI：左侧 0.62，右侧 0.54。前方去全蝎、蜈蚣、僵蚕；加黄芪 50g，当归 15g，丹参 30g。继服 21 剂，巩固疗效。

3 个月后回访，疼痛未再发作。双下肢动脉彩超：腘动脉可见侧支循环建立，右侧胫前动脉远端可见腓动脉穿支供血。

按：患者为老年女性，主因右下肢乏力疼痛 2 年，加重 3 天就诊，根据患者症状体征及下肢动脉彩超，西医诊断为糖尿病性下肢动脉硬化闭塞症，中医诊断为脱疽病。患者年老体弱，消渴本为气虚津伤之病，日久气虚血瘀，津凝为痰，痰瘀互结而致癥积阻络，复受寒邪，寒凝血瘀，痹阻脉络，发为脱疽。寒邪闭阻，气血凝滞，不能荣养四肢，则肢体发凉、乏力。经络阻塞，不通则痛，故疼痛。舌暗、有瘀斑、苔白、脉弦细为一派经络痹阻之象。辨证属癥积阻络、寒客血脉证。故治疗当以消癥散结为主，佐以温阳散寒。方中海藻、浙贝母、三棱、莪术化痰散结，桃仁、红花、鸡血藤、地龙活血通络，延胡索、乳香、没药、蜈蚣通络止痛，桂枝、干姜、白芥子温阳散寒。二诊，患者药后疼痛改善，考虑是症重药轻，遵守原方，加虫类药物全蝎、僵蚕以增强通络止痛之力，细辛温阳止痛。后遵此方，疼痛逐渐减轻、消失，皮色恢复正常。疼痛消失后去全蝎、蜈蚣、僵蚕、细辛，加黄芪、当归、丹参以益气养血活血，达到气血充盈、循行通畅的目的。

第五节 糖尿病肾病

糖尿病肾病是指糖尿病所致的肾脏疾病，临床上主要表现为持续性蛋白尿，病理上主要表现为肾小球系膜区增宽和肾小球毛细血管基膜增厚。糖尿病肾病是糖尿病患者常见的慢性并发症之一，其预后比较差，常较快进展为肾功能不全、尿毒症，合并肾病综合征和高血压者预后更差。糖尿病肾病也是糖尿病致死的重要原因，其死因以心血管事件和尿毒症为主。1 型和 2 型糖尿病均可发生糖尿病肾病，且均与糖尿病的病程有关。糖尿病肾病现已成为发达国家慢性肾衰竭的第一位原发病，在我国的发生率正在快速上升。

中医称糖尿病肾病为"消渴病肾病"。本病是继发于"消渴病"的肾脏疾病，包括"消渴病"继发的"水肿""肾劳""关格"等，与古代文献中的"肾消"密切相关。糖尿病肾病早期症状不突出，仅表现为尿蛋白排泄率增加；中期可以表现为尿多浊沫、水肿等，化验肾功能指标尚正常，尿常规检查出现蛋白尿；晚期肾功能损害不断加重，失代偿期可以表现为乏力、腰腿酸痛、夜尿频多、水肿、食欲减退、面色无华、爪甲色淡等，甚至可以表现为恶心呕吐、大小便不通，出现多器官、多系统损害，酸碱平衡失调，水电解质紊乱，终成中医"关格"危候。

一、诊断依据

（一）临床表现

1. 蛋白尿 是糖尿病肾病最重要的临床表现。早期可以是间歇性的、微量的蛋白尿，后期常常是持续性的、大量的蛋白尿。

2. 高血压 发生比率很高，晚期糖尿病肾病患者多有持续、顽固的高血压。高血压与肾功能的恶化有关。

3. 水肿 在临床糖尿病肾病期，随着尿蛋白的增加和血清白蛋白的降低，患者可出现不同程度的水肿，尤其是肾病综合征和心功能不全的患者，可出现全身高度水肿，甚至胸水、腹水，同时合并尿量减少。

4. 肾病综合征 部分患者可发展为肾病综合征，表现为大量蛋白尿、低蛋白血症、脂代谢异常以及不同程度的水肿。合并肾病综合征的患者常在短期内发生肾功能不全。

5. 肾功能异常 1 型糖尿病肾病的早期，肾小球滤过率（GFR）增高，随着病程的进展，GFR 降至正常，随后逐渐下降，并出现血尿素氮和肌酐升高，最后进展到肾功能不全、尿毒症。2 型糖尿病肾病少有 GFR 增高的现象。糖尿病肾病的肾功能不全与非糖尿病肾病肾功能不全比较，具有以下特点：①蛋白尿相对较多。②肾小球滤过率相对很低。③肾体积缩小不明显。④贫血出现较早。⑤心血管并发症较多、较重。⑥血压控制较难。

6. 其他并发症

（1）视网膜病变：95% 的糖尿病肾病患者合并糖尿病视网膜病变。

（2）大血管病变：心绞痛、心肌梗死、脑梗死、足背动脉搏动减弱或消失。

（3）神经病变：周围神经病变。

（二）辅助检查

1. 尿糖定性 尿糖定性是筛选糖尿病的一种简易方法，但在糖尿病肾病中可出现假阴性或假阳性，故血糖测定是诊断的主要依据。

2. 尿白蛋白排泄率 尿白蛋白排泄率（UAE）（20 ～ 200）μg/min 是诊断早期糖尿病肾病的重要指标。当 UAE 持续大于 200μg/min 或常规检查尿蛋白阳性（尿蛋白定量大于 0.5g/24h）即可诊断为糖尿病肾病。尿沉渣一般改变不明显，较多白细胞时提示尿路感染；有大量红细胞，提示血尿，可能为其他原因所致。

3. 肌酐、血尿素氮 糖尿病肾病晚期，内生肌酐清除率下降，血尿素氮、肌酐增高。

4.GFR、肾体积 核素肾动态肾小球滤过率（GFR）增加和 B 超测量肾体积增大，符合早期糖尿病肾病。在尿毒症时 GFR 明显下降，但肾脏体积往往无明显缩小。

5. 眼底检查 必要时做荧光眼底造影，可见微动脉瘤等糖尿病眼底病变。

二、辨证治疗

（一）气阴两虚证

证候：神疲乏力，腰膝酸软，四肢困倦，气短声低，平素易感，口燥咽干，五心烦热，心烦失眠，或午后低热，尿频色黄，或有浮肿，或视物模糊，或有胸痛，或有肢体麻木疼痛，或有半身不遂，肌肤甲错，自汗、盗汗，尿频量多，口渴欲饮，大便偏干，舌质暗红，或舌暗红体瘦，舌苔薄黄或少苔，脉沉细或数。

治法：消癥散结，益气养阴。

基础用药：当归、丹参、鸡血藤、地龙、川贝母、瓜蒌、海藻。

辨证用药：党参、黄芪、白术、山药、沙参、麦冬、五味子、生地黄、龟甲、桑白皮、土茯苓、葛根。

（二）脾肾阳虚证

证候：神疲乏力，夜尿频多色清，或有浮肿，腰膝冷痛，畏寒肢冷，阳痿早泄，或视物模糊，或有胸痛，或有肢体麻木疼痛，或有半身不遂，肌肤甲错，手足背冷凉，大便溏稀，舌体胖大，舌质暗淡，有齿痕，舌苔白或灰腻水滑，脉沉细无力。

治法：消癥散结，温阳利水。

基础用药：三棱、莪术、丹参、鸡血藤、浙贝母、海藻、海浮石。

辨证用药：肉桂、杜仲、续断、仙茅、肉苁蓉、菟丝子、补骨脂、益智仁、车前子、冬瓜皮、大腹皮。

（三）阴阳俱虚证

证候：神疲乏力，气短懒言，口干咽燥，腰膝冷痛，夜尿频多，或有浮肿，怕冷怕热，阳痿早泄，妇女月经不调，或手足心热而手足背冷凉，或视物模糊，或有胸痛，或有肢体麻木疼痛，或有半身不遂，肌肤甲错，大便时干时稀，舌体胖大，舌质暗淡，或暗红，有齿痕，舌苔白或黄腻，或灰腻，脉沉细无力。

治法：消癥散结，补肾培元，滋阴助阳，益气固本。

基础用药：当归、川芎、鸡血藤、红花、浙贝母、海藻、瓜蒌。

辨证用药：巴戟天、仙茅、杜仲、续断、肉苁蓉、菟丝子、熟地黄、山茱萸、枸杞子、黄精、龟甲、黄芪、党参、山药、白术。

三、典型病例

病案1

李某，女，62岁，2018年9月12日初诊。

主诉：间断性双下肢水肿1年余，加重1周。

现病史：患者1年前劳累后出现双下肢水肿，伴腰痛，就诊于当地医院。查尿常规：蛋白质（+++），隐血（+）。肾功能：血肌酐216μmol/L，尿素氮8.9mmol/L。24h尿蛋白定量4.2g。糖化血红蛋白7.9%。眼底示糖尿病视网膜病变。诊断为糖尿病肾病，予金水宝胶囊、呋塞米片等药物对症治疗，服药2周后水肿缓解，遂自行停药。此后病情时有反复，1周前患者双下肢水肿加重，伴乏力、腰痛，遂就诊于我院。

现主症：双下肢水肿，腰膝冷痛，畏寒肢冷，手足不温，口干咽干，夜尿频，大便溏稀，小便量可，尿中泡沫多。

既往史：既往2型糖尿病病史20余年，血糖控制欠佳。平素喜食肥甘厚味之品。

查体：双下肢水肿，呈指凹性。舌体胖大，舌质暗淡，苔腻，边有齿痕，脉沉细无力。

辅助检查：肾功能：血肌酐288μmol/L，尿素氮13.4mmol/L。尿常规：蛋白质（+++），隐血（+），24h尿蛋白定量5.1g。糖化血红蛋白8.2%。眼底：糖尿病视网膜病变。双肾彩超：慢性肾脏病改变。

西医诊断：糖尿病肾病。

中医诊断：消渴病肾病。

辨证：脾肾阳虚证。

治法：消癥散结，温阳利水。

方药：三棱10g，莪术10g，丹参10g，鸡血藤10g，浙贝母10g，海藻15g，海浮石10g，肉桂10g，杜仲10g，续断12g，仙茅10g，肉苁蓉10g，益智仁12g，黄芪40g，白术10g，冬瓜皮20g，茯苓皮20g。水煎取汁400mL，日1剂，分早晚2次温服。14剂。

2018年9月26日二诊：患者水肿、畏寒肢冷、手足不温等症缓解，仍有口干咽干、大便稀溏等症。前方去冬瓜皮、茯苓皮；加补骨脂15g，五味子20g。菟丝子20g。继服14剂。

2018年10月12日三诊：患者水肿、畏寒肢冷、手足不温消失，二便调，偶感晨起腰背酸痛。复查肾功能：血肌酐202μmol/L，尿素氮12.1mmol/L。尿常规：蛋白质（+++），隐血（-），24h尿蛋白定量4.1g。前方加牛膝15g。继服14剂。

2018年10月26日四诊：患者水肿及其他症状消失。复查肾功能：血肌酐210μmol/L，尿素氮11.2mmol/L。尿常规：蛋白质（+++），隐血（-），24h尿蛋白定量3.2g。原方继服14剂。

患者定期复诊，诊疗10个月中24h尿蛋白定量在2.7～4.0g，血肌酐在

（162～210）μmol/L。

按：患者为老年女性，主因"间断性双下肢水肿1年余，加重1周"入院，根据症状、体征，结合化验结果，西医诊断为糖尿病肾病，中医诊断为消渴病肾病，属脾肾阳虚证。肾为先天之本，脾为后天之本，气血生化之源。患者平素喜食肥甘厚味之品，加之消渴病日久伤脾，脾虚生痰，痰湿阻碍气血运行，久则成瘀，痰瘀互结发为本病。脾肾阳虚日久，水液代谢失司，发为水肿；肾失封藏，精微下泄，故尿中泡沫多；腰为肾之府，肾虚腰府失养，故腰膝酸痛；脾气亏虚，气血生化无源，则乏力懒言；心脉失养则见胸闷气短；阳虚无力蒸腾水液，头目诸窍失养，故口干咽干；四肢失于温煦，可见畏寒肢冷，手足不温；肾阳亏虚，温化固摄失职，则夜尿频；阳虚水湿不化，流注肠中，故大便溏薄。结合舌脉，辨证为脾肾阳虚证。治疗当以消癥散结、温阳利水为主。方中三棱、莪术、丹参、鸡血藤、浙贝母、海藻、海浮石消癥散结，肉桂、杜仲、续断、仙茅、肉苁蓉、益智仁补肾温阳，黄芪、白术益气健脾，冬瓜皮、茯苓皮利水渗湿，诸药合用，随症加减。二诊时，患者水肿等症状缓解，仍腰膝冷痛、口干咽干、大便稀溏，故减利水渗湿之冬瓜皮、茯苓皮；消渴日久，耗气伤阴，故加用五味子以滋阴，补骨脂、菟丝子以温补肾阳止泻。三诊时，症状已有明显改善，仍诉腰背酸痛，故予牛膝以补肝肾、强筋骨。四诊，患者诸症好转，效不更方，最终病情趋于稳定。

病案2

张某，男，75岁，2019年3月17日初诊。

主诉：口渴多饮7年，反复双下肢水肿2个月。

现病史：患者7年前因口渴多饮就诊于当地医院，查尿常规示尿蛋白（+），诊断为糖尿病肾病，予门冬30胰岛素、百令胶囊治疗，患者血糖控制欠佳，病情时轻时重。2个月前，患者劳累后出现双下肢浮肿，于当地社区查尿常规示尿蛋白（++），予呋塞米利尿，效果欠佳。近日患者自觉口渴多饮及双下肢水肿加重，伴乏力，遂就诊于我院。

现主症：口渴多饮，双下肢水肿，神疲乏力，腰膝酸软，四肢困倦，气短声低，口燥咽干，五心烦热，心烦失眠，午后低热，尿黄，盗汗，尿频量多，大便偏干。该患者素体肥胖，平素喜食肥甘厚味。

查体：双下肢水肿，呈指凹性。舌质暗红，舌苔薄黄，少苔，脉沉细。

辅助检查：空腹血糖7.4mmol/L，餐后2h血糖10.3mmol/L。尿常规：尿蛋白（++），24小时尿蛋白定量3.1g。肾功未见异常。肾穿刺活检：糖尿病肾病。

西医诊断：糖尿病肾病。

中医诊断：消渴病肾病。

辨证：气阴两虚证。

治法：消癥散结，益气养阴。

方药：当归 12g，丹参 10g，鸡血藤 10g，地龙 3g，川贝母 10g，瓜蒌 12g，海藻 15g，党参 15g，黄芪 30g，白术 15g，山药 15g，沙参 15g，麦冬 15g，五味子 10g，生地黄 15g，龟甲 10g，桑白皮 10g，土茯苓 15g，葛根 10g。日 1 剂，分早晚 2 次温服。7 剂。

2019 年 3 月 24 日二诊：患者双下肢浮肿、神疲乏力、腰膝酸软等症较前好转，仍诉心烦失眠，午后低热。原方加百合 30g，莲子 60g，酸枣仁 15g，夜交藤 15g，地骨皮 10g。继服 14 剂。

2019 年 4 月 7 日三诊：患者双下肢水肿及其他症状明显好转，大便干。查：空腹血糖 5.7mmol/L，餐后 2h 血糖 7.6mmol/L。尿常规：尿蛋白（＋）。原方加酒大黄 6g。继服 14 剂。

2019 年 4 月 21 日四诊：患者诸症较前好转。复查尿常规：尿蛋白（±）。减大黄。继服 14 剂。

2019 年 5 月 4 日五诊：患者诸症消失。尿常规：尿蛋白（－）。

按：患者为老年男性，主因"口渴多饮 7 年，反复双下肢水肿 2 个月，加重 1 周"入院。根据患者症状、体征及化验检查结果，西医诊断为糖尿病肾病，中医诊断为消渴病肾病，属气阴两虚证。患者年老体衰，素体肥胖，加之饮食不节，损伤脾胃，致脾胃运化失职，积热内蕴，耗气伤津，消谷灼液，发为消渴。消渴日久，脾虚生痰，痰湿阻碍气血运行，久而成瘀，痰瘀互结发为本病。痰瘀互结为标，气阴两虚为本。气虚无力，则见神疲乏力，气短声低，四肢困倦；阴虚无以濡养腰府，则见腰膝酸；阴虚燥热，耗气伤津，则见口燥咽干，五心烦热，小便色黄，大便干；阴阳失调，腠理不固，导致汗液排泄异常则见盗汗；膀胱气化失司，故尿量多；痰瘀互结，扰乱心神，则心烦失眠。结合舌苔、脉象，辨证为气阴两虚证。治疗当以消癥散结、益气养阴为主。方中当归、丹参、鸡血藤、地龙、川贝母、瓜蒌、海藻消癥散结，党参、黄芪、白术、山药健脾益气，沙参、麦冬、五味子、生地黄、龟甲、桑白皮、土茯苓、葛根养阴生津，诸药合用，随症加减。二诊，患者双下肢浮肿、神疲乏力、腰膝酸软等症较前好转，仍诉心烦失眠，午后低热，故原方加百合、莲子、酸枣仁、夜交藤、地骨皮以宁心安神退热。三诊，患者双下肢水肿及其他症状明显好转，大便干，故加酒大黄以清热通便。四诊效不更方。五诊诸症悉除。

第二章 肿瘤性疾病

第一节 甲状腺腺瘤

甲状腺腺瘤是一类具有滤泡分化、包膜完整、无脉管浸润的良性肿瘤，肿物常局限于一侧甲状腺叶囊内，呈圆形或椭圆形，无压痛。按细胞学形态分类，甲状腺腺瘤可分为滤泡状腺瘤和乳头状囊性腺瘤。滤泡状腺瘤常见于碘缺乏地区的人群；而乳头状囊性腺瘤发病机制目前尚不清楚，推测与甲状腺乳头状癌有一定关系。临床滤泡状腺瘤多见。本病可发生在各个年龄段，青年女性多见，男女患病率之比为 1∶6。本病属于中医学"瘿瘤""气瘿"范畴。

一、诊断依据

（一）临床表现

1. 症状

（1）常见症状：颈前出现圆形或椭圆形结节，多数为单发，边界清楚，表面光滑，质地稍硬，无压痛，随吞咽可上下移动。初发症状多是患者偶然发现颈前肿块，大部分患者常无任何症状。腺瘤因囊壁血管破裂发生囊内出血时，肿瘤可在短期内迅速增大，进而出现局部胀痛。

（2）压迫症状：腺瘤生长缓慢，绝大多数无压迫症状。甲状腺腺瘤肿块增大影响咽部可造成吞咽困难；压迫气管可导致呼吸困难。

2. 体征 甲状腺肿物较大者可触及局部有质硬而高低不平的肿块。

（二）辅助检查

1. 甲状腺功能 一般在正常范围内。

2. 放射性核素扫描 多为凉结节或冷结节。

3. 超声检查 甲状腺腺瘤在超声中一般表现为单个或多发均质性较高或稍低回声结节，边界清楚，包膜完整，肿瘤周边有时可见"声晕"。彩超所见通常为实质性肿物，囊出血或囊性变者表现为囊性肿物，偶见肿瘤内有钙化点。

4. 影像学 甲状腺 CT 中呈现出低密度结节，边缘清楚，可有钙化，增强后呈结节状或环形强化。在 MRI 中表现为 T1 略低信号或等信号，T2 为高信号，增强后实性呈均匀强化，囊性则无强化。

5. 穿刺活检 活检为甲状腺腺瘤明确诊断的金标准，可用于与结节性甲状腺肿的鉴别。细针穿刺细胞学检查可见腺瘤有完整包膜，周围组织正常，分界明显，而结节性甲状腺肿的单发结节包膜常不完整，由此可以进行区分。

二、辨证论治

（一）肝郁气滞证

证候：情志抑郁，胸闷不舒，口渴，甲状腺肿核突起，随吞咽上下移动，遇郁怒肿核增大，喜太息，或兼胸胁疼痛，舌质淡，苔薄，脉弦细。

治法：消瘿散结，疏肝解郁。

基础用药：生牡蛎、玄参、浙贝母、全蝎、莪术、桃仁、红花、荔枝核。

辨证用药：柴胡、当归、白芍、茯苓、炒枳壳、香附。

（二）气滞血瘀证

证候：颈前肿物，疼痛，入夜尤甚，胸部憋闷不适，情绪波动时症状明显，纳食可，或伴有乳房胀痛不适，舌质紫暗或有瘀斑，苔薄白，脉弦或弦涩。

治法：消瘿散结，理气通络。

基础用药：海藻、夏枯草、桃仁、红花、丹参、莪术、白英、皂角刺、全蝎。

辨证用药：当归、白芍、川芎、延胡索、川楝子。

（三）痰湿阻络证

证候：甲状腺肿核突起，质稍硬，胸闷不畅，胃纳不佳，肢体倦怠，大便黏腻，苔白腻，脉滑或濡细。

治法：消癥散结，健脾化湿。

基础用药：红花、当归、桃仁、丹参、鸡血藤、海藻、浙贝母、白芥子。

辨证用药：陈皮、清半夏、茯苓、白术、薏苡仁。

（四）肝肾阴虚证

证候：颈前肿核，质硬，五心烦热，潮热盗汗，头昏目眩，舌红少苔，脉细数。

治法：散结消癥，滋养肝肾。

基础用药：海藻、夏枯草、浙贝母、红花、桃仁、鸡血藤、丹参、白芥子。

辨证用药：熟地黄、山药、山茱萸、茯苓、泽泻、牡丹皮、女贞子。

三、典型病例

病案1

王某，女，42岁，2019年10月20日初诊。

主诉：间断性颈前堵塞感伴胸闷1年，加重1个月。

现病史：患者1年前因情志不畅，自觉颈前堵塞感伴有胸部憋闷、喜叹息，遂就诊于某三甲医院，查甲状腺彩超示甲状腺右叶结节，给予逍遥丸口服2周，症状好转，之后情绪不畅时自行服用逍遥丸、木香顺气丸。1个月前，患者因情绪波动，颈前堵塞感加重，到医院就诊。查甲状腺彩超：甲状腺右叶实性结节，TI-RADS：3类。穿刺病理：甲状腺腺瘤。患者拒绝手术，要求中医药治疗。

现主症：颈部堵塞感，情志不舒，易叹息，胸闷，右胁肋不适，汗出较多，纳食可，夜寐较差，大便干，小便调。

查体：甲状腺右叶可触及约1.5cm×1.0cm结节，质硬，边界清楚。舌质淡红，苔薄，脉弦。

辅助检查：甲状腺彩超：甲状腺右叶实性结节，大小1.5cm×1.0cm，边界清楚，有少量血流信号，TI-RADS：3类。颈部、锁骨上淋巴结未见肿大。考虑甲状腺腺瘤可能性大。穿刺病理：甲状腺腺瘤。

西医诊断：甲状腺腺瘤。

中医诊断：气瘿。

辨证：肝郁气滞证。

治法：消癥散结，疏肝解郁。

方药：生牡蛎 30g（先煎），玄参 10g，浙贝母 15g，荔枝核 10g，桃仁 10g，红花 6g，全蝎 6g，莪术 20g，柴胡 10g，当归 10g，白芍 15g，茯苓 10g，白术 10g，酸枣仁 10g，香附 10g，浮小麦 30g。14 剂。每日 1 剂，水煎服，取汁 400mL，分早晚 2 次温服。

2019 年 11 月 4 日二诊：患者颈前不适减轻，心情不畅较前好转，胸闷，汗出，夜寐较差，多梦，舌脉同前。前方柴胡减为 6g；酸枣仁增至 25g；加乌梅 9g，五味子 6g，柏子仁 10g。14 剂，水煎服，取汁 400mL，分早晚 2 次温服，每日 1 剂。

2019 年 11 月 18 日三诊：患者夜寐较前好转，汗出减少，偶有胸闷，颈部无明显不适。11 月 4 日方去浮小麦、桃仁、红花；加白花蛇舌草 25g，合欢花 6g，百合 10g。14 剂，水煎服，取汁 400mL，分早晚 2 次温服，每日 1 剂。

2019 年 12 月 2 日四诊：患者精神好，夜寐较前好转，汗出少，偶有胸闷，舌质淡，苔薄，脉弦。效不更方，继服前方 14 剂，每日 1 剂，水煎服，分早晚 2 次温服。

患者病情稳定，后随症加减，间断服用中药至今，目前纳可，夜寐安，颈部无明显不适，心情稍有不舒能自行调整。复查甲状腺彩超：甲状腺右叶实性结节，大小 1.2cm×0.7cm，边界清楚，未见明显血流信号，TI-RADS：3 类。

按：患者为中年女性，主因"间断颈前堵塞感伴胸闷 1 年，加重 1 个月"就诊，根据患者症状、体征及化验检查结果，西医诊断为甲状腺腺瘤，中医诊断为气瘿，肝郁气滞证。患者中年女性，情志不舒，导致肝气失于条达，气机不畅，痰瘀互结，癥积结于颈前，发为气瘿，属于肝郁气滞证，治疗当消癥散结、疏肝解郁。方中生牡蛎、玄参、浙贝母消癥散结，荔枝核、莪术、桃仁、红花、全蝎加强消癥散结通络之效，柴胡、当归、白芍、茯苓、白术、香附具有疏肝健脾解郁作用，酸枣仁、浮小麦安神止汗。诸药合用，共奏消癥散结、疏肝解郁之效。二诊，患者心情不畅较前好转，仍有颈前不适，胸闷，汗出，夜寐较差，多梦，前方减柴胡剂量，加重酸枣仁用量，并加乌梅、五味子、柏子仁敛汗安神。三诊，患者夜寐较前好转，汗出减少，偶有胸闷，颈部无明显不适，前方去浮小麦、桃仁、红花，加白花蛇舌草、合欢花、百合加强解毒散结疏肝之效，最终病情趋于稳定。

病案 2

赵某，女，67 岁，2017 年 10 月 24 日初诊。

主诉：间断性颈部不适伴五心烦热 6 个月。

现病史：患者缘于 6 个月前出现颈部不适，伴有五心烦热，无咳嗽咳痰，无胸闷气短，遂就诊于社区门诊，给予中药治疗，患者服用 1 周后症状缓解，自行停药。1 个月前，患者再次出现五心烦热，咽干，颈部不适，就诊于省级三甲医院，查甲状腺彩超示甲状腺右叶结节，穿刺病理为甲状腺腺瘤，患者拒绝手术，为行中药治疗特来就诊。

现主症：颈部不适，吞咽不适，咽干，无咳嗽咳痰，无胸闷气短，五心烦热，潮热盗汗，头昏目眩。

查体：甲状腺右叶可触及约 2.0cm×1.0cm 结节，质硬，边界清楚。全身淋巴结未触及肿大。舌红少苔，脉细数。

辅助检查：甲状腺及淋巴结彩超：①甲状腺右叶结节约 1.7cm×0.9cm，边界清，有少量血流信号。②双侧颈部未见淋巴结。

西医诊断：甲状腺腺瘤。

中医诊断：瘿瘤。

证候诊断：癥积阻络，肝肾阴虚证。

治法：散结消癥，滋养肝肾。

方药：夏枯草 20g，浙贝母 15g，桃仁 10g，红花 6g，鸡血藤 20g，熟地黄 20g，生地黄 10g，山药 10g，山茱萸 10g，茯苓 10g，泽泻 10g，牡丹皮 10g，沙参 10g，女贞子 10g，麦冬 10g。14 剂。每日 1 剂，水煎服，取汁 400mL，分早晚 2 次温服。

2017 年 11 月 8 日二诊：患者颈部不适、咽干、五心烦热较前略减轻，仍有盗汗，夜寐欠安，大便调。治法同前，前方加酸枣仁 25g，百合 10g，白芍 10g。21 剂，用法同前。

2017 年 11 月 29 日三诊：患者无明显颈部不适，五心烦热、潮热盗汗减轻，舌质红少苔，脉细数。复查甲状腺彩超：甲状腺右叶结节约 1.0cm×0.5cm，边界清，未见血流信号。继续前方巩固治疗。

按：患者为老年女性，肾阴不足，日久波及于肝，肝阴亏损，久则导致肝肾两亏。肝阴亏虚，肝气失于条达，气机不畅，痰瘀互结，癥积结于颈前，属于癥积阻络、肝肾阴虚证，治疗当消癥散结、滋养肝肾。方中夏枯草、浙贝母、桃仁、红花、鸡血藤消癥散结；熟地黄、山药、山茱萸、茯苓、泽泻、牡丹皮为六味地黄丸的主要药物组成，滋养肾阴；沙参、女贞子、麦冬、生地养阴生津，加强养肝阴之效。二诊时，患者症状减轻，加酸枣仁、百合、白芍柔肝养心安神。后给予中药巩固治疗，病情平稳。

病案 3

张某，男，62 岁，2017 年 6 月 19 日初诊。

主诉：间断性颈部疼痛不适 1 年，加重 20 天。

现病史：患者 1 年前出现颈部疼痛不适伴肢体倦怠，胸闷不畅，就诊于某三甲医院，查甲状腺彩超示甲状腺结节，未予以治疗，定期复查。20 天前，患者颈部疼痛不适加重，遂复诊于某三甲医院。查甲状腺彩超：甲状腺左叶实性结节，TI-RADS：3 类。穿刺活检病理：甲状腺腺瘤。患者拒绝手术切除治疗，为求中药治疗前来就诊。

现主症：颈前疼痛不适，无压痛及压迫感，胸闷不畅，胃纳不佳，无恶心呕吐，无心慌气短，肢体倦怠，大便黏腻。

查体：形体较胖，甲状腺左叶可触及约 2.0cm×1.5cm 结节，质硬，无压痛，边界清楚。全身淋巴结未触及肿大。心肺腹（-）。舌质淡，苔白腻，脉滑。

辅助检查：甲状腺彩超：右叶 5.4cm×2.2cm×1.8cm，左叶 5.3cm×2.3cm×2.0cm，甲状腺左叶实性结节，大小 1.8cm×1.25cm，血流信号较丰富；TI-RADS：3 类。

西医诊断：甲状腺腺瘤。

中医诊断：瘿瘤。

证候诊断：癥积阻络，痰湿阻络证。

治法：消癥散结，健脾化湿。

方药：当归 10g，红花 10g，桃仁 10g，鸡血藤 20g，海藻 10g，浙贝母 15g，丹参 10g，陈皮 10g，清半夏 9g，茯苓 15g，白术 10g，薏苡仁 30g。14 剂。每日 1 剂，水煎服，取汁 400mL，分早晚 2 次温服。

2017 年 7 月 4 日二诊：患者胸闷不畅略减轻，其余症状同前。前方加藿香 10g，佩兰 10g，淡竹叶 6g，砂仁 6g（后下）。14 剂，每日 1 剂，水煎服，取汁 400mL，分早晚 2 次温服。

2017 年 7 月 18 日三诊：患者颈部不适减轻，胸闷不畅、胃纳好转，仍肢体倦怠，大便调，舌质淡，苔白，脉滑。复查甲状腺彩超：甲状腺左叶实性结节，大小 0.82cm×0.65cm，未见明显血流信号。前方继续巩固治疗。

后患者定期复查，甲状腺结节未见明显增大，颈部无明显不适，纳食佳。

按：患者主因"间断性颈部疼痛不适 1 年，加重 20 天"就诊。1 年前正值暑期，湿邪较重，患者未系统治疗。现又经历 1 年，又值暑期，痰湿较重，因湿致瘀，痰瘀互结，癥结阻于颈部，发为瘿瘤。患者胸闷不畅，胃纳不佳，肢体倦怠，大便黏腻，舌质淡，苔白腻，脉滑为痰湿阻络之象。治疗当消癥散结，健脾化湿。方中当归、红花、桃仁、鸡血藤、海藻、浙贝母、丹参消癥散结通络，陈皮、清半夏、茯苓化痰祛湿，白术、薏苡仁加强健脾利湿之效。二诊仍有明显湿邪，考虑夏季暑湿之邪重，加藿香、佩兰、淡竹叶、砂仁芳香化湿。三诊症状减轻，继续巩固治疗。

第二节　甲状腺癌

甲状腺癌是发生于甲状腺组织的恶性肿瘤，早期无明显临床表现，逐渐发展可出现颈部、锁骨上淋巴结肿大。甲状腺癌发病率约占全身恶性肿瘤的 1.5%，男女比例为 1 :（2.5 ~ 3）。目前，我国甲状腺癌新发病例数占全球新发病例的 15% 左右，死亡数占全球死亡数的 13% 左右。甲状腺癌分为乳头状癌、滤泡癌、髓样癌和未分化癌。其中乳头状癌最为常见，占甲状腺癌的 60% ~ 70%，预后较好。滤泡癌占甲状腺癌的 20% ~ 25%，预后相对较差。髓样癌占甲状腺癌的 5% ~ 10%，发病年龄高峰为 40 ~ 60 岁，也可见于青少年和儿童。未分化癌占甲状腺癌的 5% ~ 10%，多见于 50 岁以上的妇女，高度恶性，很早就发生转移和浸润，预后极差。甲状腺癌属于中医学"石瘿""瘿瘤""失荣""瘿肿"范畴，病案中医诊断均为"瘿肿"。

一、诊断依据

（一）临床表现

甲状腺癌发病初期多无明显症状，部分在临床体检中发现，其临床表现与甲状腺肿物大小、转移部位有密切关系。

1. 症状

（1）甲状腺肿物：随着甲状腺肿物增大，甲状腺有质硬而高低不平的肿块，肿块较大者随吞咽而上下移动。

（2）压迫症状：肿块逐渐生长，产生压迫感症状。压迫声带出现声音嘶哑；压迫气管出现呼吸困难；压迫食管出现吞咽困难。临床中，出现声音嘶哑时一定要排除是否为甲状腺癌。

（3）转移症状：甲状腺癌转移到肺可出现咳嗽、咳痰、气短；转移到骨出现疼痛。

2. 体征　甲状腺肿物较大者可触及局部有质硬而高低不平的肿块；转移到颈部、锁骨上可触及肿大的淋巴结。

（二）辅助检查

1. 放射免疫测定　甲状腺功能的测定：三碘甲腺原氨酸（T_3）、甲状腺素（T_4）、促甲状腺素（TSH）及甲状腺球蛋白（TG）的检测可以鉴别肿物的性质；TSH 可以作为调节甲状腺素片剂量的一个依据；TG 持续性增高提示有转移复发的可能，可以作为甲状腺癌切除后的检测指标。临床可疑为髓样癌的患者可以测定血清降钙素的水平。

2. 细胞学检查　甲状腺或颈部淋巴结针吸活检细胞学检查，对诊断乳头状癌准确性较高，对于髓样癌和未分化癌也有典型的细胞学表现，但对于诊断滤泡型甲状腺癌有一定困难。

3. 放射性核素检查　将 I^{131} 作为示踪剂进行甲状腺扫描，是诊断甲状腺疾病的常规手段。甲状腺癌一般为冷、凉结节。大约 90% 的甲状腺癌吸碘功能低于正常，单个冷结节诊断为甲状腺恶性肿瘤的可能性较大，约占 54.5%。

4. 超声检查　超声可以探查甲状腺肿物的数目、大小、边界是否清楚，明确是囊性还是实性，肿物血流信号是否丰富。如果提示存在一些特殊的征象，如包膜不完整、微钙化、纵横比大于 1、甲状腺发生低回声改变、边缘不光整等，提示患者存在甲状腺恶性肿瘤的可能，但是否为恶性肿瘤需要进一步检查。

5.CT 及核磁检查　CT 及核磁检查可以清楚显示甲状腺肿物的形态、大小，并明确甲状腺肿物与喉、气管、食管的关系，明确肿瘤浸润的范围。

二、辨证论治

甲状腺癌辨证分型为肝郁痰凝证、气滞血瘀证、痰结石瘿证、心肾阴虚证、肝肾阴虚证，各证型辨证如下。

（一）肝郁痰凝证

证候：情志抑郁，咽部憋闷感，颈前瘿肿，随吞咽上下活动，胸闷胁胀，舌质淡红，舌苔薄白或白腻，脉弦或弦滑。

治法：消癥散结，疏肝解郁。

基础用药：海藻、清半夏、浙贝母、玄参、生牡蛎、夏枯草、红花、桃仁。

辨证用药：当归、白芍、柴胡、茯苓、白术、百合。

（二）气滞血瘀证

证候：颈前肿物坚硬，固定不移，胸部憋闷不适，情绪波动时症状明显，入夜尤甚，舌质紫暗或有瘀斑，苔薄白，脉弦涩。

治法：消癥散结，理气通络。

基础用药：海藻、桃仁、红花、夏枯草、丹参、白英、全蝎。

辨证用药：当归、白芍、川芎、莪术、延胡索、川楝子。

（三）痰结石瘿证

证候：颈前瘿肿，质硬如石，难以推移，或见颌下肿物，吞咽不畅，喉中痰鸣，甚则声音嘶哑，咳嗽，咳痰，舌质淡暗，苔白腻或黄腻，脉弦滑。

治法：消癥散结，软坚通络。

基础用药：重楼、全蝎、生牡蛎、莪术、桃仁、红花、夏枯草。

辨证用药：陈皮、茯苓、清半夏、忍冬藤、皂角刺、百合。

（四）心肾阴虚证

证候：颈部肿块，伴有局部疼痛，心悸气短，自汗盗汗，心烦不寐，腰膝酸软，手足心热，夜寐欠佳，舌质淡暗，苔薄，脉沉细数。

治法：消癥散结，补养心肾。

基础用药：浙贝母、玄参、牡蛎、丹参、桃仁、红花。

辨证用药：柏子仁、酸枣仁、天冬、麦冬、生地黄、当归、太子参、女贞子、鸡内金。

（五）肝肾阴虚证

证候：颈部肿块坚硬，痛甚，形体消瘦，面色黧黑，头晕目眩，腰酸腿软，夜寐欠安，小便短赤，舌质红绛少津，脉细数。

治法：消癥散结，滋养肝肾。

基础用药：浙贝母、玄参、牡蛎、桃仁、红花、皂角刺。

辨证用药：当归、生地黄、沙参、枸杞子、女贞子、熟地黄、川楝子、麦冬。

三、典型病例

病案1

患者张某，女，55岁，2018年11月28日初诊。

主诉：颈前憋闷1年余。

现病史：患者1年前因颈前憋闷到某三甲医院就诊，甲状腺彩超：甲状腺右叶肿物，1.0cm×0.6cm，边界不清，局部有血流信号。给予中药治疗，建议1个月复查甲状腺彩超，患者未及时复诊。2个月前，患者因情绪波动后颈前及胸部憋闷，复查甲状腺彩超：甲状腺右叶肿物，1.7cm×1.0cm，边界不清，微钙化，纵横比大于1.5。行甲状腺右叶切除手术，右颈部淋巴结清扫术，术后病理示乳头状癌，未发现淋巴结转移。术后患者口服左甲状腺素钠片（优甲乐）75μg，每日1次。现患者仍感颈部不适，为求中药治疗遂来就诊。

现主症：颈部不适，无咳嗽咳痰，心烦，胸闷胁胀，无心慌气短，右胁肋疼痛不适，纳食尚可，二便调。

查体：精神较差，颈部甲状腺区有一横行手术瘢痕，愈合可。甲状腺右叶未触及，左叶未触及结节，心肺（–）。舌质淡红，舌苔薄白，脉弦。

辅助检查：甲状腺彩超：甲状腺右叶切除术后，左叶甲状腺未见明显异常。

西医诊断：甲状腺癌术后。

中医诊断：瘿肿。

证型：肝郁痰凝证。

治法：消瘿散结，疏肝解郁。

方药：玄参10g，浙贝母15g，生牡蛎30g（先煎），红花10g，桃仁10g，清半夏9g，夏枯草15g，当归10g，白芍15g，柴胡6g，茯苓15g，白术10g，鸡内金20g。14剂。水煎服，日1剂，取汁400mL，分2次口服。

2018年12月12日二诊：患者颈部不适，胸闷胁胀略减轻，舌脉同前。在前方基础上加合欢皮10g，合欢花6g，加强疏肝解郁作用。连续服用2个月，休息半月再进行下一周期。

2019年2月27日三诊：患者复查甲状腺彩超：甲状腺右叶切除术后，左叶甲状腺未见明显异常。

后随诊，患者未出现明显心烦，甲状腺复查未见肿物，生活质量好。

按：甲状腺肿瘤属于中医学"瘿肿"范畴，其发病与毒邪蕴结及内伤七情有关。患者为女性，情志不舒，肝气郁滞，肝郁日久乘脾，脾失健运，湿邪内生，湿聚成痰，痰阻气机，痰气流注，日久癥结形成，结于颈前而成肿物。故治疗当消癥散结，疏肝解郁。方中玄参、浙贝母、生牡蛎为消瘰丸的药物组成，具有理气化痰通络、软坚散结之效。桃仁、红花活血化瘀，加之清半夏、夏枯草共奏消癥散结之效。当归、白芍、柴胡、茯苓、白术为逍遥散的主要组成，具有疏肝解郁之效。二诊时，患者症状减轻，但仍有肝郁之征，遂加合欢皮、合欢花加强疏肝之效。患者手术后采用中药治疗本病，并注重守方，也提示中药治疗的重要性。

病案 2

黄某，女，80 岁，2018 年 7 月 25 日初诊。

主诉：间断性颈部不适 5 年，加重 1 个月。

现病史：患者 5 年前出现颈部不适，就诊于某三甲医院，彩超：甲状腺多发结节，大者 2.5cm×1.3cm，位于甲状腺右叶，包膜不完整，边缘不光整，考虑恶性肿瘤；颈部、锁骨上未见肿大淋巴结。患者拒绝甲状腺全切术，遂予甲状腺穿刺活检加微波消融术，小结节未行处理，病理示甲状腺乳头状癌，建议甲状腺扩大手术，患者拒绝。之后，患者间断服用小金丸，每年复查 1 次，甲状腺仍有多发结节，并有增大趋势。1 个月前，患者颈部不适明显，为求中医治疗前来就诊。

现主症：颈部不适，颈前瘿肿，质地较硬，声音嘶哑，咳嗽，咳痰色白，进食畅，二便调。

查体：甲状腺可触及多发结节，大者约 3.0cm×2.0cm，质硬，边缘不清，触痛，锁骨上窝可触及多发肿大淋巴结，大者约 1.5cm×1.0cm，质硬，边界尚清。舌质淡暗，苔白腻，脉弦滑。

辅助检查：甲状腺彩超：甲状腺多发结节，大者位于右叶，2.8cm×1.7cm，边界不清，质地不均匀，有血流信号。锁骨上淋巴结彩超：双锁骨上多发肿大淋巴结，右侧 2cm×1.0cm，左侧 2.5cm×1.5cm。胸部 CT：两肺散在条索影。

西医诊断：甲状腺癌。

中医诊断：瘿肿。

证型：痰结石瘿证。

治法：消癥散结，软坚通络。

方药：全蝎 6g，生牡蛎 30g（先煎），莪术 10g，夏枯草 20g，桃仁 10g，红花 10g，忍冬藤 20g，重楼 10g，昆布 10g，陈皮 10g，茯苓 15g，清半夏 9g，鸡内金 20g。14 剂。水煎服，日 1 剂，取汁 400mL，分早晚 2 次温服。

2018 年 8 月 8 日二诊：咳嗽咳痰较前减轻，余同前。前方加金荞麦 25g，白前 10g，前胡 10g，海浮石 20g（先煎），皂角刺 6g。14 剂，水煎服，日 1 剂，取汁 400mL，分早晚 2 次温服。

2018 年 8 月 22 日三诊：患者精神好，咳嗽，咳痰好转，颈前仍有瘿肿，声音嘶哑较前减轻，进食畅，二便调，舌质淡暗，苔白，脉弦。连续服用中药 2 个月，休息半月，之后进行下一周期。

2019 年 4 月 20 日四诊：患者无颈部不适，其他症状明显减轻，复查甲状腺彩超：甲状腺肿物如前，颈部淋巴结未见增大。嘱继续间断中药治疗。

按：此患者为老年女性，主因"间断性颈部不适 5 年，加重 1 个月"就诊。患者有穿刺结果，甲状腺癌诊断明确。患者 5 年前拒绝手术治疗，遂给予穿刺活检加微波消融术，手术后间断中成药治疗。就诊时，患者颈前瘿肿，质地较硬，声音嘶哑，咳嗽，咳痰色白，舌质淡暗，苔白腻，脉弦滑，考虑癥积阻络，聚而不散，故治当消癥散结、软坚通络。方中昆布、全蝎、生牡蛎、夏枯草、忍冬藤、重楼、桃仁、红花、莪术软坚散结消癥；陈皮、茯苓、清半夏为二陈汤之意，健脾化痰消癥；鸡内金消食散结。二诊时，咳嗽、咳痰较前减轻，但患者老年，咳嗽难以短期内完全缓解，故前方加金荞麦、白前、前胡加强宣肺止咳之效，加海浮石、皂角刺化痰散结。三诊，咳嗽减轻，继续侧重于散结消癥。服用中药 1 年，患者病情稳定。

病案 3

王某，女，68 岁，2020 年 5 月 25 日初诊。

主诉：间断性颈部不适伴心烦 5 个月余，加重半个月。

现病史：患者 5 个月前因情绪波动后出现颈部不适，心烦，无咳嗽咳痰，无胸闷气短，遂就诊于某三甲医院。检查甲状腺彩超：甲状腺右叶实性结节，大小 3.3cm×1.8cm，甲状腺回声不均匀。TI-RADS：4A 类。查无手术禁忌，行甲状腺右叶切除术，术后病理回报甲状腺乳头状癌，术后口服左甲状腺素钠片 75μg，每日 1 次，每半月复查 1 次甲状腺功能，现调整左甲状腺素钠片剂量为 100μg，每日 1 次，定期复查甲状腺功能都在正常范围内。半月前，患者因家庭琐事再次出现颈部不适，心烦明显，为求中医药治疗前来就诊。

现主症：颈部偶不适，入夜尤甚，胸部憋闷不适，情绪波动时症状明显，乏力，纳可，寐欠安，二便调。

查体：颈部有一横行手术切口，长约 9cm，愈合好，甲状腺右叶未触及，颈部、锁骨上窝未触及肿大淋巴结。心肺（－）。舌质紫暗，苔薄白，脉弦涩。

辅助检查：甲状腺彩超示甲状腺右叶切除术后，左叶甲状腺未见明显异常。

西医诊断：甲状腺恶性肿瘤。

中医诊断：瘿肿。

证型：气滞血瘀证。

治法：消癥散结，理气通络。

方药：当归 10g，白芍 15g，川芎 10g，桃仁 10g，红花 10g，海藻 10g，夏枯草 15g，僵蚕 10g，姜黄 10g，蝉蜕 6g，大黄 3g（后下），全蝎 6g，鸡内金 20g。14 剂。水煎服，日 1 剂，取汁 400mL，分早晚 2 次温服。

2020 年 6 月 8 日二诊：患者颈部仍有不适，余同前。前方加延胡索 10g，川楝子 6g，加强行气止痛之效。14 剂，水煎服，日 1 剂。

2020 年 6 月 22 日三诊：颈部不适明显减轻，患者甲状腺病情平稳，遂继续中药治疗。

后定期复诊，甲状腺复查未见异常，无锁骨上淋巴结转移。

按：此患者为老年女性，主因"间断性颈部不适伴心烦 5 个月余"就诊，甲状腺肿物经病理诊断为恶性肿瘤。患者情志不畅，肝气郁结，气机不畅，气滞则血行不畅，日久气滞血瘀，癥积阻络，治当消癥散结、理气通络。方中当归、白芍、川芎、桃仁、红花为桃红四物汤的主要组成，具有消癥散结之效。僵蚕、姜黄、蝉蜕、大黄为升降散的药物组成。升降散来源于龚廷贤《万病回春·瘟疫门》。杨栗山指出方中僵蚕、蝉蜕升阳中之清阳，姜黄、大黄降阴中之浊阴，"一升一降，内外通和而杂气之流毒顿消矣"。治疗甲状腺癌调理气机是第一要务，正如《丹溪心法》指出"气血冲和，万病不生。一有怫郁，诸病生焉"。升降散通过升清降浊，达到调理气机的目的。方中海藻、夏枯草、全蝎散结消癥。二诊，加延胡索、川楝子加强行气止痛之效。诸药共用，达到消癥散结、理气通络之效。

病案 4

李某，男，63 岁，2018 年 6 月 12 日初诊。

主诉：右颈部肿大 1 个月余。

现病史：患者缘于 1 个月前无意间发现右颈部肿大，无吞咽困难及饮水呛咳，遂就诊于某三甲医院外科，查甲状腺彩超示甲状腺右叶多发实性结节，颈部淋巴结彩超示右侧颈部多发肿大淋巴结，故考虑转移，查无手术禁忌证，在全麻下行甲状腺右叶肿物切除术，病理为甲状腺髓样癌。术后予左甲状腺素钠片 75μg 口服，每日 1 次，病情平稳出院。3 天前，患者因颈部不适复查甲状腺彩超示甲状腺左叶肿物，因不能手术，为求中医药治疗遂来就诊。

现主症：颈部不适，伴有局部疼痛，声音嘶哑，心悸，气短，心烦不寐，腰膝酸软，手足心热，夜寐欠佳。

查体：甲状腺右叶未触及，甲状腺左叶可触及 2.0cm×1.3cm 结节，边界不清，触痛，质硬。双颈部可触及多个肿大淋巴结，大者 2.5cm×1.5cm，触之疼痛。舌质淡暗，苔薄，脉沉细。

辅助检查：甲状腺彩超：左叶肿物 2.0cm×1.5cm。颈部淋巴结彩超：双侧颈部多发淋巴结可见；右侧颈部淋巴结异常肿大 2.5cm×1.5cm。胸部 CT：纵隔淋巴结肿大；两侧膈胸膜结节，部分钙化。

西医诊断：甲状腺恶性肿瘤。

中医诊断：瘿肿。

证型：心肾阴虚证。

治法：消癥散结，补养心肾。

方药：浙贝母 15g，玄参 10g，生牡蛎 20g（先煎），丹参 10g，桃仁 10g，红花 6g，柏子仁 10g，酸枣仁 20g，天冬 10g，麦冬 10g，生地黄 10g，当归 10g，夏枯草 15g，鸡内金 20g。14 剂。水煎服，日 1 剂，取汁 400mL，分早晚 2 次温服。

中成药：将西黄胶囊研细末溶于金黄解毒膏中，外用解毒散结。

西药：服靶向药物安罗替尼胶囊 12mg，每日 1 次，d1～d14，休息 7 天，行下一个周期。

2018 年 6 月 22 日二诊：患者心悸较前好转，仍有气短，心烦不寐，腰膝酸软，手足心热，夜寐欠佳明显。复查颈部淋巴结彩超：甲状腺右叶切除术后，甲状腺左叶低回声结节，1.5cm×1.0cm，TI-RADS：4C 类，右侧颈部多发淋巴结肿大。前方酸枣仁改为 30g；加远志 10g，莲子心 6g。14 剂，水煎服，日 1 剂，取汁 400mL，分早晚 2 次温服。

2018 年 7 月 24 日三诊：患者无颈部疼痛，声音嘶哑减轻，心悸、气短好转，心烦减轻，夜寐好转，舌质淡暗，苔薄，脉沉细。甲状腺及颈部淋巴结彩超：甲状腺右叶切除术后，甲状腺左叶结节，右侧颈部淋巴结肿大，锁骨上淋巴结未见异常。颈部 CT：与 2018 年 5 月 10 日比较右肺下叶炎症基本吸收，颈部积气消失，纵隔内淋巴结较前缩小，右侧颈Ⅱ区淋巴结较前（2018 年 5 月 7 日）略缩小。二诊方减天冬、麦冬、生地黄，加海藻、清半夏、皂角刺加强消癥散结之效。

之后患者间断服用中药，并给予盐酸安罗替尼胶囊，病情平稳。

按：患者为老年男性，全麻下行甲状腺右叶肿物切除术，术中冰冻病理为甲状腺右叶为恶性肿瘤，手术后证实为甲状腺髓样癌，淋巴结转移。患者甲状腺髓样癌手术后 1 个月复发，并出现纵隔淋巴结转移，难以再次手术治疗。甲状腺髓样癌，放化疗均不适合应用。本病因痰瘀互结，癥结发于颈部而成。患者心悸，气短，心烦不寐为心阴虚，虚热内生；腰膝酸软，手足心热为肾阴虚所致；心神不安，则夜寐欠佳。辨证属心肾阴虚证，治疗当消癥散结、补养心肾。方中玄参滋阴降火，苦咸消癥。《名医别录》谓玄参散颈下核。浙贝母，善于疗郁结，利痰涎，兼主恶疮。生牡蛎咸寒，育阴潜阳，软坚消癥。诸药合而用之，对瘰疬早期有消散之功。柏子仁、酸枣仁、天冬、麦冬、生地黄、当归为天王补心丹的主要药物组成，具有养心安神作用。丹参、桃仁、红花、夏枯草加强消癥散结之效。患者短期内病情进展快，故将西黄胶囊研细末溶于金黄解毒膏中，外用解毒散结；并服用小分子靶向药物安罗替尼胶囊控制病情。二诊时，患者精神可，夜寐较差，复查甲状腺及颈部淋巴结彩超：甲状腺左叶低回声结节（TI-RADS：4C 类）、右侧颈部多发淋巴结肿大。前方酸枣仁改为 30g，加远志、莲子心养心安神。三诊时，症状明显减轻，故采用中药加小分子靶向药物安罗替尼胶囊治疗。

第三节　乳腺纤维腺瘤

乳腺纤维腺瘤是乳腺疾病中最常见的良性肿瘤，多在 20 ～ 30 岁发病。其发生与雌激素刺激有关；一般为单发，但有 15% ～ 20% 的病例可以多发；单侧或双侧均可发生；一般为圆形、卵圆形，大者可呈分叶状。本病初期如黄豆大小，生长比较缓慢，可以数年无变化，肿块常常在不知不觉中逐渐长大。西医学认为本病与雌激素水平失衡、局部乳腺组织对雌激素过度敏感、高脂高能量饮食、肥胖等有关。本病属于中医学"乳癖"范畴。

一、诊断依据

（一）临床表现

1. 症状　乳腺纤维腺瘤最主要的临床表现就是乳房肿块，多数情况下，乳房肿块是本病的唯一症状，一般不伴有疼痛感，也不随月经周期而发生变化。少部分乳腺纤维腺瘤患者可同时伴有乳腺增生，此时则可有经前乳房胀痛不适等症状。

2. 体征 乳房可触及圆形、卵圆形的肿物，边界清楚，质地较硬。

（二）辅助检查

1. 乳腺钼靶 乳腺钼靶多表现为卵圆形或分叶状、边缘清晰的高密度或等密度影，其内常可见粗大钙化。年轻女性腺体致密，肿物边缘常被正常腺体部分遮盖，故乳腺钼靶在纤维腺瘤中的诊断作用有限。

2. 乳腺超声 纤维腺瘤的彩色超声表现多为卵圆形或分叶状、边界清楚、有包膜的低回声区，纵横比小于1。生长迅速的纤维腺瘤中心可能出现梗死液化，彩色超声表现为肿物内部的无回声区，肿块内无血流。尽管依据乳腺超声诊断纤维腺瘤的敏感度和特异度均较高，仍有约25%的纤维腺瘤彩超提示形态不规则，甚至与乳腺癌难以鉴别。

3.CT 致密型乳腺纤维腺瘤乳腺内的结节在平扫时容易漏诊。增强后CT值增高 30～40HU。

4.MRI 动态增强时乳腺纤维腺瘤多为缓慢渐进的均匀强化或由中心向外围扩散的离心样强化。

5. 穿刺活检 初步诊断为纤维腺瘤的病灶应尽量取得病理学诊断，推荐使用空芯针穿刺活检。

二、辨证论治

（一）肝郁气滞证

证候：肿块较小，发展缓慢，不红不热，不痛，推之可移，可有乳房不适，胸闷叹息，舌质淡红，苔薄白，脉弦。

治法：消癥散结，疏肝解郁。

基础用药：橘核、荔枝核、桃仁、红花、莪术、全蝎、夏枯草、皂角刺。

辨证用药：柴胡、当归、白芍、茯苓、炒枳壳、香附、百合。

（二）血瘀痰凝证

证候：肿块较大，重坠不适，胸胁闷痛，或有月经不调，痛经，舌暗红，苔薄，脉弦细。

治法：消癥散结，疏肝活血。

基础用药：桃仁、红花、夏枯草、丹参、三棱、莪术、皂角刺、全蝎。

辨证用药：当归、白芍、赤芍、川芎、延胡索、川楝子。

（三）肝肾阴虚证

证候：乳房肿块，边界清晰，质地较硬，五心烦热，潮热盗汗，头晕目眩，舌红少苔，脉细数。

治法：散结消癥，滋养肝肾。

基础用药：红花、桃仁、丹参、夏枯草、浙贝母、白芥子。

辨证用药：熟地黄、山药、山茱萸、茯苓、泽泻、牡丹皮、女贞子、银柴胡、胡黄连。

三、典型病例

病案 1

张某，女，46 岁，2018 年 9 月 15 日初诊。

主诉：间断乳房憋胀 1 年，加重 1 个月。

现病史：患者 1 年前因心情不畅出现乳房憋胀，就诊于某三甲医院，查彩超示右乳肿物，考虑乳腺纤维腺瘤，间断服用乳癖消及逍遥丸，症状减轻。1 个月前再次出现乳房憋胀，复查乳腺彩超示右乳肿块较前稍增大。患者拒绝手术，为求中药治疗遂来就诊。

现主症：右乳隐痛不适，右胁肋不适，心烦，胸闷，叹息，纳食可，夜寐较差，醒后难以入睡，二便调，经色暗。

查体：患者颈部、锁骨上窝、腋窝淋巴结未触及肿大，右乳外向限可触及圆形肿物，边界清楚，质硬，无触痛，心肺（－）。舌质淡红，苔薄，脉弦。

辅助检查：乳腺彩超：右乳肿块 3cm×2.3cm，圆形，边界清楚，包膜完整，考虑乳腺纤维腺瘤。

乳腺钼靶：右乳卵圆形、边缘清晰的高密度影，其内见粗大钙化。

西医诊断：乳腺纤维腺瘤。

中医诊断：乳癖。

辨证：肝郁气滞证。

治法：消癥散结，疏肝解郁。

方药：橘核 10g，荔枝核 10g，莪术 20g，桃仁 10g，红花 6g，全蝎 6g，夏枯草 15g，柴胡 10g，当归 10g，白芍 15g，茯苓 15g，白术 10g，香附 10g。14剂。每日 1 剂，水煎服，取汁 400mL，分早晚 2 次温服。

2018 年 9 月 29 日二诊：患者心烦较前好转，仍夜寐较差，醒后难以入睡，舌脉同前。前方加酸枣仁 30g，柏子仁 10g，茯神 10g。14 剂，水煎服，取汁 400mL，分早晚 2 次温服，每日 1 剂。

2018 年 10 月 13 日三诊：患者夜寐较前好转，乳房无疼痛，自觉右胁肋不适较前减轻。前方去桃仁、红花；加合欢花 6g，百合 10g，佛手 10g。14 剂，水煎服，取汁 400mL，分早晚 2 次温服，每日 1 剂。

后患者诸症减轻，病情稳定，随症加减间断服用中药。3 个月后复查乳腺彩超示右乳肿物，边界清楚，质地较硬，大小 1.2cm×1.4cm。

按：乳腺纤维腺瘤属于中医"乳癖"范畴。其发病与情志不畅有关。情志不舒，肝气郁结，血行不畅，肝郁气滞，癥积形成，结于乳房，形成本病。本患者为中年女性，情志不舒，导致肝气失于条达，癥积形成，属于肝郁气滞证，治疗当消癥散结、疏肝解郁。方中橘核、荔枝核、莪术、桃仁、红花、全蝎、夏枯草消癥散结通络；柴胡、当归、白芍、茯苓、白术为逍遥散的主要组成，具有疏肝健脾解郁之效。诸药合用，共奏消癥散结、疏肝解郁之效。二诊患者心情不畅较前好转，仍夜寐较差，醒后难以入睡，加酸枣仁、柏子仁、茯神养心安神。三诊患者乳房无疼痛，自觉右胁肋不适较前减轻，前方去桃仁、红花，加合欢花、百合、佛手加强疏肝解郁之效。

病案 2

赵某，女，42 岁，2018 年 10 月 26 日初诊。

主诉：发现左乳肿物伴五心烦热半年，加重 7 天。

现病史：患者半年前无意间触及左乳肿物，伴五心烦热，无疼痛，遂就诊于某三甲医院，查乳腺彩超考虑乳腺纤维腺瘤，予以乳癖消及六味地黄丸口服，症状时轻时重，7 天前加重。今日为求中药治疗，特来就诊。

现主症：左乳肿物，边界清晰，质地较硬，无疼痛，五心烦热，潮热盗汗，头昏目眩，腰膝酸软，二便调。

查体：患者形体较瘦，颈部、锁骨上窝、腋窝未触及肿大淋巴结，左乳下限可触及肿核，直径约 2cm，质硬，无触痛，心肺腹（－）。舌红少苔，脉细数。

辅助检查：彩超示左乳肿物大小约 1.5cm×1.2cm，边界清楚，质地较硬，考虑乳腺纤维腺瘤。

西医诊断：乳腺纤维腺瘤。

中医诊断：乳癖。

证候诊断：肝肾阴虚证。

治法：散结消癥，滋养肝肾。

方药：夏枯草 20g，浙贝母 15g，桃仁 10g，红花 10g，莪术 10g，鸡血藤 20g，生地黄 20g，山药 10g，山茱萸 10g，茯苓 10g，泽泻 10g，牡丹皮 10g，百合 10g，沙参 10g，当归 10g，银柴胡 10g，胡黄连 6g。14 剂。每日 1 剂，水煎服，取汁 400mL，分早晚 2 次温服。

2018 年 11 月 9 日二诊：患者精神好，左乳肿物如前。治法同前，前方加橘核 15g，荔枝核 15g，散结消癥。14 剂，每日 1 剂，水煎服，取汁 400mL，分早晚 2 次温服。

2018 年 11 月 30 日三诊：患者无明显乳房不适，五心烦热、潮热盗汗较前减轻，舌红少苔，脉细数。复查彩超：左乳肿物大小约 0.6cm×0.3cm，边界清楚，质地较硬，考虑乳腺纤维腺瘤。乳腺肿物较前略缩小，间断服用前方巩固治疗。

按： 本患者因发现左乳肿物伴五心烦热半年就诊，经检查考虑乳腺纤维腺瘤。患者五心烦热，潮热盗汗，头昏目眩，腰膝酸软，舌红少苔脉细数，属于肝肾阴虚之象。方中夏枯草、浙贝母、桃仁、红花、莪术、鸡血藤散结消癥；六味地黄汤及沙参、当归养肝肾之阴；银柴胡、胡黄连养阴清热。诸药合用有散结消癥、滋养肝肾之效。二诊时，患者精神好，左乳肿物如前，治法同前，加橘核、荔枝核加强消癥散结之效。三诊时，症状减轻，间断给予中药巩固治疗，患者病情平稳。患者未行手术，采用中药治疗，并定期检查，使患者免除了手术之苦。

第四节 乳腺癌

乳腺癌是指乳腺上皮细胞在多种致癌因子的作用下发生的恶性病变。乳腺癌发病率位居女性恶性肿瘤的首位，多在 40 ～ 60 岁，绝经期前后的妇女发病率较高。男性乳腺癌很少见。该病属于中医"乳岩"的范畴。

一、诊断依据

（一）临床表现

1. 症状

（1）乳腺肿块：80% 的乳腺癌患者以乳腺肿块首诊。肿块多为单发，常位于外上象限，多呈圆形或卵圆形，质硬，边缘不规则，表面欠光滑，活动度较差。大多数乳腺癌为无痛性肿块，仅少数伴有不同程度的隐痛或刺痛。

（2）乳头溢液：乳头溢液伴肿块者，在乳腺癌中所占的比例较大。溢液可以是无色、乳白色、淡黄色、棕色、血性等，可以呈水样、血样、浆液性或脓性，溢液量可多可少，间隔时间也不一致。

（3）乳头、乳晕异常：肿瘤位于或接近乳头深部，可引起乳头回缩。肿瘤距乳头较远，乳腺内的大导管受到侵犯而短缩时，也可引起乳头回缩或抬高。乳头湿疹样癌，即乳腺 Paget 病，表现为乳头皮肤瘙痒、糜烂、破溃、结痂、脱屑伴灼痛，以致乳头回缩。

（4）全身症状：乳腺癌患者中晚期会出现恶病质的表现，可伴有食欲不振、厌食、消瘦、乏力、贫血及发热等症状。

2. 体征

（1）皮肤改变：最常见的是肿瘤侵犯了连接乳腺皮肤和深层胸肌筋膜的 Cooper 韧带，使其缩短并失去弹性，牵拉相应部位的皮肤，出现"酒窝征"，即乳腺皮肤出现一个小凹陷，像小酒窝一样。若癌细胞阻塞了淋巴管，则会出现"橘皮样改变"，即乳腺皮肤出现许多小点状凹陷，就像橘子皮一样。乳腺癌晚期，癌细胞沿淋巴管、腺管或纤维组织浸润到皮内并生长，在主癌灶周围的皮肤形成散在分布的质硬结节，即所谓"皮肤卫星结节"。

（2）腋窝淋巴结肿大：初期可出现同侧腋窝淋巴结肿大，肿大的淋巴结质硬、散在、可推动；随着病情发展，淋巴结逐渐融合，并与皮肤和周围组织粘连、固定；晚期可在锁骨上和对侧腋窝触及转移的淋巴结。

（二）辅助检查

1. 肿瘤标志物　常见检验指标包括血糖类抗原 15-3、癌胚抗原、糖类抗原 125，可为确诊乳腺癌提供补充依据，并对手术后复发、转移情况进行监控。

2. 乳腺钼靶　乳腺癌诊断的常用方法。其优势在于可看清钙化灶，尤其是一些细小钙化灶，应注意其形状、大小、密度，同时考虑钙化点的数量和分布。

3. 超声　用于乳腺癌的诊断及鉴别诊断。超声检查能准确鉴别肿块是囊性还是实性，并可清晰显示乳腺腺管走行的方向变化和血管内血流的供应变化，了解乳腺周围组织的解剖结构，从而判断乳腺可能存在的异常情况，明确病变的具体位置及其与周围组织的关系。

4. 影像学检查　CT 可准确显示原发灶的部位、大小、形态，明确肿块对胸壁的浸润程度，同时还可了解乳腺后区、腋窝、内乳和纵隔淋巴结情况，通过CT 值还能对囊性、实性及脂肪性肿物进行鉴别。强化核磁对诊断乳腺癌有明确意义。

5. 活体组织检查　疑似乳腺癌患者，影像学又不能明确的，可以采用针吸细胞学检查。病理为诊断乳腺癌的金标准。

二、辨证论治

（一）肝郁气滞证

证候：乳房肿块，皮色不变，质地坚硬，边界不清，伴性情急躁易怒，胸闷胁胀，舌苔薄黄或薄白，脉弦有力。

治法：消癥散结，疏肝理气。

基础用药：桃仁、红花、当归、浙贝母、醋鳖甲、夏枯草、三棱、莪术。

辨证用药：柴胡、白芍、青皮、枳壳、香附、牡丹皮、炒栀子、丝瓜络、王不留行。

（二）毒热蕴结证

证候：乳房肿物红肿，生长较快，甚则癌肿破溃，血水淋漓，色紫剧痛，伴身心烦热，便干溲赤，苔薄黄，脉弦数。

治法：消癥散结，清热解毒。

基础用药：红花、当归、浙贝母、醋鳖甲、夏枯草、三棱、莪术。

辨证用药：金银花、蒲公英、菊花、连翘、半枝莲、白花蛇舌草、鱼腥草。

（三）气阴两虚证

证候：乳房肿块溃烂，疮口边缘不整齐，中央凹陷似岩穴，时渗紫红血水，面少华，乏力，失眠，手足热，食纳可，二便调，舌尖红，苔薄白，脉细涩。

治法：散结消癥，益气养阴。

基础用药：当归、浙贝母、醋鳖甲、夏枯草、丹参、红花、鸡血藤。

辨证用药：黄芪、太子参、麦冬、石斛、赤芍、白芍、酸枣仁、五味子。

（四）脾肾两虚证

证候：乳房肿块溃烂蔓延，疮色紫暗，污水味臭，伴面色苍白，动则气短，形消体瘦，神疲乏力，不思饮食，舌淡或绛，苔薄，脉沉细无力。

治法：散结消癥，健脾益肾。

基础用药：鸡血藤、红花、当归、赤芍、浙贝母、夏枯草、三棱、莪术。

辨证用药：生黄芪、太子参、茯苓、白术、杜仲、枸杞子、女贞子、菟丝子、肉苁蓉、山药、生薏苡仁。

三、典型病例

病案 1

李某，女，56 岁，2017 年 7 月 12 日初诊。

主诉：右乳肿物伴乏力 1 年余。

现病史：患者于 1 年前因无意间触及右乳肿物就诊于某三甲医院。查乳腺彩超提示右侧乳腺占位性病变，考虑为恶性。穿刺病理：浸润性导管癌。查无手术禁忌，遂行右侧乳腺癌改良根治术。术后免疫组化示三阳性右乳浸润性导管癌，术后恢复可，给予 AC（吡柔比星 + 环磷酰胺）化疗 4 个周期，之后行 T（紫杉醇）化疗 4 个周期，并给予靶向药物赫赛汀。9 月前，患者口服内分泌药物来曲唑 2.5mg，每日 1 次，之后定期复查。1 个月前，患者乏力加重，为求中医诊治，前来就诊。

现主症：乏力，动则气短，自汗，纳呆，胃脘胀满不适，形体消瘦，寐可，小便可，大便溏，舌淡，苔薄，脉沉细无力。既往体健，平素体质较差。

查体：形体消瘦，颈部、锁骨上窝、腋窝淋巴结未触及肿大，右乳缺如，左乳未触及肿物。心肺（−），肠鸣音 4 次 / 分。

辅助检查：乳腺及淋巴结彩超：①右乳切除术后。②左侧乳腺腺体结构不良。③双侧腋窝、颈部、锁骨上窝未见明显异常肿大淋巴结。

西医诊断：乳腺恶性肿瘤。

中医诊断：乳岩。

辨证：脾肾两虚证。

治法：散结消癥，健脾益肾。

方药：鸡血藤15g，红花10g，当归12g，浙贝母12g，赤芍10g，夏枯草15g，醋三棱6g，醋莪术6g，生黄芪30g，党参12g，杜仲20g，枸杞子15g，菟丝子20g，焦山楂10g。水煎取汁400mL，日1剂，分早晚2次温服。14剂。

2017年7月26日二诊：患者仍有乏力、自汗，偶有胃脘胀满，纳食较前略好转。上方生黄芪改为45g；加浮小麦30g。继服14剂。

2017年8月9日三诊：患者诉乏力、胃脘胀满、纳呆、自汗明显改善。继服7月26日方14剂。

2017年8月23日四诊：患者诉胃脘胀满，无乏力，纳可，汗出减少。继续服用来曲唑加中药治疗。

随访至今，患者精神好，肿瘤无明显进展。

按语：患者为中老年女性，主因"右乳占位乏力1年余"就诊。患者右乳腺癌术后化疗靶向药物治疗后，结合手术病理结果，西医诊断为乳腺恶性肿瘤，属中医"乳岩"范畴。患者因乳腺癌手术、肿瘤内耗及化疗等消耗，元气大伤，症见乏力、胃脘胀满、自汗、怕冷、舌淡红、苔薄白、脉沉细无力，为脾肾两虚之象，辨证属癥结阻络、脾肾两虚证，治宜散结消癥、健脾益肾。方中鸡血藤、红花、当归活血养血；浙贝母、赤芍、夏枯草清热解毒，散结抑瘤；醋三棱、醋莪术散结消癥；生黄芪、党参、杜仲、枸杞子、菟丝子益气健脾补肾；焦山楂消食化积和胃。二诊加大黄芪用量益气扶正，加浮小麦止汗。三诊时，诸症减轻，继续服用中药治疗。本病案患者化疗及手术后，坚持内分泌加中药治疗，患者病情控制可，在很大程度上改善了患者的症状，带瘤生存。

病案2

刘某，女，37岁，2018年9月27日初诊。

主诉：发现右乳肿物伴胸闷胁痛6个月余。

现病史：患者6个月前因情绪激动后出现乳房胀痛伴见胸闷，右胁肋疼痛，服用木香顺气丸，症状缓解不明显；5个月前触及右乳肿块，乳穿刺活检病理诊断为乳腺癌，遂在全麻下行右侧乳腺癌改良根治术，术后病理及免疫组化示右乳肿物三阴性浸润性导管癌，术后行表阿霉素＋环磷酰胺＋多西他赛方案化疗6个周期。患者因心情不畅、副反应难以耐受停用化疗，为进一步中医诊疗前来就诊。

现主症：右侧胁肋部胀痛，患者心烦，汗出较多，面少华，手足心热，纳可，偶有恶心，夜寐较差，多梦，二便调。

查体：颈部、锁骨上窝、腋窝淋巴结未触及肿大，右胸可见一长约16cm的横行手术切口，伤口愈合良好，右乳缺如，左乳未扪及明显肿块，心肺腹（−）。舌尖红，苔薄白，脉弦有力。

辅助检查：乳腺及淋巴结彩超：①右乳切除术后。②左乳乳腺导管局部扩张。③双侧腋窝、颈部、锁骨上窝未见明显异常肿大淋巴结。

西医诊断：乳腺恶性肿瘤。

中医诊断：乳岩。

辨证：肝郁气滞。

治法：散结消癥，疏肝理气。

方药：桃仁12g，红花10g，当归10g，浙贝母15g，醋鳖甲30g（先煎），夏枯草12g，醋三棱6g，醋莪术6g，柴胡10g，赤芍10g，白芍10g，郁金10g，香附10g，酸枣仁30g，砂仁6g（后下），薏苡仁30g，鸡内金20g。水煎取汁400mL，日1剂，分早晚2次温服。14剂。

2018年10月12日二诊：患者心烦减轻，睡眠好转，饮食尚可，无明显恶心，仍有右胁肋部胀痛不适，汗出较多。上方去三棱、莪术；加乌梅9g，浮小麦30g。继服14剂。

2018年10月26日三诊：患者汗出较前减少，右胁肋部无胀痛。继服14剂。

此后患者一直坚持服用中药至今，现心态渐平和，无特殊不适，病情平稳。

按：患者因发现右乳肿物伴胸闷、胁痛6个月余就诊，结合乳腺超声、病理及免疫组化结果，西医诊断为乳腺恶性肿瘤，属中医"乳岩"范畴。丹溪云："若不得于夫，不得于舅姑，忧怒郁闷，朝夕积累，脾气消阻，肝气横逆，遂成隐核。"长期心情不畅、肝郁气滞、瘀积阻络是乳癌形成的病因病机之一。长期心情不畅，心神外求，则伤神；神伤过度，肝失疏泄，则气机不畅；肝郁气滞，久之则癥积阻络，有形之癌肿遂成。结合舌脉，辨证为癥结阻络、肝郁气滞证。治疗以散结消癥、疏肝理气。本案患者年轻起病，心情不畅，夜寐欠佳，心神难安，故安神为先。一则言语开导，解开心结，以积极乐观的心态配合治疗；二则方药中酌加解郁安神之品。若心神得安，自然气机畅达，康复较快。方中桃仁、红花、当归、浙贝母、醋鳖甲、夏枯草、醋三棱、醋莪术消癥散结，柴胡、郁金、香附疏肝解郁，白芍滋养肝阴，酸枣仁安神，砂仁、薏苡仁、鸡内金消食和胃。诸药合用，可达疏肝解郁安神之功，可谓"调气"。方中赤芍活血化瘀，浙贝母解毒散结，莪术破血消癥。现代药理学研究表明，此三味均有抗肿瘤之功用，可谓"调形"。药不妄投，中药配合情志疗法是治疗乳腺癌的有效方法之一。二诊时，患者心烦减轻，睡眠好转，饮食尚可，无明显恶心，仍有右胁肋部胀痛不适，汗出较多，故上方去三棱、莪术，加乌梅 9g、浮小麦 30g，养阴敛汗。随着情志疗法及中药的治疗作用，患者诸症减轻，心态趋于平和，收到了较好的治疗效果。

病案 3

袁某，女，68 岁，2019 年 6 月 22 日初诊。

主诉：右乳肿痛 1 个月余。

现病史：患者缘于 1 个月前出现右乳肿痛，开始未引起重视，后肿痛逐渐加重，可触及右乳肿块，局部红肿发热，遂就诊于省某三甲医院，行乳腺超声检查，考虑炎性乳腺癌。患者拒绝活检及手术治疗，为求中医治疗前来就诊。既往体健，平素性情急躁易怒。

现主症：患者右乳刺痛、红肿、发热，肿物未破溃，口干苦，食纳可，夜寐安，大便干，小便黄。

查体：右乳呈橘皮样改变，红肿，乳头轻度内缩，无乳头溢液，近乳晕处至内上象限区可触及一肿块约 3cm×2cm×3cm，边界欠清，不规整，凹凸不平，质地坚硬，与皮肤、胸壁粘连，活动性差，锁骨上、腋窝未触及肿大淋巴结，心肺腹（－）。舌暗红，苔薄黄，脉弦数。

辅助检查：乳腺彩超：右乳内多发实质性肿块，3cm×2cm×3cm，BI-RADS：5 类（高度恶性，恶性的危险性大于 95%）。腋窝、锁骨上淋巴结彩超：未见肿大异常淋巴结。

西医诊断：炎性乳腺癌。

中医诊断：乳岩。

辨证：毒热蕴结证。

治法：消癥散结，清热解毒。

方药：当归 12g，浙贝母 15g，醋鳖甲 30g（先煎），夏枯草 15g，醋三棱 10g，醋莪术 10g，金银花 20g，蒲公英 20g，菊花 10g，黄芩 6g，黄连 6g，栀子 10g，山慈菇 10g，白花蛇舌草 20g，半枝莲 15g，芦根 30g，天花粉 12g，皂角刺 6g，生甘草 6g。水煎取汁 400mL，日 1 剂，分早晚 2 次温服。14 剂。

2019 年 7 月 6 日二诊：患者诉乳房发热胀痛感减轻，偶有刺痛，舌偏红，苔薄黄，脉细小弦。上方黄芩改为 15g，莪术改为 20g；加连翘 15g。继服 14 剂。

2019 年 7 月 20 日三诊：患者诉服用中药后，右乳红肿较前减退，热痛减轻明显，肿物稍缩小，饮食及二便调，舌质红，苔薄白，脉弦数。继服 14 剂。

2019 年 8 月 3 日四诊：患者右乳肿块缩小明显，红肿减退，无热痛。因炎性乳腺癌预后较差，现肿瘤有缩小趋势，建议患者考虑手术治疗。

在家属的劝导下，患者于 2019 年 8 月底行手术，手术后病理示炎性乳腺癌。手术后，患者未行放化疗，间断服用中药，定期复诊，未见肿物复发。

按： 患者主因"右乳肿痛 1 个月余"前来就诊，结合超声检查，西医诊断为炎性乳腺癌，属中医"乳岩"范畴。本案患者初诊见右乳局部红肿发热、刺痛，一派毒热邪盛征象，结合舌脉，辨证为癥结阻络、毒热蕴结证，治疗以消癥散结、清热解毒。方中当归、浙贝母、醋鳖甲、夏枯草、醋三棱、醋莪术散结消癥，金银花、蒲公英、菊花、白花蛇舌草、半枝莲、芦根清热解毒，黄芩、黄连、栀子泻火解毒，天花粉、山慈菇、皂角刺消肿排脓，生甘草清热解毒兼调和诸药。二诊，患者诉乳房发热胀痛感减轻，加重黄芩、莪术用量，加连翘增强解毒活血散结之功。三诊，患者右乳肿块缩小明显，红肿减退，症状减轻，建议手术。患者术后未行放化疗，间断服用中药，收到了较好治疗效果。

第五节 胃 癌

胃癌是起源于胃黏膜上皮的恶性肿瘤，是我国最常见的恶性肿瘤之一。在我国，胃癌发病有明显的地域性差别，西北与东部沿海地区胃癌发病率比南方地区明显为高。本病好发年龄在 50 岁以上，男女发病率之比为 2∶1。由于饮食结构的改变、工作压力增大以及幽门螺杆菌感染等原因，使得胃癌呈现年轻化倾向。胃癌可发生于胃的任何部位，其中半数以上发生于胃窦部，胃大弯、胃小弯及前后壁均可受累。该病属于中医学"反胃""积聚""胃脘痛"范畴。

一、诊断依据

（一）临床表现

1. 症状

（1）上腹部不适：是胃癌中最常见的初发症状。初期多表现为隐痛、钝痛，当胃癌发展扩大，可出现持续性剧烈疼痛，并向腰背部放射。

（2）食欲减退：将近 50% 的胃癌患者都有明显食欲减退的症状，随病情进展患者日益出现消瘦、乏力、贫血等营养不良的表现。食欲减退往往是进行性加重，逐渐表现为恶病质。

（3）恶心呕吐：是较常见的症状之一，早期即可发生。胃窦部癌也可出现幽门梗阻的症状。

（4）呕血和黑便：癌肿表面形成溃疡时，则出现呕血和黑便。1/3 的胃癌患者有小量出血，多表现为大便隐血阳性，部分可出现间断性黑便，但也有以大量呕血而就诊者。

（5）腹泻：大便可呈糊状甚至可有五更泻。晚期胃癌累及结肠时常可引起腹泻、鲜血便等。

（6）下咽困难：癌肿长大后，可出现梗阻症状。贲门或胃底癌可引起下咽困难，胃窦癌可出现幽门梗阻症状。

2. 体征

（1）上腹部压痛：中晚期胃癌多数上腹压痛明显。

（2）腹部肿块：1/3 的患者腹部可触及肿块，质硬，表面不平滑，有触痛，尤其患胃窦部癌的消瘦患者更易发现肿块。

（3）淋巴结肿大：胃癌常见的淋巴结转移为左锁骨上淋巴结肿大、左腋下淋巴结肿大。

（4）相应转移灶的体征：肝转移可出现肝大、黄疸等，卵巢转移可发现卵巢肿大和大量腹水。

（二）辅助检查

1. 实验室检查

（1）胃癌三项：该检查包括血清胃蛋白酶原 I（PGI）、血清胃蛋白酶原 II

（PG Ⅱ）、血清胃泌素 17（G–17）检测。这些是胃部腺体分泌的三种物质，主要反映胃部萎缩情况，有助于胃癌风险的分层管理，便于早期防治胃癌。

（2）肿瘤标志物：该检查包括癌胚抗原（CEA）、CA19–9、CA72–4、CA125 等，对胃癌的诊断及术后病情监测有一定的临床意义。

（3）血常规、大便常规加隐血：胃癌患者常可见贫血，若伴有黑便或便隐血阳性，则提示当前伴有活动性出血，需及时止血。

2. 胃镜检查 该检查可直接观察胃内各部位，对胃癌尤其对早期胃癌的诊断价值很大。通过胃镜活检病理，可以确定胃癌的类型和病灶浸润的范围，并可对癌前期病变进行随访检查。

3. 超声胃镜 该检查可显示肿瘤在胃壁内的浸润深度和向壁外浸润的情况，是手术前判断分期的首选方法。

4.X 线钡餐检查 胃癌 X 线钡餐典型的表现是溃疡或充盈缺损，但难以分别其良恶性。

5.CT 检查 该检查是胃癌治疗前进行分期的基本手段，用于评价胃癌的病变范围，判断局部淋巴结转移及远处转移情况，是手术前判断分期的首选方法。

6. 核磁共振成像（MRI）检查 因具有良好的软组织对比，腹部 MRI 是怀疑存在胃癌肝转移的推荐检查手段。

7.PET–CT 检查 该检查是怀疑胃癌全身转移时的检查手段，可以观察有无可疑转移，分析异常肿块的良恶性，特别适用于怀疑胃癌转移但常规检查如 CT、MRI 缺乏有效证据时。

二、辨证论治

（一）痰湿凝滞证

证候：胃脘满闷，呕吐痰涎，腹胀便溏，痰核累累，舌质淡，苔白腻或黄腻，脉滑。

治法：消癥散结，燥湿化痰。

基础用药：桃仁、浙贝母、夏枯草、三棱、莪术。

辨证用药：陈皮、清半夏、茯苓、苍术、枳壳、薏苡仁、胆南星。

（二）气阴两虚证

证候：胃脘部灼热，口干欲饮，胃脘嘈杂，食后剧痛，进食时可有吞咽梗噎难下，甚至食后即吐，纳差，五心烦热，大便干燥，形体消瘦，舌红少苔，脉细数。

治法：消癥散结，益气养阴。

基础用药：桃仁、浙贝母、夏枯草、当归、鸡血藤、丹参。

辨证用药：黄芪、太子参、麦冬、石斛、玉竹、火麻仁、郁李仁。

（三）脾胃虚寒证

证候：胃脘隐痛，喜温喜按，腹部可触及积块，朝食暮吐，或暮食朝吐，宿食不化，泛吐清涎，面色苍白，肢冷神疲，面部、四肢浮肿，便溏，大便可呈柏油样，舌淡胖，苔白滑润，脉沉缓。

治法：散结消癥，温中散寒。

基础用药：桃仁、红花、浙贝母、夏枯草、生牡蛎、牡丹皮。

辨证用药：人参、干姜、白术、吴茱萸、肉桂、炮附子、茯苓、白芍、生姜。

（四）脾肾亏虚证

证候：胃脘疼痛绵绵，全身乏力，心悸气短，头晕目眩，面色无华，虚烦不眠，自汗盗汗，面浮肢肿，或可扪及腹部积块，或见便血，纳差，舌淡苔白，脉沉细无力。

治法：散结消癥，补脾益肾。

基础用药：桃仁、红花、浙贝母、夏枯草、当归。

辨证用药：黄芪、党参、白术、茯苓、熟地黄、山药、山茱萸、枸杞子、女贞子、补骨脂、菝葜。

三、典型病例

病案 1

李某，女，69 岁，2019 年 6 月 3 日初诊。

主诉：间断性上腹部胀满 2 年余。

现病史：患者 2 年前因饮食不节出现上腹部胀满，症状反复并逐渐加重，遂就诊于某三甲医院，行胃镜病理活检示（胃窦）分化腺癌，查无手术禁忌，全麻下行胃癌根治术，术后行 XELOX 方案辅助化疗 6 个周期，后序贯口服替吉奥（40mg，每日 2 次，d1 ～ d14）单药化疗 4 个周期，后定期复查，病情稳定。1 个月前，患者上腹部胀满不断加重，为求中医治疗前来就诊。既往慢性胃炎病史 10 年余。

现主症：胃脘胀满不适，畏寒，呃逆，嗳气反酸，无腹痛，无恶心呕吐，无恶寒发热，无咳嗽咳痰，纳可，眠可，大便溏。

查体：形体消瘦，慢性病容，营养较差。全身浅表淋巴结未触及异常肿大。心肺（－），腹部可见一长约 20cm 纵行手术瘢痕，愈合良好，无红肿渗液。腹软，无压痛，未触及明显肿块，肝脾肋下未触及。腹部移动性浊音阴性。舌质淡，苔白润滑，脉沉细。

辅助检查：腹部 CT 示胃癌术后改变，腹膜后淋巴结肿大，考虑转移。

西医诊断：胃恶性肿瘤。

中医诊断：积聚。

辨证：脾胃虚寒证。

治法：散结消癥，温中散寒。

方药：桃仁 10g，红花 6g，浙贝母 15g，夏枯草 15g，当归 15g，党参 20g，茯苓 25g，白术 15g，陈皮 10g，枳壳 10g，姜厚朴 10g，白豆蔻 10g，炮附子 6g，肉桂 6g，鸡内金 10g，甘草 6g。水煎服，日 1 剂，分早晚 2 次温服。14 剂。

2019 年 6 月 17 日二诊：患者胃脘部隐痛，胀满不适，喜温喜按，大便稀，日 1 次。上方加干姜 6g，芡实 20g。继服 14 剂。

2019 年 7 月 1 日三诊：患者胃脘部隐痛较前好转，仍有呃逆、嗳气反酸。上方加刀豆 6g，海螵蛸 15g。继服 14 剂。

2019 年 7 月 15 日四诊：患者呃逆、嗳气、反酸症状较前略好转。在前方基础上，加菝葜 15g，白英 15g。继服 14 剂。

2019 年 7 月 29 日五诊：复查 CT：胃癌胃大部分切除术后改变，腹腔及腹膜后多发淋巴结转移，部分较前缩小。舌脉同前。原方继服 14 剂。

之后患者一直服用中药治疗。2020 年 3 月随访，患者进食少，形体消瘦，生命体征平稳。

按：患者为老年女性，主因"间断性上腹部胀满 2 年余"前来就诊，结合腹部 CT、手术病理结果，西医诊断为胃恶性肿瘤，属中医"积聚病"范畴。患者年老体虚，脏腑功能减弱，且胃癌术后，手术戕伐，导致脾胃运化失司。胃癌病位在胃，与脾相关，脾胃虚弱为病机之本。脾胃虚弱，中气不足，纳运失司，升降失调，而见胃脘部胀满。脾不升清，胃失和降，故见嗳气、反酸。脾虚生湿，湿困脾阳，故见疲倦乏力。脾虚则水谷失于运化，故见便溏。脾胃虚弱，气血生化乏源，卫气不充，则机体失于温煦，故见畏寒。舌脉均属脾胃虚寒之象。故辨证为癥结阻络、脾胃虚寒证，治疗当以散结消癥、温中散寒为大法。方中桃仁、红花、当归、浙贝母、夏枯草消癥散结，党参、茯苓、白术、陈皮、白豆蔻健脾和胃，枳壳、厚朴行气消胀除满，炮附子、肉桂健脾温阳，佐以鸡内金健脾助运，甘草调和诸药。二诊，患者胃脘部隐痛，胀满不适，喜温喜按，大便稀，故加干姜、芡实温中止泻。三诊，患者胃脘部隐痛较前好转，仍有呃逆、嗳气反酸，上方加刀豆、海螵蛸和胃止逆。四诊，患者症状改善，病情稳定，故在扶正基础上加菝葜、白英解毒抗癌、驱邪外出。之后患者一直服用中药，使脾阳得健，癥积得消，攻补兼施，共奏其效。

病案 2

李某，男，48 岁，2015 年 7 月 19 日初诊。

主诉：间断性胃脘部灼热嘈杂感 1 年余，加重 2 周。

现病史：患者 1 年前因胃脘部灼热、嘈杂，就诊于某三甲医院，胃镜示胃癌，病理为低分化腺癌，遂行根治性远端胃大部分切除术，术后行 6 个周期化疗，后患者定期复查，肿瘤控制良好，期间间断服用奥美拉唑。近 2 周来，患者胃脘嘈杂明显，为求中医治疗，前来就诊。患者健康状况一般，平素喜食辛辣刺激及熏制、腌制食物。

现主症：胃脘嘈杂，时有反酸，嗳气，腹胀，无恶心呕吐，纳食不香，口干，乏力，夜寐安，五心烦热，大便干燥，日一行，小便调。

查体：形体消瘦，慢性病容。全身浅表淋巴结未触及异常肿大。心肺（－）。腹部可见一长约 15cm 的纵行手术瘢痕，愈合良好，无红肿渗液。腹部触诊软。肝脾肋下未及。左上腹压痛，未扪及包块。腹部移动性浊音阴性。舌红少苔，脉弦细。

辅助检查：胸部 CT：胃癌术后改变，吻合口管壁增厚。彩超：颈部、锁骨上窝、腋窝淋巴结未及肿大。

西医诊断：胃恶性肿瘤。

中医诊断：积聚。

辨证：癥结阻络，气阴两虚证。

治法：散结消癥，益气养阴。

方药：桃仁 10g，浙贝母 15g，夏枯草 10g，醋三棱 6g，醋莪术 6g，当归

15g，炙黄芪 30g，太子参 15g，炒薏苡仁 20g，茯苓 10g，枳壳 10g，玉竹 15g，石斛 10g，砂仁 3g（后下），灵芝 10g，仙鹤草 15g，鸡内金 15g。水煎取汁 400mL，日 1 剂，分早晚 2 次温服。14 剂。

2015 年 8 月 2 日二诊：患者症状略减轻，时有嘈杂感，嗳气，胸闷，二便尚可。上方加厚朴 10g，八月札 10g。继服 14 剂。

2015 年 8 月 16 日三诊：患者嘈杂、嗳气、胸闷减轻，仍口干，五心烦热，纳食好转。二诊方加生地黄 10g，女贞子 10g，莲子心 6g。继服 14 剂。

2015 年 8 月 30 日四诊：患者偶嘈杂感，无嗳气、胸闷，精神可，纳食较前好转，五心烦热略减轻，二便调。继服 14 剂，巩固疗效。

3 个月后回访，患者病情平稳，于 2017 年底因多发转移，脏器衰竭去世。

按：患者为中年男性，主因"间断性胃脘部灼热嘈杂感 1 年余，加重 2 周"就诊，结合手术病理结果，西医诊断为胃恶性肿瘤，属中医"积聚"范畴。叶天士《临证指南医案》指出："知饥少纳，胃阴伤也。"患者平素喜食辛辣刺激食物，且历经手术、化疗，导致真阴亏损，元气大伤，故见乏力、胃脘嘈杂、时有反酸、嗳气不显、腹胀、口干、纳食不香。结合舌脉，患者呈现一派气阴两虚之象，辨证属癥结阻络、气阴两虚证，故治疗当散结消癥、益气养阴。方中桃仁、浙贝母、夏枯草、三棱、莪术、当归消癥散结；太子参益气养阴，生津止渴；炙黄芪补中益气，且配伍炒薏苡仁、茯苓健脾渗湿，以增强其培补中焦之功；玉竹、石斛益胃生津止渴；灵芝、仙鹤草养心安神止血；鸡内金、砂仁健脾益胃；枳壳理气和胃，使全方补而不滞。二诊时，患者症状略减轻，时有嘈杂感，嗳气、胸闷，故前方加厚朴、八月札行气消胀。三诊加生地黄、女贞子、莲子心清心养阴。四诊效不更方，继续给予中药治疗。患者一度病情平稳，但 2 年多后因肺癌多发转移，病情加重去世。

病案 3

林某，男，73 岁，2018 年 3 月 20 日就诊。

主诉：间断性上腹部胀满、隐痛 3 个月。

现病史：患者 3 个月前因饮酒后出现上腹部胀满，时有隐痛，进食后症状明显加重，甚则恶心欲呕，于当地医院给予胃复安、654-2 等药治疗，症状有所缓解，但效果不明显，遂于某三甲医院行胃镜示胃窦占位性病变，胃镜病理考虑胃窦小弯侧低分化腺癌，全腹及胸部 CT 增强扫描示腹膜后淋巴结转移，考虑患者体质较差，家属拒绝行化疗，现为求中医诊治前来就诊。既往体健，否认高血压、心脏病病史。父亲因食管癌去世。

现主症：胃脘部胀满，时有隐痛，进食后症状明显加重，无嗳气、反酸，无恶心、呕吐，纳呆，乏力，心悸气短，腰酸乏力，大便软，小便正常。

查体：形体消瘦，精神萎靡，面白少华。心肺（－），腹部外形无异常，腹软，剑突下及脐周轻压痛，无腹肌紧张及反跳痛，未触及包块，肝脾肋下未触及，墨菲征阴性，肝区无叩痛，双肾区无叩击痛，肠鸣音正常存在，四肢无水肿。舌淡红，苔白，脉沉细。

辅助检查：全腹及胸部 CT 增强扫描：胃癌伴肝脏、腹部、腹膜后淋巴结转移。肿瘤标志物：癌胚抗原 52.6ng/mL，糖类抗原 19-9 40U/mL，甲胎蛋白 28ng/mL。

西医诊断：胃恶性肿瘤。

中医诊断：积聚。

辨证：脾肾亏虚证。

治法：消癥散结，补脾益肾。

方药：桃仁 10g，红花 6g，浙贝母 15g，夏枯草 10g，当归 10g，黄芪 30g，党参 20g，白术 10g，茯苓 15g，枸杞子 10g，女贞子 15g，厚朴 6g，莪术 10g，炙甘草 6g。水煎取汁 400mL，日 1 剂，分早晚 2 次温服。14 剂。

2018 年 4 月 6 日二诊：患者诉胃脘部胀满疼痛较前略减轻，但 2 天前进食生冷水果后上腹部胀满，纳食减少，大便次数增多，日三四行，大便稀，量少成形，小便调，舌脉同前。上方加干姜 10g，芡实 20g。继服 14 剂。

2018 年 4 月 20 日三诊：患者胃脘部胀满疼痛、乏力等较前改善，久行后感小腿酸软，偶感头晕，气短，夜寐欠安，易醒，大便每日 1 次，成细条状，小便正常。上方加怀牛膝 10g，酸枣仁 25g。继服 14 剂。

2018 年 5 月 4 日四诊：患者未见明显腹胀、腹痛，久行后感小腿酸软明显改善，无头晕，纳可，寐欠安，二便调。复查腹部 CT：腹部、腹膜后淋巴结较前减少。肿瘤标志物：癌胚抗原 32.5ng/mL，糖类抗原 19-9 34U/mL，甲胎蛋白 20ng/mL。继服前方中药 14 剂。

之后患者一直采用以中药为主的综合治疗，后于 2019 年 11 月因肿瘤多发转移恶病质离世。

按：患者为老年男性，主因"间断性上腹部胀满、隐痛 3 个月"前来就诊，结合腹部 CT、病理结果，西医诊断为胃恶性肿瘤，属中医"积聚"范畴。患者年过七旬，正如《黄帝内经》所云"八八，天癸竭，精少，肾脏衰，形体皆极"。肾脏衰竭，真火衰微，脏腑亏虚，脾胃虚弱，运化失司，痰湿内生，痰结血阻，不通则痛，故胃脘部胀满隐痛；肾失温煦，脾虚健运，生化乏源，气血亏虚，故疲乏、下肢乏力、纳呆、大便软、面色少华；舌脉表现符合脾肾亏虚之象。故辨证为癥结阻络、脾肾亏虚证，治疗以消癥散结、补脾益肾为大法。方中桃仁、红花、当归、浙贝母、夏枯草消癥散结；黄芪、党参、茯苓、白术益气健脾，枸杞子、女贞子补益肝肾，陈皮、厚朴行气消胀，菝葜解毒散结，甘草调和诸药。一诊治疗后患者病情改善，但因饮食不节，再伤脾胃，症状反复，病情迁延。二诊因患者进食生冷食物后大便稀，故加干姜温阳护胃，芡实健脾止泻。三诊症状改善，久行后小腿酸软，故加牛膝补肝肾、强筋骨、引血下行；寐欠安，故加酸枣仁养血安神。四诊时，患者诸症改善，继服中药巩固疗效。从此病案中可以看出，对于胃癌患者饮食的调护至关重要，如《黄帝内经》云"卒然多食饮则肠满""谷肉果菜食养尽之，无使过之伤其正也"，饮食不节则伤其元气，故嘱患者加强饮食调理，继续守前方健脾益肾、消癥散结解毒，随症加减。

第六节　大肠癌

　　大肠癌是指大肠黏膜上皮在环境和遗传等多种致癌因素作用下发生的恶性病变，包括结肠癌和直肠癌，是我国常见的消化道恶性肿瘤。大肠癌在北美、欧洲及澳洲的发达国家发病率较高。近年来，随着生活方式及饮食结构的改变，我国大肠癌的发病率及死亡率逐年增长，且 30% 以上的患者就诊时已属晚期。大肠癌的男性发病率明显高于女性，好发年龄为 40 ～ 50 岁。该病属中医学的"肠积""积聚""肠覃"等病的范畴。

一、诊断依据

（一）临床表现

　　大肠癌的早期临床表现不明显，随着癌肿发展，可表现为大便习惯改变、腹痛、便血、腹部包块、肠梗阻等，伴或不伴贫血、发热和消瘦等全身症状，肿瘤因转移、浸润可引起受累器官的改变。

1. 症状

（1）排便习惯与粪便性状改变：排便习惯改变指排便的次数增多或减少、排便时间延长等改变；粪便性状改变是指常有腹泻，粪便呈糊状或黏液便，或有大便秘结，泄泻与便秘交替，突然出现大便变扁、变细等。

（2）便血：肠癌初期多表现为便血，以无痛便血为主，血液呈红色或鲜红色，与早期内痔的症状非常相似；后期便血多为暗红色，混有粪便之黏液血便或脓血便。

（3）腹痛：常呈持续性隐痛或胀痛。若存在肠梗阻则多呈绞痛，且伴有明显的肠胀气。

（4）其他症状：肛门坠痛、里急后重常同时存在，多在大便时症状加剧。

2.体征

（1）腹内结块：以右下腹多见，结块质硬、固定，无压痛或有轻度压痛。

（2）淋巴结肿大：部分患者可出现腹股沟淋巴结肿大。

（3）腹腔积液：肠癌发展至晚期，可出现恶性腹腔积液。

（4）肠鸣音亢进：肠癌出现局部粘连，可出现肠鸣音亢进。

（二）辅助检查

1.直肠指检　直肠指检对直肠癌的诊断极为重要，50%～60%直肠癌患者可经直肠指检发现肿块，已经作为直肠癌的常规检查。

2.纤维结肠镜检查　该检查对早期癌和息肉癌变的确诊及对病变进行鉴别诊断有决定性意义，可明确肿瘤的性质、组织学类型及恶性程度，判断预后和指导临床治疗。

3.CT检查　CT检查可以了解直肠癌盆腔内的扩散情况，有无侵犯膀胱、子宫及盆壁，还可以判断有无肝、腹主动脉旁淋巴结转移，对结直肠癌的分期具有比较高的诊断价值。

4.超声　腔内超声可以探测癌肿侵润肠壁的深度以及有无侵犯邻近脏器。

5.肿瘤标志物　血清癌胚抗原、糖类抗原19-9可用于估计预后、监测疗效及预示术后复发或转移。

二、辨证论治

（一）湿热下注证

证候：腹部阵痛，便中带血或黏液脓血便，里急后重，或大便干稀不调，肛门灼热，或有发热、恶心、胸闷、口干、小便黄，舌质红，苔黄腻，脉滑数。

治法：消癥散结，清热利湿。

基础用药：红花、当归、鸡血藤、海藻、浙贝母、丹参。

辨证用药：槐角、地榆、黄连、黄柏、香附、郁金、白头翁、北败酱草、马齿苋。

（二）瘀毒内阻证

证候：腹部拒按，或腹内结块，里急后重，大便脓血，色紫暗，量多，烦热口渴，面色晦暗，或有肌肤甲错，舌质紫暗或有瘀点、瘀斑，脉涩。

治法：消癥散结，化瘀解毒。

基础用药：三棱、莪术、当归、川芎、桃仁、红花、夏枯草、北败酱草。

辨证用药：白花蛇舌草、半枝莲、半边莲、黄连、黄柏、赤芍、牡丹皮。

（三）肝郁脾虚证

证候：腹部胀痛，腹泻，里急后重，排便带黏液，兼见面色白无华，少气懒言，神疲乏力，时有烦躁，口干苦，喜嗳气，纳呆，寐安，大便溏，小便调，舌淡苔薄，脉弦或濡。

治法：消癥散结，疏肝健脾。

基础用药：桃仁、红花、浙贝母、夏枯草、三棱、莪术。

辨证用药：柴胡、郁金、枳壳、香附、黄芪、白术、陈皮、焦神曲、山药。

（四）脾肾阳虚证

证候：腹痛喜温喜按，或腹内结块，下利清谷或五更泄泻，或见大便带血，面色苍白，少气无力，畏寒肢冷，腰酸膝冷，苔薄白，舌质淡胖有齿痕，脉沉细弱。

治法：消癥散结，温补脾肾。

基础用药：桃仁、红花、当归、夏枯草、三棱、莪术。

辨证用药：炮附子、人参、白术、炙甘草、干姜、肉豆蔻、补骨脂、五味子。

（五）气血两虚证

证候：腹痛绵绵，或腹内结块，肛门重坠，大便带血，泄泻，面色苍白，唇甲不华，神疲肢倦，心悸气短，头晕目眩，形瘦纳少，苔薄白，舌质淡，脉沉细无力。

治法：消癥散结，补气养血。

基础用药：桃仁、红花、鸡血藤、丹参、当归、夏枯草。

辨证用药：人参、白术、茯苓、白芍、炙甘草、熟地黄、酸枣仁、大枣。

（六）肝肾阴虚证

证候：腹痛隐隐，或腹内结块，便秘，大便带血，腰膝酸软，头晕耳鸣，视物昏花，五心烦热，口咽干燥，盗汗，遗精，月经不调，形瘦纳差，舌红少苔，脉弦细数。

治法：消癥散结，养肝滋肾。

基础用药：三七、桃仁、红花、鸡血藤、当归、夏枯草、牛膝。

辨证用药：熟地黄、山茱萸、牡丹皮、山药、茯苓、泽泻、知母、黄柏、女贞子、枸杞子。

三、典型病例

病案 1

许某，男，55 岁，2018 年 8 月 29 日初诊。

主诉：间断性大便带血 7 个月余。

现病史：患者 7 个月前因饮食不洁出现大便带血，平均每天 10 余次，暗红色黏液血便，遂就诊于当地医院。查结肠镜：距肛门 8cm 直肠狭窄，可见溃疡型肿物。活检病理诊断：直肠高分化腺癌。查无手术禁忌，遂行 Dixon 手术（保留肛门手术），手术及术后恢复顺利，术后口服卡培他滨单药化疗。经过治疗，患者仍腹泻，腹部不适，为求中医诊治，遂前来就诊。患者既往回盲部结核切除术 5 年，恢复良好。

现主症：大便每日 2～3 次，质黏，无脓血便，口干、口苦明显，胃纳较差，腹部不适，小便正常。

查体：贫血面容，全身皮肤黏膜颜色正常。全身浅表淋巴结未触及肿大。心肺（-），腹部平软，无压痛及反跳痛，小腹部有长约 20cm 的陈旧手术瘢痕。肝脾肋下未触及，肝肾区无叩痛，肠鸣音亢进，移动性浊音阴性。舌质偏红，苔黄腻，脉滑。

辅助检查：盆腔平扫＋强化扫描示结肠、直肠及回肠呈术后状态，可见高密度缝线影，吻合口软组织影未见明显增厚及异常强化，盆腔可见肿大淋巴结影。便隐血阴性。

西医诊断：直肠恶性肿瘤。

中医诊断：肠蕈。

辨证：湿热下注证。

治法：消癥散结，清热利湿。

方药：红花 10g，当归 10g，丹参 12g，鸡血藤 15g，海藻 12g，浙贝母 12g，蒲公英 12g，黄芩 6g，淡竹叶 6g，茯苓 15g，薏苡仁 15g，广藿香 9g，佩兰 9g，藤梨根 15g，北败酱草 10g，八月札 12g。水煎取汁 400mL，日 1 剂，分早晚 2 次温服。7 剂。

2018 年 9 月 5 日二诊：患者诉腹部不适，口干口苦较前缓解，胃纳略好转，大便质黏较前相仿，次数偏多。上方基础上加炒山药 12g，芡实 12g。继服 14 剂。

2018 年 9 月 19 日三诊：患者腹部不适明显减轻，大便次数减少，胃纳可，舌质仍偏红，有瘀斑。原方基础上加牡丹皮 10g，赤芍 10g，三七 6g。继服 14 剂。

2018 年 10 月 3 日四诊：患者大便日 2～3 次，胃纳可，无腹部不适，无口干口苦。继服 14 剂，巩固疗效。

3 个月后复查盆腔 CT，结肠、直肠及回肠呈术后状态，盆腔内未见肿大淋巴结影。后定期复查，患者病情平稳。

按：患者为中老年男性，主因"间断性腹泻 7 个月余"，为求中药治疗前来就诊，结合电子结肠镜及病理结果，西医诊断为直肠恶性肿瘤，中医诊断肠蕈明确。该患者系直肠癌根治术后化疗，癌毒内侵致脾之运化失职，升降失司，水谷不化为津而成湿，湿郁日久，郁而化热，湿热内生，故见口渴；湿热下迫大肠，可见大便质黏，大便次数过多。结合舌脉，辨证为癥积阻络、湿热下注证，治以散结消癥、清热利湿。方中红花、当归、丹参、鸡血藤、海藻、浙贝母散结消癥。秉吴鞠通《温病条辨》中"宣上、畅中、渗下"思想，用黄芩清上焦湿热，蒲公英清中焦热，淡竹叶淡渗利湿、清下焦之热而不伤下焦之阴。蒲公英、淡竹叶清热化湿；藿香、佩兰醒脾化湿；茯苓、薏苡仁健脾渗湿；藤梨根、北败酱草清热解毒化瘀，热毒去则津液留，瘀阻去则气机畅，大便得通；八月札可调畅脾胃之滞气，使气机调达通畅，肠道气机也得以通达。二诊时，患者口干口苦较前缓解，胃纳好转，大便质黏较前相仿，次数偏多，加炒山药、芡实增强健脾益气、除湿止泻之功。三诊时，加用牡丹皮、赤芍、三七加强清热活血止血之效，该方祛邪扶正兼顾，在消癥散结、清热利湿的基础上辅以健脾理气之法，药证相符，诸症得愈。

病案 2

易某，女，56 岁，2018 年 5 月 6 日初诊。

主诉：间断性腹部隐痛 3 个月。

现病史：患者 3 个月前无明显诱因出现阵发性腹痛，便后疼痛仍不缓解，大便呈脓血样，每日 6～10 次，遂就诊于当地某三甲医院。结肠镜：直肠、乙状结肠移行部可见一不规则结节隆起，隆起表面糜烂溃疡，伴有新鲜出血，病理考虑结肠腺癌。因腹腔淋巴结转移，患者体质差，未行手术及化疗。患者腹部隐痛，大便不规律，伴有黏液，为求中医药治疗前来就诊。

现主症：腹部隐痛，周身乏力，精神倦怠，面色苍白，声音微弱，纳差，大便时干时稀，伴有黏液。

查体：形体消瘦，皮肤无黄染，结膜苍白，浅表淋巴结未及肿大。腹平坦，未见胃肠型及蠕动波，腹软，轻微压痛，无肌紧张，肝脾未触及，未触及明显肿块，移动性浊音阴性。舌质淡，苔白，脉沉细。

辅助检查：白细胞计数 7.6×10^9/L，血红蛋白 86g/L。大便隐血阳性。癌胚抗原 42ng/mL。肠镜：直肠、乙状结肠移行部可见不规则结节隆起，隆起表面糜烂溃疡，伴有新鲜出血，管壁僵硬，蠕动缺失。

西医诊断：结肠恶性肿瘤。

中医诊断：肠蕈。

辨证：气血两虚证。

治法：消癥散结，补气养血。

方药：桃仁 10g，红花 10g，鸡血藤 20g，当归 10g，夏枯草 10g，太子参 20g，茯苓 15g，白术 12g，白芍 20g，生黄芪 30g，陈皮 9g，厚朴 9g，焦麦芽 15g，焦山楂 15g，焦神曲 15g，甘草 6g，地榆 10g，荆芥炭 10g，三七粉 3g（冲服）。水煎取汁 400mL，日 1 剂，分早晚 2 次温服。7 剂。

2018 年 5 月 13 日二诊：患者自觉腹痛略减轻，食欲、精神有所好转。上方白芍改为 10g。继服 14 剂。

2018 年 5 月 27 日三诊：患者精神、体力基本恢复正常，食欲较前好转。前方加山药 20g，枳壳 9g，藤梨根 15g。继服 14 剂。

2018 年 6 月 10 日四诊：患者无腹部隐痛，无周身乏力，体重略增加，精神可，纳可，大便质可、无黏液，日 1 行。盆腔 MRI：直肠乙状结肠移行部管壁较前弥漫增厚，肠腔不均匀变窄，增厚肠段约 10cm，增强呈不均匀轻中度强化；盆腔内未见肿大淋巴结。血常规：血红蛋白 94g/L。大便隐血阴性。癌胚抗原 29ng/mL。

患者后间断服用中药，定期复查，病情稳定。

按：患者为中老年女性，主因"间断性腹部隐痛 3 个月"前来就诊，结合电子结肠镜检查、病理结果，西医诊断为结肠恶性肿瘤，中医诊断为肠蕈。《黄帝内经》云："正气存内，邪不可干。""邪之所凑，其气必虚。"本例为晚期结肠癌广泛转移，患者久病脾虚，而致气血两虚。脾为后天之本，脾气亏虚，运化失司，无力将水谷之精微化为气血，形体失荣则消瘦；面色失气血之荣润则苍白。舌质淡、苔白、脉沉细均为气血亏虚之象。结合舌脉，辨证为癥积阻络、气血两虚证，治疗以消癥散结、补气养血。方中桃仁、红花、鸡血藤、当归、夏枯草消癥散结；四君子汤健脾益气，重用黄芪更益脾气；焦三仙和胃消食；伍用厚朴、陈皮以理气醒脾，使补而不滞；地榆、荆芥炭、三七粉止血。全方配伍共奏消癥散结、补气养血之功，从而使机体正气渐复，有力抗邪外出。二诊时，患者疼痛减轻，故减白芍用量。三诊时，患者临床症状改善，病情稳定，正气渐复，抵抗力增强，故在扶正方药基础上加藤梨根，以解毒抗癌，助正气驱邪外出。

病案 3

李某，男，57 岁，2014 年 2 月 5 日初诊。

主诉：排便习惯改变近 7 个月。

现病史：患者 7 个月前无明显诱因出现排便次数增多，大便不成形，遂就诊于当地医院。查肠镜示升结肠增殖性病灶，病理考虑升结肠腺癌，部分为印戒细胞癌。查无手术禁忌遂行右半结肠切除术，术后行奥沙利铂加卡培他滨化疗 6 个周期，患者仍腹泻，为求中医药治疗前来就诊。患者既往体健，平素喜食辣椒、烟、酒等刺激性及膏粱厚味之品。

现主症：腹泻，日 2～5 次，水样便，偶有排便带黏液，伴腹痛，兼见面白无华，少气懒言，神疲乏力，伴腹胀，口干苦，喜嗳气，纳呆，大便溏，小便可，寐安。

查体：神清，精神可，贫血面容，心肺听诊未及明显异常，腹平软，腹部可见一长约 15cm 纵行手术瘢痕，未见异常渗血、渗液。全腹未及明显异常压痛、反跳痛，肝脾肋下未及，墨菲征阴性，肠鸣音无亢进。移动性浊音阴性。双下肢无水肿。舌质淡，苔薄，脉弦。

辅助检查：腹部平扫＋强化扫描示结肠、回肠呈术后状态，可见高密度缝线影，吻合口软组织影未见明显增厚及异常强化，腹腔可见肿大淋巴结影。癌胚抗原 28ng/mL。大便隐血阴性。

西医诊断：结肠恶性肿瘤。

中医诊断：肠蕈。

辨证：肝郁脾虚证。

治法：消癥散结，疏肝健脾。

方药：桃仁 12g，红花 10g，浙贝母 12g，夏枯草 12g，醋三棱 9g，醋莪术 9g，柴胡 12g，白芍 12g，郁金 12g，枳壳 10g，香附 12g，黄芪 20g，白术 15g，陈皮 10g，八月札 12g，清半夏 6g，藤梨根 15g，焦山楂 10g，焦神曲 10g，焦麦芽 10g。水煎取汁 400mL，日 1 剂，分早晚 2 次温服。7 剂。

2014 年 2 月 12 日二诊：患者服上药后胃脘胀闷、便溏症状略减轻，腹痛未作，但仍有乏力，纳差，口苦，大便稍不爽。上方加党参 20g，胆南星 10g，枳实 10g，炒山药 15g，鸡内金 20g。继服 14 剂。

2014 年 2 月 26 日三诊：患者服上药后大便通畅，腹胀好转，仍觉神疲乏力，少气，纳可，寐安，二便调。上方加当归 20g，女贞子 15g。继服 14 剂。

2014 年 3 月 12 日四诊：患者化疗结束，诉大便通畅，无腹胀，无神疲乏力，无少气，纳可，寐安，二便调。继服 14 剂。

后患者每 3 个月复查 CT、肿瘤标志物，未见异常，现间断服用中药，健康状况良好。

按：患者主因"排便习惯改变近 7 个月"前来就诊，结合电子肠镜及病理结果，西医诊断为结肠恶性肿瘤，中医诊断肠蕈明确。本案患者自述素日饮食不节，且性情急躁。饮食不节，恣食膏粱厚味、酒酪之精，损伤脾胃，运化失常，食物积滞不化，痰湿内生，下迫大肠，瘀结损伤肠络，久则变生癌毒，而为肠蕈。患者在化疗期间反应明显，表现出明显的胃肠道反应与机体免疫力降低。故初诊见胃脘胀闷、纳呆、口苦等肝木乘脾土之征；脾土受伐太过，无以生化气血，不能荣养四脏，故见面色无华、少气懒言、神疲乏力；脾为湿困，不能运化水湿，而使痰湿内生，下注大肠，则有便溏。结合舌脉，辨证为癥积阻络、肝郁脾虚证，治疗以消癥散结、疏肝健脾。方中海藻、浙贝母、夏枯草化痰散结；桃仁、红花活血消癥；醋三棱、醋莪术破血消癥；柴胡、白芍疏肝之用，补肝之体，一散一收，疏肝行气，和胃止痛；郁金、香附、枳壳、八月札加强疏肝行气、和胃调中之力，兼能以其香燥之性，燥湿祛痰；党参、白术、陈皮、半夏补脾益气、祛湿化痰，如此脾虚得补，气滞痰凝得去；藤梨根解毒抗癌，焦山楂、焦神曲、焦麦芽和中以助运化。二诊时，患者肝气得舒，胃脘胀闷、便溏减轻，仍有乏力、纳差、口苦、大便稍不爽等症，因肝气乘脾虽有缓解，但机体正气与脾胃之气又遭化疗药物戕伤，治法当健脾气、助运化、生气血为主，同时消癥散结以除余邪。三诊时，患者化疗日久，气血耗伤较明显，所以治以消癥散结、健脾补肾、益气养血，增强患者抵抗力，提高患者生活质量。

第七节 肝 癌

肝癌为原发性肝癌的简称，是指发生于肝细胞或肝内胆管细胞的恶性肿瘤，是临床常见的恶性肿瘤之一。在我国感染肝炎病毒、过度饮酒、非酒精性脂肪性肝炎、长期食用被黄曲霉毒素污染的食物、各种其他原因引起的肝硬化，以及有肝癌家族史的人群，为肝癌的高危人群，尤其是年龄大于40岁的男性风险更大。肝癌的发病率在性别间差异较大，男女比例约为2.7∶1。该病属于中医"黄疸""积聚""胁痛"等范畴。

一、诊断依据

（一）临床表现

肝癌的早期临床表现不典型，往往容易被忽视。肝癌的典型症状和体征一般出现于中、晚期，常见右胁疼痛、腹部结块、腹胀大、黄疸、纳差、乏力、消瘦等临床表现。

1. 症状

（1）肝区疼痛：肝区疼痛多为肝癌的首发症状，表现为持续性钝痛或胀痛，疼痛部位常与肿瘤位置有关。肿瘤位于左叶时常表现为上腹痛，有时易误诊为胃部疾患；由于肿瘤迅速生长使肝包膜绷紧导致肿瘤侵犯膈肌，疼痛可放射至右肩或右背部；向右后生长的肿瘤可致右腰部疼痛。

（2）消化道症状：包括食欲减退、腹胀、恶心、呕吐、腹泻等，因缺乏特异性而易被忽视，可由肿瘤压迫、腹水及肝功能损害而引起。

（3）恶性肿瘤的全身表现：包括乏力、消瘦、营养不良，晚期少数患者可呈恶病质状。

（4）发热：一般为低热，偶达39℃以上，呈持续发热或午后低热或弛张型高热。发热常与癌肿坏死产物吸收有关。

2. 体征

（1）肝大：右胁部进行性肿大，为中晚期肝癌的主要体征，多在肋缘下被触及，呈局限性隆起，质地坚硬，表面及边缘不规则，常呈结节状。

（2）脾大：常为合并肝硬化所致，肿瘤压迫或门静脉、脾静脉内癌栓也能引起脾大。

（3）黄疸：是中晚期肝癌的常见体征，弥漫性肝癌及胆管细胞癌最易出现黄疸。

（4）腹水：为草黄色或血性，多数是在肝硬化的基础上合并门静脉或肝静脉癌栓所致。

（5）其他：肝区可出现血管杂音，肝区摩擦音提示肿瘤侵及肝包膜，肝外转移时则有转移部位相应的体征。

（二）辅助检查

1. 肿瘤标志物 甲胎蛋白（AFP）的检测是当前诊断肝癌和疗效监测常用且重要的指标。对于 AFP ≥ 400μg/L 超过 4 周，或 ≥ 200μg/L 持续 8 周，且能排除妊娠、生殖腺胚胎肿瘤和活动性肝病的患者，应该高度怀疑肝癌。

2. 肝脏超声检查 可用于肝癌的普查和治疗后随访，一般可显示直径 ≥ 2cm 的肿瘤。

3. 增强 CT 增强 CT 是肝脏超声和血清 AFP 筛查异常者明确诊断的首选影像学检查方法。腹部 CT 增强扫描可清楚显示肝癌的大小、数目、形态、部位、边界、肿瘤血供丰富程度，对于指导治疗及判断预后有重要意义。

4.MRI MRI 检出和诊断直径 ≤ 2.0cm 肝癌的能力优于增强 CT，能够提高小肝癌检出率，同时对肝癌与肝脏局灶性增生结节、肝腺瘤等鉴别有较大帮助，可以作为 CT 检查的重要补充。

5.PET–CT 有助于对肝癌进行分期及疗效评价，通过一次检查能够较全面地评价有无淋巴结转移及远处器官转移。

6. 选择性肝动脉造影 肝动脉造影可以明确肝脏的小病灶及肿瘤血供情况，在明确诊断后，还可以通过注射碘油来堵塞肿瘤供养血管达到治疗目的。

7. 病理学检查 对于缺乏典型肝癌影像学特征的肝占位性病变，病理学检查是诊断原发性肝癌的金标准。

二、辨证论治

（一）肝气郁结证

证候：右胁部胀痛，右胁下肿块，胸闷不舒，善太息，纳呆食少，时有腹泻，月经不调，舌苔薄腻，脉弦。

治法：消癥散结，疏肝理气。

基础用药：莪术、桃仁、当归、浙贝母、海藻、夏枯草。

辨证用药：柴胡、枳壳、香附、郁金、延胡索、白芍、川芎、陈皮。

（二）肝郁脾虚证

证候：胁肋胀痛，右胁下结块较大，质硬拒按，或同时见左胁下肿块，面色萎黄而暗，倦怠乏力，脘腹胀满，甚至腹胀大，皮色苍黄，脉络暴露，食欲不振，大便溏结不调，月经不调，舌红，苔白或白腻，脉弦细。

治法：消癥散结，疏肝健脾。

基础用药：三棱、莪术、延胡索、当归、丹参、夏枯草。

辨证用药：白芍、香附、炒白术、茯苓、泽泻、苍术、八月札、鸡内金、冬瓜皮、赤小豆。

（三）湿热毒聚证

证候：右胁疼痛，甚至痛引肩背，右胁部结块，身黄目黄，口干口苦，心烦易怒，食少厌油，腹胀满，便干溲赤，舌质红，苔黄腻，脉弦滑或滑数。

治法：消癥散结，清热利湿。

基础用药：当归、丹参、三棱、莪术、延胡索、白花蛇舌草。

辨证用药：茵陈、栀子、大黄、茯苓、猪苓、泽泻、柴胡、黄芩、蒲公英、香附。

（四）肝肾阴虚证

证候：胁肋疼痛，胁下结块，质硬拒按，五心烦热，潮热盗汗，头昏目眩，纳差食少，腹胀大，舌红少苔，脉细而数。

治法：消癥散结，滋养肝肾。

基础用药：醋鳖甲、醋龟甲、莪术、桃仁、当归、浙贝母、赤芍、夏枯草。

辨证用药：熟地黄、生地黄、山茱萸、山药、泽泻、牡丹皮、茯苓、益母草、泽兰、枸杞子。

三、典型病例

病案 1

康某，男，75 岁，2020 年 4 月 3 日初诊。

主诉：右胁胀满伴食欲不振 8 个月余。

现病史：患者 8 个月前无明显诱因出现右侧胁肋部胀满伴食欲不振，就诊于当地某三甲医院，查腹部 CT 考虑肝 S7 段小肝癌可能，家属因担心患者了解病情拒绝治疗。1 个月前，患者复查发现肝内肿物增大，遂行肝内肿物微波消融术，之后口服中药治疗，病情稳定。3 天前因饮食不节出现右胁胀满，食欲不振，自服健胃消食片，上症未缓解，为求中医诊治，前来就诊。既往慢性乙型肝炎病史 25 年，肝硬化病史 10 年。长期服用抗病毒药物及保肝药物。平素性格急躁。

现主症：右胁肋闷胀，隐痛不适，纳食减少，嗳气不舒，肢软乏力，大便稀溏，每日 4～5 次，小便短少。

查体：形体消瘦，肝病面容，全身皮肤未见瘀点瘀斑。浅表淋巴结未触及异常肿大。皮肤黏膜、巩膜未见黄染。心肺（－），腹部膨隆，无腹壁静脉曲张，肝区压痛明显，拒按，触诊肝下界于肋下 6cm，脾脏未触及，墨菲征（－），肝区叩痛，移动性浊音阴性，肠鸣音 7 次 / 分。双下肢轻度浮肿，肝掌（＋）。舌红，苔白腻，脉弦细。

辅助检查：肝胆胰脾彩超：肝 S7 段类圆形病变，最大直径约 34mm，考虑结节型肝癌可能。

西医诊断：肝恶性肿瘤。

中医诊断：胁痛。

辨证：肝郁脾虚证。

治法：消癥散结，疏肝健脾。

方药：醋三棱 10g，醋莪术 10g，当归 12g，丹参 15g，延胡索 12g，夏枯草 15g，茯苓 15g，炒白术 15g，香附 15g，白芍 12g，八月札 15g，白花蛇舌草

10g，鸡内金 20g。水煎取汁 400mL，日 1 剂，分早晚 2 次温服。14 剂。

2020 年 4 月 17 日二诊：患者右胁肋闷胀、隐痛不适较前减轻，大便次数减少，每日 2～3 次，仍肢软乏力，嗳气不舒。上方加党参 20g，柿蒂 6g。继服 14 剂。

2020 年 5 月 4 日三诊：患者右胁肋闷胀、隐痛不适明显减轻，小便调，大便正常，仍饮食量较少。上方加焦神曲 15g，焦山楂 10g，醋鳖甲 20g（先煎）。继服 14 剂。

2020 年 5 月 18 日四诊：患者右胁肋闷胀疼痛较前减轻，纳食好转，无隐痛不适，二便调。诸症均明显好转，继服 14 剂。

此后患者定期复诊，随症加减，病情控制平稳。

按语：患者为老年男性，主因"右胁胀满伴食欲不振 8 个月"前来就诊，结合腹部 CT 及彩超结果，西医诊断为肝恶性肿瘤，属中医"胁痛病"范畴。《灵枢·百病始生》"若内伤于忧怒，则气上逆，气上逆则六输不通，温气不行，凝血蕴里而不散，津液涩渗，著而不去而积皆成矣"，强调了内伤情志对积病的影响。该患者性格急躁，肝气郁结，气机不畅，故右胁肋闷胀，隐痛不适；肝气不疏，横逆犯胃，胃气上逆，则嗳气不舒；犯逆于脾，脾失运化，气血生化无源，则肢软乏力、纳食减少、大便稀溏；肝郁脾虚，气滞湿阻，则水道不利，故小便短少。结合舌脉，辨证为癥积阻络、肝郁脾虚证。治疗当以消癥散结、疏肝健脾。醋三棱、醋莪术消癥散结；延胡索活血止痛；当归、丹参活血养血；夏枯草散结消肿止痛；茯苓、白术疏肝健脾；香附、八月札、白芍增加疏肝行气缓急止痛之力；白花蛇舌草解毒抗癌；鸡内金消积化食。药已对证，故获良效。二诊时，肢软乏力，嗳气不舒，故以党参健脾益气，柿蒂降气止呃。三诊时，患者右胁肋闷胀，隐痛不适明显减轻，小便调，大便正常，仍饮食量较少，故加用焦神曲、焦山楂和胃消食，醋鳖甲软坚散结。后遵此方，患者病情平稳。

病案 2

赵某，男，68 岁，2019 年 6 月 6 日初诊。

主诉：间断性腹胀 1 年余，目黄身黄 1 周。

现病史：患者 1 年前无明显诱因出现腹胀、腹泻，遂就诊于某三甲医院，腹部增强 CT 提示肝左叶肝癌可能性大，行肝穿病理示穿刺小组织中见少量腺癌巢，后行 2 次肝癌肿瘤动脉选择性化疗栓塞术（TACE），间断口服中药治疗。1 周前患者出现轻度目黄、身黄，为求中医诊治，前来就诊。既往慢性乙型肝炎病史 20 年余。肝硬化病史 3 年。患者平素性格急躁。

现主症：身黄目黄，神倦乏力，口干口苦，心烦，右胁及腹部胀满，食欲不振，大便稀溏，日2次，小便黄少。

查体：形体消瘦，慢性病容。全身皮肤未见瘀点瘀斑。浅表淋巴结未触及异常肿大。皮肤黏膜、巩膜中度黄染。心肺（－），腹部膨隆，未见胃肠型及蠕动波，无腹壁静脉曲张，右侧胁肋部压痛，无反跳痛，肌紧张，肝右肋及剑突下约3cm可触及肝下缘，边缘钝，质韧，有触痛，表面有结节感，脾肋下未及，墨菲征（－），肝区叩痛，移动性浊音阳性，听诊肠鸣音3次/分。双下肢指凹性浮肿，四肢肌力、肌张力可。舌淡胖，苔黄腻，脉弦滑。

辅助检查：腹部增强CT：肝左叶见多发肿物，大者约5.3cm×5.4cm×4.4cm，肝硬化，肝周大量腹水。甲胎蛋白386ng/mL，天门冬氨酸氨基转移酶44U/L，丙氨酸氨基转移酶69U/L，总胆红素62.34μmol/L，直接胆红素42.15μmol/L。

西医诊断：肝恶性肿瘤。

中医诊断：黄疸。

辨证：湿毒结聚证。

治则：消癥散结，利湿解毒。

方药：醋三棱9g，醋莪术9g，延胡索12g，当归12g，丹参10g，白花蛇舌草15g，茵陈30g，栀子10g，大黄3g（后下），香附10g，白芍15g，白术15g，茯苓15g，猪苓15g，泽泻10g，鸡内金15g，金钱草20g，甘草6g。水煎取汁400mL，日1剂，分早晚2次温服。14剂。成药给予熊去氧胆酸口服。

2019年6月20日二诊：患者右胁及腹部胀满较前略减轻，仍精神较差，纳差便溏。前方基础上加黄芪30g，芡实30g。继服14剂。

2019年7月4日三诊：患者两胁胀满及腹部胀满好转，精神较前略好转，身黄、目黄如前，纳食略好转，大便成形，仍尿量少。在上方加白茅根20g。继服14剂。

2019年7月18日四诊：患者诸症略减轻。复查肝功能间接胆红素、直接胆红素无明显升高，彩超示中量腹水，继服14剂。

后患者间断服用中药，2019年12月初腹胀明显，黄疸加重，进食量明显减少，2019年底去世。

按：患者为老年男性，主因"间断性腹胀1年余，目黄身黄1周"就诊，结合腹部CT及彩超结果，西医诊断为肝恶性肿瘤，属中医"黄疸"范畴。患者乙肝邪毒长年损伤肝体，加之性格急躁，肝失疏泄，无以助脾之升散，脾失健运，气血乏源，湿热毒内蕴，发为本病。肝气郁结，故两胁胀满；肝气横逆犯脾，脾虚失运，气血生化不足，故见神倦乏力、食欲不振、大便稀溏；脾运化失职，水湿内生，水饮停滞，见腹部胀满；湿热交蒸，胆汁外溢于肌肤，出现身黄目黄；湿热所扰，气化不利，则见小便黄少；舌淡胖，苔黄腻，脉弦滑为湿毒结聚之象。结合舌脉，辨证为癥积阻络、湿毒结聚证。治疗当以消癥散结、利湿解毒为主。方中醋三棱、醋莪术消癥散结；延胡索活血行气；香附、当归、丹参、白芍行气养血活血；茵陈、栀子、大黄利湿解毒；白术、茯苓、猪苓、泽泻健脾利湿；鸡内金消导化食；金钱草清热利尿；白花蛇舌草解毒抗癌；甘草调和药性。诸药合用，共凑消癥散结、利湿解毒之效。二诊时，患者右胁及腹部胀满较前略减轻，仍精神较差，纳差便溏，为脾虚湿盛，予黄芪益气健脾，芡实健脾止泻。三诊时，患者精神较前略好转，身黄、目黄如前，纳食略好转，大便成形，仍尿量少，在上方加白茅根清热利小便。患者经中药治疗，一度病情平稳，但肝恶性肿瘤预后差，生存时间短，患者自黄疸出现，生存时间约半年，存活期间有一定生活质量，也体现了中医药治疗的价值。

病案 3

王某，男，64 岁，2019 年 12 月 12 日初诊。

主诉：间断性右上腹疼痛 4 个月余。

现病史：患者 4 个月前因情绪激动后出现右上腹疼痛，于当地医院查腹部 CT，诊断为肝右叶恶性肿瘤。腹部 B 超：肿物大者约 3.9cm×3.6cm×4.2cm，边界不清；无门静脉癌栓。因无法行根治性手术，故患者行 2 次肝癌介入化疗 + 栓塞，因无法耐受上述治疗，遂停止介入治疗。6 天前，患者右上腹疼痛加剧，为求中医药治疗，前来就诊。既往慢性乙肝病史 30 余年。

现主症：右上腹疼痛，乏力，四肢明显，腹部胀满，腰膝酸软，面色晦暗，口舌干燥，不欲饮食，夜尿频而量少，大便干。

查体：形体消瘦，精神较差，情绪低落，慢性病容，面色晦暗。腹平软，右上腹饱满，胁肋部压痛，肝脏肿大肋下 3cm，边缘钝，质韧，有触痛，脾未触及，墨菲征（－），腹叩鼓音，无移动性浊音，肝上界叩诊在第五肋间，肝区叩痛，听诊肠鸣音 5 次 / 分。双下肢指凹性水肿，四肢肌力、肌张力可。舌暗红，边尖有瘀斑，苔少，脉弦细。

辅助检查：腹部彩超：肝内实性占位，大小 4.6cm×3.5cm×4.5cm，胆囊增大，主胰管略宽，脾大。甲胎蛋白 199.6ng/mL，糖类抗原 19-9 174.8U/mL。

西医诊断：肝恶性肿瘤。

中医诊断：积聚。

辨证：肝肾阴虚证。

治法：消癥散结，滋养肝肾。

方药：醋鳖甲 20g（先煎），醋龟甲 10g（先煎），醋莪术 6g，桃仁 10g，当归 12g，浙贝母 15g，赤芍 9g，夏枯草 15g，熟地黄 15g，生地黄 15g，山茱萸 15g，山药 15g，泽泻 6g，牡丹皮 10g，茯苓 15g，泽兰 10g，益母草 20g，甘草 6g。水煎取汁 400mL，日 1 剂，分早晚 2 次温服。14 剂。

2019 年 12 月 26 日二诊：患者精神状态较前略好转，仍有乏力，腹部胀满，右上腹疼痛，腰膝酸软，大便干。上方去生地黄 20g；加车前子 10g，冬瓜皮 30g，郁李仁 10g，瓜蒌 25g。继服 14 剂。

2020 年 1 月 9 日三诊：患者乏力、腹部胀满较前减轻，纳食一般，小便略多，大便调。2020 年 12 月 26 日方加黄芪 30g，继服 14 剂。

之后患者坚持服用中药，以上方为基础随症加减，至今 2 年余，病情稳定。

按语：患者为老年男性，主因"间断性右上腹疼痛 4 个月"前来就诊，结合腹部 CT 结果，西医诊断为肝恶性肿瘤，属中医"积聚"范畴。患者初诊之时，积之日久，癌毒凝结于肝，耗伤气血，正气消残，肝肾亏虚，故见形体消瘦、腰膝酸软、面色晦暗等肝肾亏虚、精血不藏之象。结合舌脉，辨证为癥积阻络、肝肾阴虚证。治疗以消癥散结、滋养肝肾为大法。方中醋鳖甲、醋龟甲、莪术、桃仁、当归、浙贝母、赤芍、夏枯草消癥散结。熟地黄、山茱萸、山药为"三补"，茯苓、牡丹皮、泽泻为"三泻"，六味合用，其中补药用量重于泻药，是以补为主。重用熟地黄，肝脾肾三阴并补，以补肾阴为主。生地黄加强养阴之效。益母草、泽兰合用活血化瘀，利水消肿。甘草调和药性。二诊时，患者精神状态较前略好转，仍有乏力，腹部胀满，右上腹疼痛，腰膝酸软，大便干。上方去生地黄，加车前子、冬瓜皮、郁李仁、瓜蒌利水润肠通便。三诊时，患者症状减轻，故治守原法，结合病情变化，加黄芪益气扶正。对于肝癌治疗，用药遵"屡攻屡补，以平为期"，病情得以长期稳定。

第八节　胰腺癌

胰腺癌是一种恶性程度很高，诊断和治疗都难度较大的消化系统恶性肿瘤。约 90% 的胰腺癌为起源于腺管上皮的导管腺癌，其发病率和死亡率近年来明显上升。5 年生存率＜ 1%，是预后较差的恶性肿瘤之一。胰腺癌早期的确诊率不高，手术治愈率很低。本病发病率男性高于女性，男女之比为（1.5 ～ 2）：1。该病属于中医学"积聚""黄疸"的范畴。

一、诊断依据

（一）临床表现

胰腺癌的临床表现取决于癌瘤的部位、病程长短、有无转移以及邻近器官累及的情况。其临床特点是病程短，病情发展快和迅速恶化。

1. 症状　胰腺癌早期无典型症状，通常以上腹痛或上腹部饱胀不适为首发症状。胰腺癌的晚期症状与胰腺癌肿块的部位及侵犯范围有关。发生于胰头者，容易出现周身黄染，多数情况下不伴腹痛；发生于胰体、胰尾者，常因放射至腰背部的腹痛和腹部肿块而就诊。其他胰腺癌的晚期症状还包括消瘦、纳差、恶心、呕吐、乏力，甚至恶病质。

2. 体征

（1）上腹部压痛：常为胰腺癌较早期的体征。

（2）黄疸：是胰头癌最突出的症状。黄疸为持续性进行性加重，常伴有皮肤瘙痒，小便呈浓茶色，大便呈灰白色。近半数的患者可触及肿大的胆囊，临床上有梗阻性黄疸伴有胆囊肿大而无压痛者称为 Courvoisier 征，对胰头癌具有诊断意义。

（3）腹部包块：胰头癌的肿块多位于右上腹或脐上偏右；体尾癌则多在左上腹、中上腹的剑突与脐之间。包块多呈边界不清质硬的结节状肿块，一般有轻度压痛，并常有一定的活动度。

（4）脏器肿大：常见肝、脾、胆囊肿大。

（5）淋巴结肿大：多见锁骨上、腋下或腹股沟淋巴结肿大。

（6）症状性糖尿病：若糖尿病患者出现持续性腹痛，或老年人突然出现糖尿病，或原有糖尿病近期突然病情加重时，应警惕发生胰腺癌的可能。

（二）辅助检查

1. 实验室检查

（1）肝功能：血清胆红素明显升高，其中以直接胆红素升高为主。血碱性磷酸酶也可以明显升高。

（2）肿瘤标志物：约70%胰腺癌患者癌胚抗原（CEA）可升高，但无特异性。糖类抗原19-9（CA19-9）被认为是诊断胰腺癌的指标之一。

2.超声 超声下可见到低回声的肿瘤，扩张的胰管、胆管，间接所见往往成为发现小胰癌的线索。超声内镜因超声探头仅隔胃、十二指肠壁对胰腺体尾和头部扫描，不受胃肠道气体干扰。

3.CT 扫描 CT扫描是目前诊断胰腺癌的主要方法，可以显示胰腺肿块的位置、大小及其与周围血管的关系，但＜2cm的胰腺肿块约1/3无明显改变。

4.MRI MRI可显示胰腺轮廓的异常，根据T1加权像的信号高低，可以判断早期局部侵犯和转移。MPI对判断胰腺癌，尤其是局限在胰腺内的小胰癌以及有无胰周扩散和血管侵犯方面优于CT扫描，是胰腺癌手术前预测的较好方法。

5. 内镜逆行胰胆管造影（ERCP） ERCP能同时显示胰管、胆管和壶腹部，对不明原因的阻塞性黄疸很有价值，此外还能直接观察十二指肠乳头，并收集胰液行细胞学检查。

6.细胞学检查 目前多主张术前在超声或CT引导下经皮细针穿刺抽吸胰腺肿块进行细胞学检查。细胞学检查对胰腺癌有很高的诊断价值，对于晚期不能手术的患者，可以明确诊断。

二、辨证论治

（一）湿热瘀结证

证候：身目黄疸，日渐加深，黄色鲜明，皮肤瘙痒，大便陶土色，小便黄赤，上腹疼痛，并有肿块，发热烦渴，呕血便血，舌质暗红，舌苔黄腻而厚，脉弦滑数。

治法：消癥散结，清热利湿。

基础用药：桃仁、红花、浙贝母、夏枯草、三棱、莪术、海藻、山慈菇。

辨证用药：藿香、茵陈、郁金、金钱草、半枝莲、白英、大蓟、小蓟、地榆、生地黄、藤梨根。

（二）寒湿中阻证

证候：上腹部疼痛，并向腰背部放射，食欲不振，恶心呕吐，神疲乏力，身目色萎黄如烟熏，形寒肢冷，大便溏薄，舌质淡，苔白腻，脉濡缓。

治法：消癥散结，温中散寒。

基础用药：浙贝母、夏枯草、土鳖虫、三棱、莪术、山慈菇。

辨证用药：炮姜炭、炮附子、吴茱萸、淫羊藿、肉桂、补骨脂、焦三仙、干姜。

（三）肝郁脾虚证

证候：消瘦，纳呆，上腹部不适或按之痛减，肢体乏力或腹泻，大便稀溏，舌质淡，苔薄或白腻，脉濡细。

治法：消癥散结，疏肝健脾。

基础用药：桃仁、红花、浙贝母、夏枯草、三棱、莪术。

辨证用药：柴胡、黄芩、香附、延胡索、清半夏、陈皮、党参、炒白术、茯苓、鸡内金。

（四）肝阴亏损证

证候：上腹痞满或触及肿物疼痛，烦热口干，低热盗汗，胸胁不舒或疼痛，消瘦纳呆，舌质红少苔或光剥有裂纹，脉弦细或细涩。

治法：消癥散结，滋养肝阴。

基础用药：当归、红花、浙贝母、夏枯草、三棱、莪术。

辨证用药：沙参、麦冬、白芍、山茱萸、生地黄、枸杞子、川楝子。

三、典型病例

病案 1

闫某，男，64 岁，2019 年 3 月 3 日初诊。

主诉：间断性上腹部饱胀不适 3 个月。

现病史：患者 3 个月前无明显诱因出现进食后上腹部饱胀不适，食欲欠佳，就诊于某三甲医院，查生化提示转氨酶及胆红素升高，腹部超声示胰腺体部低回声包块，腹部增强 CT 考虑胰体部胰腺癌可能，遂行手术治疗，病理为中 - 低导管腺癌。术后患者仍感进食后腹胀，为求中医诊治，前来就诊。既往糖尿病病史 20 余年，血糖控制尚可。既往饮酒史 10 余年。

现主症：进食后腹胀，乏力，胸胁胀痛，气短，食欲欠佳，口淡无味，夜寐欠安，大便溏，日 2～3 次，小便黄。

查体：体形消瘦，心肺（-），左上腹压痛，未扪及包块，肝脾肋下未及，移动性浊音阴性。舌质淡，苔薄，脉濡细。

辅助检查：上腹部 CT：胰、十二指肠切除术后改变，术区结构紊乱。糖类抗原 19-9 85U/mL。

西医诊断：胰腺恶性肿瘤。

中医诊断：积聚。

辨证：肝郁脾虚证。

治法：消癥散结，疏肝健脾。

方药：桃仁 10g，红花 10g，浙贝母 15g，夏枯草 15g，醋三棱 6g，醋莪术 6g，山慈菇 6g，柴胡 10g，清半夏 9g，香附 10g，茯苓 15g，陈皮 10g，醋延胡索 15g，鸡内金 15g。水煎取汁 400mL，日 1 剂，分早晚 2 次温服。7 剂。

2019 年 3 月 10 日二诊：患者诉周身乏力、气短略减轻，仍有胸胁胀痛，食欲欠佳，进食后腹胀，寐可，大便可，小便黄。前方加焦山楂 15g，焦神曲 15g，焦麦芽 15g。继服 14 剂。

2019 年 3 月 24 日三诊：患者食欲较前好转，仍有乏力，偶有腹胀，大便不成形。上方加黄芪 50g，芡实 20g。继服 14 剂。

之后患者一直服用中药，巩固疗效。3 个月后回访，患者症状缓解，肿瘤标志物在正常范围内。6 个月回访，患者糖类抗原 19-9 为 42U/mL，遂给予中药加化疗药物治疗。截止到 2020 年底，患者形体消瘦，食欲差，生命体征平稳。

按：患者为老年男性，主因"上腹部饱胀不适 3 个月"前来就诊，结合腹部超声、CT、手术病理结果，西医诊断为胰腺恶性肿瘤，属中医"积聚病"范畴。患者年老体虚，脏腑功能减弱，脾失健运，则湿浊内生。湿困脾胃，阻塞气机，胃失和降，则脘腹胀满、纳欠佳。湿邪下注大肠，则大便溏薄。湿困脾阳，故倦怠乏力。湿壅木郁，肝失疏泄，经气郁滞，则胸胁胀痛。结合舌脉，辨证为癥积阻络、肝郁脾虚证。治以消癥散结，疏肝健脾。方中桃仁、红花、浙贝母、夏枯草、三棱、莪术消癥散结；陈皮、清半夏、茯苓祛湿化痰，降逆止呕；党参、茯苓、炒白术益气健脾；柴胡、黄芩、香附、鸡内金疏肝健脾，行气止痛，消食和胃。二诊时，患者乏力、气短略减轻，仍有胸胁胀痛，食欲欠佳，进食后腹胀，寐可，大便可，小便黄。前方治疗有效，加焦三仙加强和胃消食作用。三诊时，患者食欲好转，仍有乏力，偶腹胀，大便不成形，故加黄芪、芡实益气扶正，健脾止泻。后患者一直服用中药，3 个月后回访，症状缓解。本案例治疗注重固护脾胃，补养气血，提高正气，加少量攻伐药物祛邪，消癥散结与疏肝健脾合用，随症加减，收到了较好的治疗效果。胰腺恶性肿瘤预后较差，对于长期疗效需要进一步随访，密切观察病情，积极治疗。

病案 2

袁某，男，52 岁，2018 年 6 月 11 日初诊。

主诉：间断性上腹部疼痛不适 2 个月余。

现病史：患者 2 个月前因上腹部疼痛不适伴目黄就诊于某三甲医院。行腹部CT 检查示胰头占位。核磁共振胰胆管造影考虑胰腺癌可能，梗阻性黄疸。查无手术禁忌，遂行胆道支架置入术。1 个月前在某空军医院行上腹部放疗后，患者食欲下降、目黄、身黄。7 天前患者上腹部疼痛加重，为求中医诊治，前来就诊。

现主症：上腹胀满疼痛，神疲乏力，身黄，目黄，形寒肢冷，肠鸣，胃纳欠佳，大便溏薄，日 3 ~ 4 行，小便黄，夜寐欠安。

查体：形体消瘦，慢性病容，皮肤、面部及巩膜轻度黄染。心肺（-），腹壁静脉曲张，腹软，上腹压痛，未扪及包块，肝脾肋下未及。舌质淡暗，苔白腻，脉细无力。

辅助检查：腹部 CT：胰头占位，考虑胰腺癌可能性大。核磁共振胰胆管造影：肝内胆管、胰管明显扩张，胰头增大，胆总管、肝门梗阻，胰腺癌可能，梗阻性黄疸。生化检查：总胆红素 175.1μmol/L，谷丙转氨酶 43U/L，谷草转氨酶 29U/L。

西医诊断：胰腺恶性肿瘤。

中医诊断：黄疸。

辨证：寒湿中阻证。

治法：消癥散结，温中散寒。

方药：浙贝母 12g，夏枯草 12g，醋三棱 6g，醋莪术 6g，土鳖虫 6g，山慈菇 15g，炮姜炭 6g，炮附子 10g（先煎），干姜 6g，淫羊藿 10g，补骨脂 10g，郁金 12g，鸡内金 12g，茵陈 20g，炒栀子 10g，牡丹皮 10g，薏苡仁 30g。水煎取汁 400mL，日 1 剂，分早晚 2 次温服。14 剂。

2018 年 6 月 25 日二诊：患者精神略好转，皮肤、双目黄疸略减轻，但胃纳仍然欠佳，大便日行 2 ~ 3 次，偶有肠鸣，夜寐安，舌淡白，苔白腻，脉细无力。上方加炒白术 15g，茯苓 15g，焦神曲 15g，陈皮 12g。继服 14 剂。

2018 年 7 月 9 日三诊：患者皮肤及两目黄疸减轻，尿色偏黄，大便每天 1 ~ 2 行，已转实，矢气重，胃纳尚可，夜寐安。生化检查：总胆红素 52.4μmol/L，谷丙转氨酶 32U/L，谷草转氨酶 25U/L。上方去炮姜炭、炮附子；加黄芪 30g，八月札 10g。继服 14 剂。

之后患者继续中药巩固治疗。2019 年 4 月底患者病情加重，在家中去世。

按：患者为老年男性，主因"间断上腹部疼痛不适 2 个月余"就诊，结合腹部 CT、核磁共振胰胆管造影结果，西医诊断为胰腺恶性肿瘤，属中医"黄疸病"范畴。患者患病日久，积损正衰，故形体消瘦。中阳不足，脾胃虚弱可见神疲乏力、肠鸣、胃纳欠佳等症状。阳虚不化，中焦虚寒，可见神疲、便溏、舌淡暗、脉细无力。寒湿中阻，壅塞肝胆，土反侮木，肝失疏泄，气机不畅，胆液不循常道，可见上腹胀痛、面黄、目黄、身黄、尿黄等症。结合舌脉，辨证属癥结阻络、寒湿中阻证。治以消癥散结、温中散寒。经过治疗，患者气机条畅，肝胆疏泄如常，胆液渐循常道，面、皮肤、目睛黄渐退，尿黄则为湿邪外泄之象。因中阳已复，寒食得化，则食欲转佳、大便转实。腹胀稍缓而矢气重为中焦气机通达之象，故加炒白术、茯苓、陈皮、焦神曲健脾和胃。患者三诊时中阳渐复，故去炮姜炭、炮附子以防辛热伤阴；同时中焦气机渐畅，升降如常，则加重益气健脾理气药物如生黄芪、八月札，嘱患者继续长期服药，以巩固疗效。患者自发现胰头癌，梗阻性黄疸生存近 1 年。

病案 3

张某，男，74 岁，2018 年 11 月 28 日初诊。

主诉：上腹部疼痛，伴恶心、食欲不振 1 个月余。

现病史：患者 1 个月前因饱食后出现上腹部疼痛，伴恶心、食欲不振，在当地某医院行腹部彩超见胰头有一规则实质性肿块，查肿瘤标志物 CA19-9 674.2U/mL，考虑胰腺癌。因患者体质较弱，家属拒绝行手术、放化疗，为求中医诊治，前来就诊。既往糖尿病病史 20 余年，现早、晚各注射胰岛素甘舒霖 23U，早、中、晚口服盐酸二甲双胍缓释片 1 片，平素血糖控制尚可。

现主症：上腹部胀痛，恶心，食欲不振，乏力，睡眠欠安，大便调，小便深黄。

查体：神情抑郁，形体消瘦，慢性病容，皮肤、面部及巩膜轻度黄染。浅表淋巴结无肿大。心肺（-），中上腹压痛，未扪及包块。肝脾肋下未及。移动性浊音阴性。舌淡暗，苔黄厚少津，脉弦滑。

辅助检查：上腹部 CT 平扫＋增强：胰头占位（2.0cm×1.7cm），肝内外胆管不同程度扩张，胆总管管壁增厚，胰腺段局部变窄，增强扫描增厚，胆总管囊壁明显强化，胆囊增大。肿瘤标志物 CA19-9 892.3U/mL；血清谷丙转氨酶 199U/L，谷草转氨酶 137U/L，谷氨酰转肽酶 605U/L，总胆红素 39.7μmol/L，直接胆红素 20.7μmol/L，间接胆红素 19.0μmol/L；空腹血糖 7.14mmol/L；血红蛋白 118g/L。

西医诊断：胰腺恶性肿瘤。

中医诊断：积聚。

辨证：湿热瘀结。

治法：消癥散结，清热利湿。

方药：桃仁 12g，红花 10g，浙贝母 15g，夏枯草 15g，醋三棱 6g，醋莪术 6g，太子参 15g，白术 10g，茯苓 15g，生甘草 6g，茵陈 20g，白茅根 10g，藤梨根 15g，炒麦芽 15g，鸡内金 20g。水煎取汁 400mL，日 1 剂，分早晚 2 次温服。14 剂。

2018 年 12 月 12 日二诊：患者服上方后上腹部胀痛、恶心略减轻，食欲稍增，精神稍振作，余症同前，舌淡暗，苔黄厚，脉弦滑。前方加藿香 10g，薏苡仁 30g。继服 14 剂。

2018 年 12 月 26 日三诊：患者上腹胀痛减轻，已无恶心，纳食、睡眠好转，仍乏力，大便淡黄，小便深黄，周身黄染有所减轻，舌淡红，苔黄，脉弦滑。效不更方，继服 14 剂。

2019 年 1 月 9 日四诊：家属代诉患者胃稍胀痛，有时疲乏懒动，大便溏。超声：胰头肿块 19mm×15mm，胆总管扩张 10mm。肿瘤标志物 CA19-9 485.6U/mL；血清谷丙转氨酶 114U/L，谷草转氨酶 87U/L，谷氨酰转肽酶 572U/L，总胆红素 31.4μmol/L，直接胆红素 14.4μmol/L，间接胆红素 17.0μmol/L。前方加猫爪草 20g，菝葜 10g。继服 14 剂。

之后患者继续服用中药，巩固疗效。3 个月后回访，患者精神好，无明显腹痛，偶有腹泻。

按：患者主因"上腹部疼痛，伴恶心、食欲不振 1 个月余"前来就诊，结合腹部彩超、CT 结果，西医诊断为胰腺恶性肿瘤，属中医"积聚病"范畴。胰腺癌病位主要在脾，与肝胆关系密切。七情内伤，饮食不节，久而积之使肝脾受损，脏腑失和，进而导致气滞、血瘀、毒热、痰湿相互搏结成积，进一步损伤正气，致癌毒内生，浸淫蔓延。脾胃虚弱，运化失司，气血生化乏源故见食欲不振、乏力。肝胆感受外邪，或过食肥甘，产生湿热，湿热交蒸，胆失疏泄，胆汁外溢肌肤，则面目身黄、皮肤瘙痒。湿热壅滞中焦，胃失和降而上逆，则恶心、呕吐。结合舌脉，辨证为癥结阻络、湿热瘀结证。治疗以消癥散结、清热利湿为主。方中桃仁、红花、浙贝母、夏枯草、醋三棱、醋莪术消癥散结；四君子汤加减以健脾益气；茵陈化湿清热退黄；藤梨根解毒抗癌；白茅根利小便；炒麦芽、鸡内金等以助运化。张元素主张"养正积自除"。《证治汇补·积聚》载："若徒用磨坚破积之药，只损真气，积虽去而体已惫，虽或暂时通快，药过依然，气愈耗而积愈大，惟当渐磨溶化，攻补兼施。"二诊时患者上腹部胀痛、恶心略减轻，食欲稍增，精神稍振作，故加藿香、薏苡仁祛湿解毒。三诊效不更方。四诊家属代诉患者胃稍胀痛，有时疲乏懒动，大便溏，超声检查肿物略缩小，故加猫爪草、菝葜加强解毒抗癌之效。本案治疗消癥散结以祛邪，益气健脾助化以扶正，同时清热利湿以退黄，取得了较好的治疗效果。

第九节　子宫肌瘤

子宫肌瘤是指由于子宫平滑肌组织增生而形成的良性肿瘤。子宫肌瘤中含有少量纤维结缔组织，是女性生殖器最常见的良性肿瘤。该病属于中医"癥瘕"范畴。

一、诊断依据

（一）临床表现

1. 症状　本病多数患者无明显症状，仅是在妇科检查或手术时偶被发现，症状的出现及其轻重与肌瘤的部位、生长速度及肌瘤有无变性关系密切，与肌瘤大小、数目关系不大，主要症状如下。

（1）月经改变：月经改变是子宫肌瘤最常见的症状，表现为经量增多、周期缩短、经期延长、不规则阴道流血等。

（2）腹部肿块：下腹部肿块常为子宫肌瘤患者的主诉。患者常诉腹部胀大，下腹扪及肿块，多位于下腹正中，质硬，形态不规则。

（3）腰酸、下腹坠胀、腹痛：部分患者有下腹坠胀、腰背酸痛等。

（4）白带增多：肌瘤使子宫腔增大，内膜腺体分泌增多，盆腔充血或炎症亦能致白带增多。

（5）压迫症状：肌瘤压迫膀胱，出现尿频、排尿障碍、尿潴留等；压迫输尿管可导致肾盂积水；压迫直肠可致便秘、里急后重、大便不畅等。

（6）不孕：肌瘤压迫输卵管使之扭曲，或使宫腔变形妨碍受精卵着床而致不孕。

（7）贫血：月经过多、经期延长、不规则阴道流血可导致继发性贫血，严重时有全身乏力、面色苍白、气短、心慌等症状。

2. 体征　本病的体征与肌瘤的大小、位置、数目以及有无变性有关。

（1）腹部检查：若子宫增大超过妊娠 3 ～ 4 个月子宫大小时，可在下部扪及包块，质硬、不规则，无明显压痛。

（2）妇科检查：如为肌壁间肌瘤，则子宫增大，表面有不规则结节状突起，呈单个或多个；浆膜下肌瘤可扪及质硬球形肿物，与子宫有细蒂相连，可活动；黏膜下肌瘤的子宫多为均匀性增大，有时宫颈口扩张，瘤体位于宫颈口内或脱出在阴道内，红色，表面光滑，质硬。

（3）贫血貌：有继发性贫血者，查体时发现口唇、颜面、眼睑苍白及甲床充盈不良等。

（二）辅助检查

1. B 超检查　可明确肌瘤大小、数目、部位以及肌瘤内是否均匀或液化囊变等。

2. 探测宫腔及诊断性刮宫　通过探测可发现宫腔深度的改变及宫腔变形或宫腔凹凸不平。诊断性刮宫能感到宫腔内有凸凹不平感。

3. 子宫碘油造影　对诊断子宫黏膜下肌瘤有一定的价值，可见宫腔内有充盈缺损。

4. 宫腔镜检查　可在直视下观察宫腔内情况，查出黏膜下肌瘤。

5. 腹腔镜检查　可在直视下辨认子宫肌瘤，即使是较小的浆膜下肌瘤也容易发现，并可正确鉴别肌瘤与卵巢肿瘤。

二、辨证论治

1. 气滞证

证候：小腹包块，积块不坚，推之可移，或上或下，痛无定处，小腹胀满，胸闷不舒，精神抑郁，或月经不调，舌质淡红，苔薄白，脉沉而弦。

治法：消癥散结，行气导滞。

基础用药：莪术、三棱、桃仁、丹参、海藻、夏枯草。

辨证用药：丁香、枳壳、陈皮、郁金、川楝子、小茴香。

2. 血瘀证

证候：小腹有包块，积块坚硬，固定不移，疼痛拒按，伴面色晦暗，肌肤乏润，月经量多或经期延后，经色暗，有血块，口干不欲饮，舌质紫暗，边有瘀斑、瘀点，苔薄，脉沉涩。

治法：消癥散结，破瘀。

基础用药：赤芍、牡丹皮、桃仁、皂角刺、海藻、三棱、莪术。

辨证用药：桂枝、茯苓、泽泻、水蛭、蒲黄。

3. 痰湿证

证候：小腹部包块，时有作痛，按之柔软。偏寒则带下色白量多、质黏腻，月经后期，或闭而不行，形体畏寒，胸脘满闷，舌体胖，舌质暗紫，苔白腻，脉细满而沉滑；偏热则带下色黄、质黏腻，有臭味，甚则如脓，胸闷烦躁，发热口渴，尿少色黄，舌质红，苔黄腻，脉弦大或滑数。

治法：消癥散结，理气化湿。

基础用药：橘核、夏枯草、三棱、莪术、红藤、当归、丹参、延胡索。

辨证用药：苍术、山药、芡实、白术、茯苓、川芎、青皮、陈皮。

4. 气虚证

证候：小腹部包块，时有作痛，按之柔软，经期延长，经量多，神疲乏力，纳差，大便稀，舌苔薄白，边有齿痕，脉沉细。

治法：消癥散结，补气健脾。

基础用药：夏枯草、鳖甲、牡丹皮、莪术、三棱、龙骨、牡蛎。

辨证用药：太子参、党参、南沙参、黄芪、白术、枳壳、茯苓。

三、典型病例

病案 1

杨某，女，45 岁，2009 年 9 月 1 日初诊。

主诉：腹痛伴白带增多 2 个月。

现病史：患者 2 个月前出现腹痛，伴带下量多，遂就诊于河北医科大学第一附属医院治疗，行 B 超检查及白带常规，诊断为子宫肌瘤、阴道炎，予抗生素消炎治疗后白带量较前减少，腹痛未见减轻。半个月前，患者腹痛明显加重，伴白带增多，遂来就诊。

现主症：腹痛，以下腹部为主，呈胀痛，带下量多，色白、质黏腻，月经后期，形体畏寒，胸脘满闷，尿频、尿急。素体肥胖，嗜食肥甘厚味。

查体：小腹部包块，压痛，无反跳痛，按之柔软，外阴已产型，阴道分泌物量较多，色白，质清，无异味；宫颈轻度糜烂，宫体前位，大小活动正常，轻压痛；双附件无异常。舌质紫暗，苔白腻，脉弦。

辅助检查：B 超：子宫肌瘤（3.0cm×2.6cm×1.5cm），宫颈纳氏囊肿。白带常规：白细胞阴性，清洁度Ⅳ度。

西医诊断：子宫肌瘤。

中医诊断：癥瘕。

辨证：痰湿证。

治法：消癥散结，理气化湿。

方药：橘核 10g，夏枯草 15g，三棱 10g，莪术 10g，红藤 10g，苍术 10g，茯苓 15g，山药 15g，白术 10g，白果 15g，芡实 10g，川芎 12g，连翘 15g，车前子 12g，黑荆芥 10g，甘草 6g。4 剂，每日水煎 400mL，分 2 次温服，每次 200mL，2 日 1 剂。

2009 年 9 月 22 日二诊：患者带下量正常，尿频、尿急好转，末次月经 2009 年 8 月 21 日，舌质紫暗，苔白，脉弦。患者症状缓解，缓则治其本，治疗重点在消癥。处方：桃仁 12g，赤芍 12g，三棱 10g，荔枝核 12g，枳壳 10g，川芎 10g，白术 12g，茯苓 15g，薏苡仁 20g，党参 12g，苍术 10g，法半夏 12g，陈皮 10g，甘草 6g。非月经期服药，饭后 1 小时服，每月 10 剂，共服 3 个月。

2010 年 1 月 22 日三诊：患者治疗后无不适，带下正常。近 3 个月来每月月经 5～7 天干净。末次月经 2010 年 1 月 1 日。2010 年 1 月 20 日行 B 超检查：多发性子宫肌瘤，最大 2.2cm×1.4cm。守方治疗，30 剂，服法同上。

2010 年 8 月 5 日四诊：患者服药后月经周期由原来的 30～50 天，调整为 34～38 天。末次月经 2010 年 7 月 5 日。原方加当归 12g，枸杞子 12g。30 剂。补血以防止长期服消瘤攻伐药伤阴耗血。

2011 年 1 月 31 日五诊：患者末次月经 2011 年 1 月 1 日，量中。2010 年 12 月 22 日行 B 超检查：子宫、双附件未见异常。患者子宫肌瘤已消，嘱定期复查 B 超。

按：患者为中年女性，主因"腹痛伴白带增多 2 个月"就诊，结合目前症状、体征、辅助检查，西医诊断为子宫肌瘤，中医诊断为癥瘕，四诊合参，辨证为痰湿证。患者素体肥胖，加之饮食不节，嗜食肥甘厚味之品，伤及脾脏，脾虚痰湿内生，阻碍气机运行，气滞血瘀，而致痰瘀互结发为癥瘕，属痰湿证。初诊时，因患者带下量多、尿频尿急，影响生活，所以急则治其标，故用橘核、夏枯草、三棱、莪术、红藤消癥散结，苍术、茯苓、山药、白术、白果、芡实、川芎、连翘、车前子、黑荆芥、甘草健脾理气化湿。在解除带下量多、尿频尿急症状之后，葛建立主任医师未急于治疗经期延长与月经后期，而是缓则治其本，重用消癥散结之品，以消除肌瘤为主要目的，一直守方治疗，疗效突出，体现了"治病必求于本"的思想。

病案 2

李某，女，45 岁，2011 年 12 月 7 日初诊。

主诉：经期延长伴经量多 1 年余，加重 1 个月。

现病史：患者 1 年前因暴怒后出现经期延长，经期 10～15 天，量多，色暗，有血块，未重视及系统治疗。1 个月前，患者病情加重，月经量多，周身乏力，今为求中西医结合治疗而就诊。

现主症：经期延长，月经量多，偶有腰酸腹痛，面色苍白，乏力易倦，纳差，大便稀，每日 1～2 次，小便调。平素性情急躁易怒。

查体：面色苍白，腹部可触及包块，压痛。舌暗淡，边有齿痕，舌苔薄白，脉沉细。

辅助检查：B 超：子宫 5.5cm×4.1cm×5.2cm，内膜厚 0.9cm，前后壁可见多个低回声区，最大者 3.2cm×3.5cm。右卵巢 2.0cm×1.7cm，左卵巢 1.9cm×2.3cm，提示多发性子宫肌瘤。血常规：白细胞 $6×10^9$/L，红细胞 $3.3×10^{12}$/L，血红蛋白 96g/L。

西医诊断：子宫肌瘤。

中医诊断：癥瘕。

辨证：气血两虚证。

治法：消癥散结，补气健脾。

方药：夏枯草 15g，制鳖甲 15g，牡丹皮 15g，莪术 12g，太子参 30g，党参 15g，南沙参 15g，生黄芪 15g，白术 10g，枳壳 10g，花蕊石 15g，炒蒲黄 12g，煅龙骨 30g，煅牡蛎 30g，益母草 15g，贯众 15g，白茅根 15g，马齿苋 15g，三七粉 3g（分冲），阿胶 9g。水煎服。7 剂。

2011 年 12 月 14 日二诊：3 剂后，患者出血明显减少，12 月 11 日出血止，诸症、苔脉同前。处方：鬼箭羽 15g，夏枯草 15g，制鳖甲 15g，丹参 15g，牡丹皮 15g，莪术 12g，生牡蛎 30g（先煎），鸡内金 15g，浙贝母 15g，桂枝 10g，茯苓 15g，王不留行 12g，川牛膝 15g，生黄芪 15g。水煎服。14 剂。

三至六诊均为 2011 年 12 月 7 日方及 12 月 14 日方的加减运用，每月月经来潮时出血明显减少。

2012 年 3 月 1 日六诊：2 月 24 日月经来潮，量中，较前明显减少，色鲜红，有少量血块，无腹痛，今日血止，纳可，二便调。查 B 超：子宫 5.0cm×3.9cm×4.7cm，内膜厚 0.5cm，前后壁可见多个低回声区，最大者 2.5cm×2.3cm，提示多发子宫肌瘤。查血常规：白细胞 $5.9×10^9$/L，红细胞 $3.8×10^{12}$/L，血红蛋白 124g/L。嘱患者定期复查。

随访半年，患者月经正常，B 超未见肌瘤生长。

按：患者为中年女性，主因"经期延长伴经量多 1 年余，加重 1 个月"就诊，西医诊断为子宫肌瘤，中医诊断为癥瘕。此患者病程较长，阴血亏虚，阴虚致热，炼液成痰，气随血耗导致气虚，气虚运血无力，血流缓慢，日久成瘀，停蓄胞宫，痰瘀互结则成癥瘕；瘀血日久又可损伤正气，进而加重血瘀。葛建立教授治疗时采用经期和非经期的分期疗法。经期治疗消癥散结，益气缩宫止血，以补为主，补于消之上，消寓补之中。方中夏枯草、鳖甲、牡丹皮、莪术、三棱、煅龙骨、煅牡蛎消癥散结而又收敛固涩止血；党参、黄芪、太子参、南沙参补气摄血，补而不燥；白术、枳壳二药相配，取《妇科玉尺》束胎丸固冲任之义，益气缩宫止血；花蕊石、炒蒲黄化瘀止血；益母草、贯众活血凉血止血；白茅根、马齿苋清热凉血，收敛止血；三七粉能化瘀止血。非经期用药着重于消，寓补于消之中，寓消于补之上。治以消癥散结，兼以益气。方中鬼箭羽、制鳖甲、生牡蛎、浙贝母消癥散结；桂枝、牡丹皮、茯苓三药配伍取桂枝茯苓丸之义，以活血化瘀、缓消癥块；丹参通行血脉，祛瘀止痛而治疗癥瘕积聚；莪术、王不留行破血散瘀消癥，通利血脉；川牛膝活血散瘀止痛，补肾强腰，并能导诸药下行胞宫，作用于病处；黄芪益气健脾，使中气充盛以统血，脾气健运以运化瘀血，瘀血去，新血生，而出血止。一诊正值经期出血量多，故以益气缩宫为主，兼以消癥散结。二诊血止后以消癥散结，兼以补气健脾为主。结合病情，酌用攻补，疗效明显。

第十节　子宫癌

子宫癌，是妇女常见的、多发的癌瘤病之一，占妇女癌瘤的首位。子宫分宫颈、宫体、宫底 3 个部分。发生在子宫最下端的癌瘤，称宫颈癌；发生在子宫腔里边的癌瘤，称宫体癌。子宫癌，也就包括宫颈癌与宫体癌。子宫癌从外观上可分为菜花型（乳头状）、溃疡型、弥漫浸润型、结节型等4种类型；从病理上分为鳞状细胞癌（占多数）、腺癌与混合癌（较少见）。子宫癌多发生在20岁以上，发病率随年龄而增加，35～55岁为最多，60岁以上，发病率有下降趋势。本病属于中医"石瘕""瘕聚""血枯""血癥""崩漏"及"带下"等范畴。

一、诊断依据

（一）临床表现

1. 症状

（1）初起症状：多数患者没有症状。个别患者在性交后有点状出血。一般妇女，在绝经后出血，或在月经前后阴道出现滴血，就要注意是否为宫颈或宫体癌。年近绝经的妇女，如果发现月经量反而增多，或不规则的阴道出血，或1个月月经来几次，或是劳动以后就有阴道出血等现象，必须注意子宫癌。子宫颈癌往往能引起大出血和多次出血，并且可因出血造成脏器衰竭和严重的贫血。多数子宫癌患者，白带增多。如果癌瘤继续发展，有感染和组织坏死时，往往会排出混有血丝或血液的白带，或是有恶臭气的白带，有的在白带内混有坏死脱落的癌组织块物。病情进一步发展，可出现尿频或尿失禁，或由阴道流出血臭水，并且表现出恶病质。

（2）肿瘤压迫症状：当癌瘤侵犯膀胱以后，患者的小便次数增多，或是尿不出来，或是尿道疼痛；严重时，可出现脓尿或是血尿；更严重时，可出现尿闭，发生尿毒症。当癌瘤侵犯直肠的时候，患者的大便次数增多，或是便秘，一部分患者，在解大便的时候疼痛或便血。癌瘤晚期患者，大部分有食欲不振，面黄消瘦，体重减轻。

2. 体征
早期多无明显体征。晚期患者可有远处转移。转移的部位不同，则出现的体征也不同，较常见的是锁骨上及腹股沟淋巴结转移，在其部位可出现结节或肿块。肿瘤可以通过血管或淋巴系统扩散到远处器官而出现相应部位的转移灶。

（二）辅助检查

1. 宫颈细胞刮片检查
宫颈细胞刮片检查是发现早期宫颈癌有效的检查方法。对已婚妇女，妇科检查或人群普查时，都应常规进行宫颈细胞刮片检查作为筛查手段。过去宫颈刮片多用小脚板，后来采用双取器，现在有了液基细胞学薄片技术，在很大程度上提高了细胞学的阳性诊断率。

2. 碘试验 碘试验是将碘溶液涂在宫颈和阴道壁上，观察其染色的情况。不着色处为阳性，在该处取活检。

3. 阴道镜检查 阴道镜检查主要用于检查子宫癌及癌前病变。检查时主要观察血管形态、毛细血管间距、上皮表面、病变界限等，在异常部位进行定位活检可提高诊断的准确性。

4. 活体组织检查 活体组织检查是用宫颈活检钳从子宫上夹取组织送病理检查，是诊断子宫癌最可靠的依据。

5. 宫颈锥切术 当宫颈刮片多次检查为阳性，而宫颈活检为阴性或活检为原位癌，临床不能排除浸润时，可行宫颈锥切术，以明确诊断。

二、辨证论治

1. 气滞血瘀证

证候：善叹息，少腹胀痛，口苦咽干，白带微黄或夹血性，阴道流血夹有瘀块，舌质暗红，苔薄白或微黄，脉弦。

治法：消癥散结，疏肝解郁。

基础用药：白英、山慈菇、郁金、桃仁、红花、蛇莓、皂角刺、海藻。

辨证用药：柴胡、当归、白芍、茯苓、青皮、川楝子。

2. 湿热瘀毒证

证候：带下量多，色黄，赤白或如米泔，或黄水，或如脓似血，气臭，少腹胀痛，纳呆脘闷，便秘溲黄，阴道流血量多、色暗有瘀块，舌质暗红，苔黄腻，脉弦数。

治法：消癥散结，清热化湿解毒。

基础用药：土鳖虫、莪术、三棱、茜草、大蓟、小蓟、川贝母、瓜蒌。

辨证用药：苦参、三七、仙鹤草、女贞子、黄柏、苍术、蒲公英、败酱草。

3. 肝肾阴虚证

证候：形体消瘦，眩晕目涩，耳鸣，腰膝酸软，潮热，颧红，五心烦热，盗汗，口苦咽干，心烦失眠，便秘尿赤，阴道不规则流血，量多色红，白带色黄夹血，舌质红，苔少，脉弦细数。

治法：消癥散结，滋养肝肾。

基础用药：土鳖虫、桃仁、红花、半枝莲、益母草、莪术、浙贝母。

辨证用药：苦参、麦冬、女贞子、墨旱莲、白芍、生地黄。

4.脾肾阳虚证

证候：神疲乏力，腰膝酸冷，小腹坠胀，纳少便溏，白带清稀而多，阴道流血量多如崩，或淋漓不净，色淡，舌质淡胖，苔白润，脉细弱。

治法：消癥散结，健脾温肾。

基础用药：鳖甲、鸡血藤、白英、蛇莓、半边莲、半夏、皂荚。

辨证用药：熟地黄、生地黄、当归、川芎、白芍、太子参、炒白术、黄芪、桑寄生、牛膝、人参。

三、典型病例

病案1

谢某，女，48岁，2009年6月1日初诊。

主诉：阴道血性分泌物伴腰痛3个月余。

现病史：患者3个月前因同房后出现阴道少量血性分泌物，色淡红，点滴即净，伴腰痛，当时未予重视，未行系统治疗。后因用力排便后又再出现阴道血性分泌物，量较上月多，遂于某三甲医院妇科门诊行宫颈活检，病理示宫颈中至低分化鳞状细胞癌。MR：考虑宫颈癌侵犯阴道上中段1/2，并阴道后壁病变出血，腹股沟、左右侧盆壁及右髂动脉旁淋巴结转移，右侧附件受累。患者拒绝手术治疗，于7天前行多西他赛120mg+顺铂90mg方案化疗1个周期，症状无明显缓解，现为求中医药治疗前来就诊。

现主症：阴道血性分泌物，可见血块，带下量多，色黄，气臭，伴腰痛，腹部胀满，纳呆脘闷，便秘溲黄。已绝经4个月。

查体：阴道近穹隆处粗糙，前后侧穹隆可触及散在结节，质地硬；宫颈呈菜花样改变，约5cm×5cm×4cm，质地硬，接触性出血；膀胱后壁可触及结节3cm×2cm，质地硬；子宫增大如孕6周，质地硬，活动度差，无压痛；双附件增厚，未扪及明显包块。舌质暗红，苔黄腻，脉弦数。

辅助检查：宫颈活检病理：宫颈中至低分化鳞状细胞癌。MR：宫颈癌，侵犯阴道上中段1/2，大小约3.4cm×3.7cm×3.2cm，并阴道后壁病变出血，腹股沟、左右侧盆壁及右髂动脉旁淋巴结转移，右侧附件受累，阴道后壁可见3.1cm×3.0cm×3.5cm大小肿物。

西医诊断：宫颈鳞状细胞癌（T3N1M0，Ⅲa 期）。

中医诊断：癥瘕。

辨证：湿热瘀毒证。

治法：消癥散结，清热化湿解毒。

方药：土鳖虫 6g，莪术 15g，土茯苓 25g，八月札 15g，川贝母 10g，瓜蒌 15g，苦参 10g，麦冬 15g，女贞子 20g，墨旱莲 20g，三七 3g（冲服），仙鹤草 30g，黄柏 10g，苍术 10g，蒲公英 10g，败酱草 15g，甘草 6g。7 剂。日 1 剂，水煎服。

2009 年 6 月 8 日二诊：上方服 7 剂后，患者未出现血性分泌物，腹部无疼痛不适，情志不畅，胁痛，纳寐可，二便调，舌暗红，苔白腻，脉弦细。继以消癥散结，清热化湿解毒，辅以疏肝行气。上方基础上加香附 10g，郁金 10g，疏肝解郁。14 剂。

2009 年 8 月 3 日三诊：上方服 14 剂后，患者诸症均消，继续以消癥散结、补益肝肾为法治疗。后患者于 2009 年 7 月 17 日在外院行全宫及双附件切除，并予辅助化疗。现症见：疲倦，乏力，腰痛，纳呆，眠可，大便稀，小便不利，舌暗淡，苔薄白，脉弦细。治以消癥散结、补肾健脾为法。处方：土鳖虫 6g，莪术 15g，山慈菇 15g，桂枝 10g，熟地黄 20g，山茱萸 15g，山药 30g，茯苓 25g，党参 15g，白术 15g，甘草 6g，杜仲 15g，生地黄 20g，黄芪 30g，白芍 15g。14 剂。日 1 剂，水煎服。

2009 年 9 月 28 日四诊：上方服 14 剂后患者诸症均减，守方加减续服 1 个月余，情况稳定，现已结束第 6 个疗程 DP 方案化疗。现症见：稍感疲倦，纳眠一般，大便溏，日 3 次，小便欠顺畅，舌暗淡，苔薄白，脉弦细。治以消癥散结、益气健脾、清热利湿为法。处方：土鳖虫 6g，莪术 15g，山慈菇 15g，瓜蒌 10g，茯苓 25g，党参 15g，白术 15g，甘草 6g，蒲公英 30g，法半夏 10g，厚朴 15g，枳实 15g，麦冬 15g，葛根 20g，太子参 30g，槐花 15g，马齿苋 30g，泽泻 15g，车前子 15g，败酱草 15g。14 剂。日 1 剂，水煎服。

后患者坚持门诊治疗，以消癥散结、疏肝健脾、补益肝肾法随症加减，情况稳定，多次复查盆腔 B 超及肿瘤指标未见异常。2011 年 2 月 23 日患者体检，液基细胞学检测（LBP/LCT）未见上皮病变及癌变，其余检查结果未见特殊异常。随访至 2012 年 1 月，患者自化疗、手术结合中医药治疗以来，情况稳定，生活如常人。

按：患者为中年女性，主因"阴道血性分泌物伴腰痛 3 个月余"就诊，结合症状、体征、查体所见及辅助检查,西医诊断为宫颈鳞状细胞癌(T3N1M0,Ⅲa期),中医诊断为癥瘕,四诊合参,辨为湿热瘀毒证。湿热瘀毒,经脉阻滞,可见腹痛不适。旧血不去,新血不生,则漏下之症见矣。痰瘀日久,必穷及肝肾,肝肾亏虚,冲任失调,亦可致漏下。此为虚实夹杂,胶着难分之证,故治宜攻补兼施,以消癥散结、清热利湿解毒为法。方中以土鳖虫、莪术、川贝母、瓜蒌消癥散结,麦冬养阴生津,女贞子、墨旱莲补益肝肾,苦参、土茯苓、黄柏、苍术、蒲公英、败酱草解毒利湿,三七活血止血,仙鹤草收涩止血,甘草调和诸药。二诊时,已无血性分泌物,腹部无疼痛不适,纳眠可,二便调,惟感稍疲倦,可知消癥散结之功彰显,但见肝郁气滞之证,此时在消癥散结、清热化湿解毒基础上,辅以疏肝行气之法,于上方基础上加香附、郁金疏肝解郁。三诊时,患者全宫及双附件切除术后化疗中,出现疲倦、纳呆、小便不畅等症,舌暗淡,苔薄白,脉弦细。此为手术耗伤正气,而致脾肾阳虚。脾肾为一身之本,虚则倦怠;又脾主健运,阳虚则健运失职,故纳呆;肾司二便,阳虚无以化气行水,小便不利见矣。故当以消癥散结,补肾健脾,标本兼治,故可收效。此例患者,治疗以消癥散结贯穿始终,随其虚实而配合清热解毒、健脾祛湿、疏肝理气、补益肝肾等法,收效满意。

病案 2

吴某,女,56 岁,2010 年 6 月 28 日初诊。

主诉:阴道不规则出血 5 年,加重 20 天。

现病史:患者近 5 年出现阴道不规则出血,多次行妇科检查时出现接触性出血,不伴有疼痛,遂行 CT 检查示无明确意义的非典型鳞状上皮细胞,当时未引起重视,未进一步检查。近 20 天,患者阴道出血增多,晨起尤甚,伴有潮热盗汗,于当地某三甲医院确诊为(宫颈)鳞状细胞癌伴周围侵犯及盆腔淋巴结转移,查无化疗禁忌,行多西他赛+顺铂方案化疗 1 个疗程,现为求中医药治疗前来就诊。

现主症:阴道无不规则出血,量多色红,眩晕目涩,耳鸣,腰膝疲软,潮热盗汗,偶有胸闷,恶心欲呕,口苦咽干,心烦失眠,便秘尿赤,纳差。

查体:阴道易接触性出血。舌暗红,少苔,脉弦细。

辅助检查:阴道镜:易接触性出血,完整的鳞状柱状交界(SCJ)不可见,扁平的醋酸白色上皮,镜下可疑浸润癌、溃疡。病理:(宫颈)鳞状细胞癌,中至低分化。PET/CT:①宫颈区软组织肿块伴显著异常放射浓聚灶,考虑宫颈癌伴周围侵犯及盆腔多发淋巴结转移。②左肾盂及左输尿管积水,左肾功能严重受损。盆腔 MR 示:①宫颈占位性病变,结合临床考虑为宫颈癌,双侧盆壁淋巴结肿大，子宫直肠窝少量积液。②子宫底部及前后肌壁间多发小肌瘤。

西医诊断：宫颈癌伴周围侵犯及盆腔淋巴结转移（T3N1M0，Ⅲ期）。

中医诊断：癥瘕。

证候诊断：肝肾阴虚证。

治法：散结消癥，滋养肝肾。

方药：土鳖虫 6g，桃仁 10g，山慈菇 15g，半枝莲 15g，益母草 30g，莪术 15g，浙贝母 10g，女贞子 10g，墨旱莲 10g，白芍 10g，生地黄 10g，甘草 6g，砂仁 3g。14 剂。日 1 剂，水煎服。

2010 年 8 月 12 日二诊：服 14 剂后，患者诸症悉减。7 月 19 日查全腹＋盆腔 CT：宫颈癌化疗后改变，较前好转，腹部盆腔未见明显肿瘤转移征象。于 7 月 23 日继续行多西他赛联合顺铂方案化疗。现恶心呕吐，神清，精神可，暂无阴道出血及异常分泌物，偶有胸闷，潮热汗出，纳眠可，二便调，舌暗红，苔薄白，脉细数。拟行第 3 个疗程化疗，继以散结消癥、滋养肝肾，在此基础上予以健脾养阴、降逆止呕为法。处方：麦冬 10g，桃仁 10g，牡丹皮 15g，山慈菇 15g，女贞子 10g，墨旱莲 10g，浙贝母 10g，白芍 10g，生地黄 10g，甘草 6g，砂仁 3g，法半夏 10g，苏梗 15g，竹茹 15g，木香 10g（后下）。14 剂。日 1 剂，水煎服。

2010 年 8 月 30 日诊：患者于 8 月 12 日入住我科，行第 4 个疗程 DP 方案化疗。8 月 18 日复查上腹、中下腹、盆腔 CT：宫颈癌化疗较前好转，腹部盆腔未见明显肿瘤转移征象。现无特殊不适，纳眠可，二便调，舌暗红，苔薄白，脉弦细。治以祛瘀散结、解毒抗癌为法。处方：土鳖虫 6g，桃仁 10g，半枝莲 15g，山慈菇 10g，猫爪草 30g，苦参 10g，蒲公英 30g，薏苡仁 30g，茯苓 25g，蜂房 10g，土茯苓 25g，甘草 6g。7 剂。日 1 剂，水煎服。

2010 年 12 月 13 日诊：患者服药后情况稳定，守方加减续服 2 个月余，期间配合宫颈放疗 25 次，放疗后出现咳嗽、反酸、痰黏、腹胀等症，舌淡苔薄白，脉沉细。处方：土鳖虫 6g，升麻 10g，牡丹皮 15g，甘草 6g，薏苡仁 30g，山药 30g，茯苓 25g，败酱草 30g，地榆 15g，槐花 15g，防风 10g，杏仁 10g，葛根 30g。14 剂。日 1 剂，水煎服。

后患者坚持门诊治疗，随症加减，情况稳定，无特殊不适。2011 年 3 月 10 日查相关抗原五项均阴性。盆腔 CT：宫颈癌切除及放疗后改变，盆腔未见明显肿瘤残留与复发征象，少量腹水。

按：患者为中老年女性，主因"阴道不规则出血 5 年余，加重 20 天"就诊，结合症状、体征及辅助检查，西医诊断为宫颈癌伴周围侵犯及盆腔淋巴结转移（T3N1M0，Ⅲ期），中医诊断为癥瘕。此例患者为宫颈癌晚期，初诊时已伴周围侵犯及盆腔淋巴结转移。四诊合参，辨为肝肾阴虚证。肝肾阴虚，阴不制火，则阳亢于上，症见潮热盗汗；痰瘀阻滞，气机不畅，可见胸闷；痰气上逆，则恶心欲呕。舌暗红少苔、脉弦细均为痰瘀互结、肝肾阴虚之征。故治以散结消癥、滋养肝肾之法。方中益母草、莪术、苦参、山慈菇、半枝莲、浙贝母散结消癥，二至丸补益肝肾，复加麦冬养阴生津，芍药甘草汤柔肝养阴。2010 年 8 月 12 日诊时，患者化疗后症见恶心呕吐，偶有胸闷，潮热汗出，舌暗红，苔薄白，脉细数，故治以健脾养阴、降逆止呕为法，以防止化疗后呕吐等副作用，方用麦门冬汤加减。麦门冬汤出自《金匮要略》，本治虚热肺痿，症见咳嗽气喘、咽喉不利、咳痰不爽或咳唾涎沫、口干咽燥、手足心热、舌红少苔、脉虚数等，与此颇为合拍。后患者顺利完成化疗，情况稳定，肿瘤未见复发及转移，生活基本如常人，可见中医在配合化疗时的增效减毒作用。

病案 3

赵某，女，35 岁，2018 年 5 月 14 日初诊。

主诉：白带增多伴腰痛 3 个月余。

现病史：患者 3 个月前出现白带增多，伴腰痛明显，月经后期，出血量少、色红，于当地医院行妇科检查：阴道右穹隆及宫颈浸润，呈空洞型，子宫紧贴右盆壁，右骶主韧带增厚缩短。诊断为宫颈癌Ⅲ期，病理为宫颈鳞癌。因患者已不宜手术，故行放疗治疗及生物免疫治疗，同时给予抗肿瘤、增强免疫力等对症综合治疗。治疗 1 个月后，患者精神、饮食、睡眠良好，大小便基本正常。停止治疗 1 月后，症状复现。今为求中医治疗，前来就诊。

现主症：白带量多，质清，腰腹部隐痛，神疲乏力，小腹坠胀，阴道仍有少量出血、色浅红，淋漓不尽。

查体：腹部轻压痛，舌淡胖苔白，脉细弱。

辅助检查：阴道右穹隆及宫颈浸润，呈空洞型，子宫紧贴右盆壁，右骶主韧带增厚缩短。

西医诊断：宫颈鳞状细胞癌（Ⅲ期）。

中医诊断：癥瘕。

辨证：脾肾阳虚证。

治法：消癥散结，健脾温肾。

方药：炮山甲 6g（先煎）（现用代用品），鳖甲 10g（先煎），鸡血藤 15g，白英 10g，半边莲 15g，半夏 15g，皂荚 10g，白僵蚕 10g，生地黄 15g，熟地黄 15g，当归 15g，川芎 15g，白芍 15g，太子参 15，炒白术 15g，土茯苓 15g，生黄芪 30，生蒲黄 10g（包），蜂房 5g，桑寄生 15g，川牛膝 10g，代赭石 10g，鸡内金 30g，生麦芽 30g，生甘草 10g。2 日 1 剂。14 剂。

2018 年 8 月 12 日二诊：患者腰痛减轻，月经按时而来，但仍量少色淡，舌脉同前。月经延期无非精亏血虚或血瘀两端，现未见有瘀阻之象，故加女贞子 15g，枸杞子 15g。继服 14 剂。

2018 年 11 月 12 日三诊：月经按时来潮，量中，色红，4 天净，经期无小腹痛和腰痛，现无明显不适，舌淡红，苔薄白，脉弱。继服前方并配合西黄解毒丸巩固疗效。

按：患者为青年女性，主因"白带增多伴腰痛 3 个月余"就诊，结合目前症状、体征及辅助检查，西医诊断为宫颈鳞状细胞癌（Ⅲ期），中医诊断为癥瘕，四诊合参，辨证为脾肾阳虚证。本案早期先有血瘀痰凝结聚于局部，形成癥瘕，后或脾脏本虚，气血生化不足，或癌毒结聚日久，碍气生血，或癌瘤本身耗伤气血，均可使营血亏虚，冲任不充，血海不能如期满溢，以月经周期延后；机体失养故见神疲乏力，舌淡苔白，脉细弱。炮山甲、鳖甲、白僵蚕、半夏、皂荚消癥散结。白英、半边莲解毒抗癌。八珍汤气血双补。生蒲黄活血止血，蜂房消肿散结，二者共用祛瘀生新。代赭石、鸡内金、生麦芽调理中焦，意合"中焦以通为补"之意。鸡血藤、桑寄生、川牛膝益肾固冲兼能养血。全方脾肾双补，攻邪抗癌，气充血旺，故毒结消减。

第十一节　前列腺癌

前列腺癌是发生于男性前列腺腺体的恶性肿瘤，是男性生殖系统最常见的恶性肿瘤。本病国内外的发病率均有上升的趋势。前列腺癌绝大部分发生于前列腺的外侧部，呈潜伏性缓慢生长，肿瘤早期往往没有任何临床症状。前列腺淋病、病毒及衣原体感染、性生活强度及激素的影响可能与该病发生有关，高脂饮食、过多接触镉也可能与该病有一定关系。在中医经典著作中并无前列腺癌的相关记载，仅从前列腺癌的发病特点和症状分析，本病属于中医"癥瘕""癃闭""积聚""血淋""劳淋"等范畴。

一、诊断依据

（一）临床表现

本病多发生在 50 岁以上的老年男性，发病率随年龄的增长而增高。

1. 症状 早期进行性排尿困难，开始仅为尿线变细，以后发展为排尿不畅、排尿费力，最后表现为不成线而滴沥不尽；尿频、尿急、血尿，排尿时疼痛或有烧灼感；会阴疼痛、酸胀、下坠。晚期主要表现为下尿路梗阻，或伴血尿及尿潴留，或者伴有转移症状，如骨转移出现骨痛、骨折，肺转移出现咳嗽、咯血，肝转移出现右腹痛、黄疸等。

2. 体征 可触及前列腺增大，质地变硬，伴有结节及中央沟消失。

（二）辅助检查

1. 直肠指检 直肠指检是检查前列腺癌最佳的筛选方法，可见前列腺腺体增大，坚硬结节，表面高低不平，中央沟消失，腺体固定等。

2. 前列腺特异性抗原（PSA） 该测定是前列腺癌目前最敏感、最特异的肿瘤标记物。

3. 影像学检查 前列腺 B 超／彩超、CT、MRI 有助于前列腺癌的诊断和分期。

4. 前列腺活检 经直肠超声引导下穿刺活检是最常用的方法，为前列腺癌诊断提供病理依据。

二、辨证论治

1. 湿热蕴结证

证候：小便不畅，尿线变细，排尿无力，滴沥不通或尿闭，小腹胀满，大便干燥或秘结，腰酸肢痛，口干口苦，舌质红，苔黄腻，脉滑数或细、弦。

治法：消癥散结，利湿清热。

基础用药：土鳖虫、浙贝母、红花、桃仁、赤芍、忍冬藤、丹参、半夏。

辨证用药：苦参、知母、黄柏、泽兰、薏苡仁。

2. 气滞血瘀证

证候：小便点滴而下，或时通时不通，或伴尿痛，小腹胀满疼痛，会阴部疼痛，舌质紫暗，或有瘀点瘀斑，脉涩或细涩。

治法：消癥散结，理气。

基础用药：桃仁、红花、夏枯草、丹参、全蝎、海藻。

辨证用药：当归尾、赤芍、香附、延胡索、败酱草、瞿麦、马鞭草、猪苓、薏苡仁。

3. 脾肾两虚证

证候：疲乏无力，形体消瘦，面色无华，腰疼身痛，动则气促，小便不畅，不思饮食，口苦干不思饮，舌质淡红或红赤、绛紫，甚者舌体短缩，脉沉细无力或细、弦。

治法：消癥散结，补脾固肾。

基础用药：鳖甲、山慈菇、牛膝、守宫、桃仁、红花、夏枯草。

辨证用药：黄芪、党参、白术、女贞子、墨旱莲、枸杞子、制何首乌。

4. 肝肾阴虚证

证候：排尿困难，尿流变细，排尿疼痛，进行性加重，时有血尿，可有腰骶部及下腹部疼痛，头晕耳鸣，口干心烦，失眠盗汗，大便干燥，舌质红，苔少，脉细数。

治法：消癥散结，滋补肝肾。

基础用药：桃仁、红花、莪术、白花蛇舌草、蜈蚣、皂角刺、半夏。

辨证用药：肉苁蓉、生地黄、牛膝、何首乌、山药、女贞子、墨旱莲。

三、典型病例

病案 1

伍某，男，71 岁，2019 年 11 月 14 日初诊。

主诉：排尿困难伴进行性消瘦 5 个月。

现病史：患者于 5 个月前无明显诱因出现排尿困难，伴进行性消瘦，未予以重视。1 周前单位体检时查前列腺彩超：考虑前列腺癌可能性大。双髋关节 X 线片：考虑骨盆及双髋骨多发骨转移瘤。相关抗原七项：T-PSA 533.430μg/L，F-PSA 36.36μg/L，提示"前列腺癌"可能性大。2 天前行经直肠 B 超引导下前列腺穿刺术，穿刺病理示前列腺腺癌，Gleason3 级。现为求中医药治疗前来就诊。

现主症：排尿困难，尿痛，尿流变细，时有血尿，进行性消瘦，精神疲倦，失眠盗汗，口干心烦，食欲、胃纳欠佳，睡眠一般，头晕耳鸣，视物模糊，下腹部疼痛，小便频数，大便干燥。

查体：经肛前列腺触诊可触及增大及多发结节。舌质红，苔少，脉细数。

辅助检查：前列腺彩超：前列腺增大伴多发结节及钙化灶，结节血供较丰富，考虑前列腺癌可能性大。双髋关节 X 片：考虑骨盆及双髋骨多发骨转移瘤。

相关抗原七项：T-PSA 612.14μg/L，F-PSA 41.25μg/L。

西医诊断：前列腺腺癌骨转移（Ⅳ期）。

中医诊断：癥积。

证型：肝肾阴虚证。

治法：消癥散结，滋补肝肾。

方药：皂角刺 10g，半夏 10g，桃仁 15g，莪术 15g，白花蛇舌草 30g，蜈蚣 3 条，守宫 6g，肉苁蓉 30g，生地黄 15g，牛膝 20g，何首乌 15g，山药 30g，茯苓 25g，薏苡仁 30g。7 剂。日 1 剂，水煎服。

2019 年 11 月 20 日二诊：患者精神好转，小便频数症状改善，头晕耳鸣、口干心烦、失眠盗汗等症状减轻，食欲、胃纳一般，睡眠一般。查 MR：①C3～S3 椎体及部分附件、双侧髋骨、髂骨、坐骨、耻骨及右侧股骨粗隆、股骨上段信号异常，结合病史考虑为广泛性骨转移瘤。②颈、胸、腰椎退行性变，C2～C7 椎间盘变性，L4～S1 椎间盘变性并轻度中央型突出。前列腺穿刺活检病理：腺癌，Ⅲ级。结合 MR 考虑为前列腺癌多发骨转移，给予比卡鲁安片、醋酸戈舍瑞林缓释植入剂控制肿瘤，予唑来膦酸抑制肿瘤骨质破坏。中药继服前方治疗。

2019 年 12 月 14 日三诊：患者精神尚可，小便频，头晕耳鸣、口干心烦、失眠盗汗等症状明显减轻，无全身骨痛，纳可，眠可，二便调，口苦，舌淡红，苔薄白，脉弦细。仍以消癥散结、滋补肝肾为大法。于前方基础上加土鳖虫 10g，山慈菇 10g，加强消癥散结之力；加苦参 10g，龙葵 10g，加强清热解毒之力；加甘草 10g，调和诸药。

2019 年 12 月 21 日四诊：服药后，患者未感特殊不适，纳眠可，二便调，口干无口苦，舌红苔薄白，脉弦细。继服前方 14 剂，日 1 剂，水煎服。

患者按上方服药后，情况稳定，坚持门诊中医药治疗，以上方随症加减，病情平稳。

按：患者为男性，老年，主因"排尿困难伴进行性消瘦 5 个月"就诊，根据症状、体征、辅助检查，西医诊断为前列腺腺癌骨转移，中医诊断为癥积，证型为肝肾阴虚证。肾开窍于耳，主骨生髓，肾虚脑窍失养，可见头晕耳鸣。肾阴亏损，阴不敛阳，可见心烦失眠、盗汗。肝开窍于目，目得肝肾精血濡润乃能视物，肝肾亏虚，滋养不足，则视物模糊。肝肾亏虚，下焦郁热，灼伤阴液，可见口干。又兼痰瘀蕴结于前列腺，则癥积成矣。故以消癥散结、滋补肝肾为法。方用皂角刺、半夏、桃仁、莪术、白花蛇舌草、蜈蚣、守宫消癥散结，肉苁蓉、何首乌、牛膝、生地黄补益肝肾，茯苓、薏苡仁、山药补益脾肾。药后患者精神好转，小便频数改善，食欲、胃纳一般，睡眠一般，中药继续以散结祛瘀、补益肝肾之剂治疗，并配合比卡鲁安片、醋酸戈舍瑞林缓释植入剂内分泌治疗控制肿瘤，唑来膦酸抑制肿瘤骨质破坏。三诊时，患者未见全身骨痛，口干口苦，舌淡红苔薄白，脉弦，继予以消癥散结、滋补肝肾为大法，于前方基础上加土鳖虫、山慈菇加强消癥散结之力，加苦参、龙葵加强清热解毒之力，甘草调和诸药。四诊时，患者未感特殊不适，纳眠可，二便调，继续以消癥散结、滋补肝肾法治疗，收效满意。

病案 2

谢某，男，78 岁，2012 年 3 月 9 日初诊。

主诉：反复腰痛伴小便不畅 2 年余。

现病史：患者于 2 年前无明显诱因出现反复腰痛，伴有小便不畅，当时未予重视，未行系统治疗。6 个月前，患者在某三甲医院检查发现 PSA 明显升高，CT 检查考虑前列腺癌伴盆腔淋巴结、多发骨转移。遂行内分泌治疗：醋酸戈舍瑞林缓释植入剂 3.6mg q^{28d}，比卡鲁安片 50mg 每日 1 次，症状未见好转。2 个月前，患者在当地医院行部分盆腔淋巴结、骨放疗，放疗后盆腔淋巴结及骨转移减轻。后患者定期内分泌治疗，予醋酸戈舍瑞林缓释植入剂、比卡鲁安片及唑来膦酸抑制骨转移。现为求中医药治疗前来就诊。

现主症：腰骶部及两侧大腿疼痛，小便欠畅，淋漓不尽，活动乏力，疲倦懒言，形体消瘦，不思饮食，口干口苦，动则气促，无恶寒发热，双手指、脚趾麻木感，纳眠尚可，大便稀。

查体：面色无华，经肛前列腺触诊可触及增大，腹股沟可触及淋巴结肿大，压痛明显，腰椎压痛。舌淡红少苔，脉沉细无力。

辅助检查：CT 检查：前列腺癌，前列腺增生，伴盆腔淋巴结转移，多发骨转移。

西医诊断：前列腺癌伴多发性骨转移（Ⅳ期）。

中医诊断：癃闭。

证型：脾肾两虚证。

治法：消癥散结，补脾固肾。

方药：夏枯草15g，浙贝母10g，鳖甲30g（先煎），牛膝15g，三七10g，山慈菇15g，守宫6g，黄芪15g，党参20g，白术20g，生地黄20g，麦冬15g，葛根20g，女贞子20g，墨旱莲20g，知母15g，黄柏10g，蒲公英15g，补骨脂10g，甘草6g。7剂。日1剂，水煎服。

2012年3月16日二诊：患者口干及腰骶部酸痛较前缓解，小便淋漓不尽，双下肢乏力，伴轻度浮肿，四肢末梢麻木，疲倦懒言及不思饮食减轻，舌淡红苔薄白，脉沉细无力。辨证同前，继续以消癥散结、补脾固肾为法。予前方减知母、黄柏、补骨脂、生地黄；加桂枝10g，白芍10g，川芎10g，以活血通络、温阳化气，加泽泻10g，猪苓10g，利水渗湿。14剂续服。

2012年3月30日三诊：患者精神可，纳可，腰骶部酸痛较前明显缓解，双下肢浮肿及四肢麻木感较前改善，小便不畅有所缓解；近日来咳嗽较前增多，痰稀白难以咳出，呼吸气促，平卧时明显；舌淡红，苔白，脉弦细。以消癥散结、补脾固肾、止咳平喘为法治疗。处方：夏枯草15g，浙贝母10g，鳖甲30g（先煎），牛膝15g，三七10g，山慈菇15g，守宫6g，黄芪15g，党参20g，白术20g，麦冬15g，葛根20g，女贞子20g，墨旱莲20g，蒲公英15g，桂枝6g，白芍15g，川芎10g，桔梗10g，枇杷叶20g，桑白皮15g，甘草6g。7剂。日1剂，水煎服，分2次温服。

2012年4月6日四诊：患者咳嗽、气促等症状均较前明显缓解，腰骶部无酸痛，双下肢无浮肿，四肢无麻木感，二便调。继服前方14剂，日1剂，水煎服。

按： 患者为老年男性，主因"反复腰痛伴小便不畅2年余"就诊，根据症状、体征、辅助检查等，西医诊断为前列腺癌伴多发性骨转移（Ⅳ期），中医诊断为癃闭，辨证为脾肾两虚证。前列腺为足厥阴肝经循行所经之地。本病病位在膀胱、尿道，与脾、肾密切相关，以肾精亏虚、阴阳失调、气化不利为本，以湿热内蕴、痰瘀互结为标。患者初诊时表现为腰骶部及两侧大腿疼痛、活动乏力、小便淋漓。脾肾两虚，气化不利，小便艰涩难出；瘀毒走窜，腐骨蚀髓，故腰骶部骨痛。结合四诊辨证为脾肾两虚证，故以消癥散结、补脾固肾为大法。夏枯草、浙贝母、鳖甲、牛膝、三七、山慈菇、守宫消癥散结，黄芪、党参、白术、生地黄、麦冬、葛根、女贞子、墨旱莲、知母、黄柏、蒲公英、补骨脂补益脾肾，甘草调和诸药。二诊时患者口干及腰骶部酸痛较前缓解，小便淋漓不尽，下肢浮肿，四肢末梢麻木，舌淡红苔薄白，脉沉细无力。辨证同前，予前方减知母、黄柏、补骨脂、生地黄，加桂枝、白芍、川芎以活血通络、温阳化气，加泽泻、猪苓利水渗湿。三诊时患者以咳喘、咳痰为主要表现。因其年事已高，肾精亏损，寒邪袭肺，致肺气闭郁，肺失宣降，痰湿凝聚，故见咳嗽、咳痰色白。久病及肾，摄纳无权，气不归元，水饮上犯，故咳则喘促。故治以消癥散结、补脾固肾、止咳平喘为法。上方加桔梗、枇杷叶宣肺化痰，桑白皮泻肺平喘，症状明显缓解。患者为前列腺癌晚期，坚持中西医结合治疗，病情控制稳定。

第十二节　肾　癌

肾癌是起源于肾小管上皮细胞的恶性肿瘤，又称肾细胞癌、肾腺癌，简称肾癌。肾癌在成人恶性肿瘤中的发病率为2%～3%，占肾恶性肿瘤的85%。肾癌高发年龄为50～70岁，男女比例为3∶2。肾癌的病因至今尚未明确，其发病与吸烟、肥胖、高血压、饮食、职业接触（如芳香族类化合物等）、遗传因素（如VHL抑癌基因突变或缺失）等有关。肾癌的典型表现是血尿、肾区疼痛和腹部肿块。本病属于中医学"尿血""癥积""肾积""中石疽"等范畴。

一、诊断依据

（一）临床表现

1. 症状

（1）局部肿瘤引起的症状：血尿为最常见的症状，可为肉眼血尿和（或）镜下血尿，大多数患者表现为间歇性血尿，也可有全程血尿，有时伴有条状血块，条状血块为输尿管管型。腰痛是因肿瘤长大后肾包膜张力增加或侵犯周围组织而发生，表现为持续性钝痛。肾癌患者腰部或上腹部可触及肿块者约为10%，有时可为唯一的症状。精索静脉曲张常发生在左侧，由肿瘤压迫精索静脉引起，为继发性病变。平卧后曲张静脉不消失，表示静脉内有阻塞（或癌栓）。当下腔静脉受侵时，可同时有下肢水肿出现。

（2）全身症状：由于肾癌为高度恶性肿瘤，不少患者求诊时已有明显的消瘦、贫血、低热、食欲减退等恶病体质，也可有肺或骨骼转移。发热为肾癌常见的肾外表现之一，有低热或高热。高热者可高达39～40℃，持续不退。贫血可由失血引起，但临床上有些肾癌患者没有血尿病史，却有明显贫血，说明患者的贫血除血尿引起外，还有其他原因。有研究者认为贫血可能与肿瘤毒素或大量肾组织破坏抑制造血有关。25% ～ 30% 的患者可能有高血压。

（3）内分泌紊乱症状：根据大量实验研究和临床报道，肾癌能分泌多种内分泌素引起一系列症状。一种肿瘤分泌多种内分泌素是肾细胞癌的特征。据报告，约 3% 的肾癌患者红细胞增多，这实际上继发于红细胞生成素分泌增多。肾癌患者中的 3% ～ 16.8% 有高钙血症，且大多为晚期病变。有研究报道，肾癌组织分泌促皮质激素、高血糖素、甲状腺刺激素、胰岛素样多肽和其他激素。少数肾癌并发促性腺激素增高，在男性引起乳腺增大，乳晕色素沉着及性欲减退，女性则引起多毛及闭经等。

2. 体征　在初期肾脏形成的肿瘤难以触知，只有长到直径超过 3cm 时才有可能在触诊时摸到。肿块往往质硬，表面高低不平，或结节状。

（二）辅助检查

1. 实验室检查　当癌肿侵入肾盂、肾盏时，尿常规检查有数量不等的红细胞。但是，尿常规完全正常，也不能除外肾脏肿瘤。血常规可有贫血的表现。血生化可有血钙增高、肝功能异常的表现。红细胞沉降率、尿乳酸脱氢酶（LDH）和尿 β - 葡萄糖醛酸酶在肾癌患者可明显增高，但均为非特异性。

2. 影像学检查

（1）X 线检查：X 线检查为诊断肾脏肿瘤的重要方法，特别是随着设备技术不断更新，X 线检查的准确性也在明显提高。在 X 线平片上可见患者患侧肾影不规则增大，腰大肌影模糊，有 10% 的肾癌肿块内或肿块周围可见钙化。

（2）B 超：近年来，B 超是诊断肾脏肿瘤的重要方法之一。由于超声检查方法简便，无创伤性，因而在肾脏肿瘤的诊断中已被广泛应用。超声图像还能显示肾癌的范围、癌肿有无侵入邻近器官、肝脏或脾脏有无转移、肾蒂及腹膜后淋巴结是否肿大。因此，B 超对肾癌的临床分期有一定帮助。

（3）尿路及血管造影：静脉肾盂造影或逆行肾盂造影是诊断肾脏肿瘤的基本方法。5% ～ 15% 肾癌患者的静脉内有瘤栓，造影可了解下腔静脉、肾静脉内有无瘤栓，下腔静脉有无受到肿瘤压迫和浸润等改变。腹主动脉 - 肾动脉或下腔静脉造影也是肾肿瘤早期诊断及定性诊断的一项重要手段。

（4）CT 及 MRI 检查：CT 主要用来确诊肾占位性病变，对囊性和实质性肿块的鉴别，准确率达 93%。MRI 的优点在于：①一次扫描可获得肾脏横断面、冠状面和矢状面的图像。②无 CT 图像中存在的伪影。③不需注射造影剂。MRI 可十分清晰地显示肾实质肿块，并与肾囊肿作鉴别。

（5）放射性核素检查：放射性核素检查对脏器功能的了解有重要价值，同时也能用显像技术来达到既反映脏器功能，又能显示脏器形态的目的，对一些不能做 X 线造影的患者更合适。放射性核素肾扫描是一种简便、无痛苦的检查方法，但灵敏度不高。另外，对肾癌患者还可以进行放射性核素 ^{99m}Tc 动态肾显像。

二、辨证论治

1. 湿热蕴结证

证候：尿血鲜红，或尿急、尿频、尿灼热疼痛，腰痛或坠胀不适，伴发热，口渴，纳少，舌质暗红，舌苔黄腻，脉滑数或弦、滑。

治法：消癥散结，清利湿热。

基础用药：当归、山慈菇、白花蛇舌草、龙葵、浙贝母、桃仁、红花。

辨证用药：苦参、知母、苍术、薏苡仁、黄柏、大蓟、小蓟。

2. 瘀血内阻证

证候：肉眼血尿，有时尿中夹有血丝或血块，腰部或腹部可触及肿块，腰痛加剧，多呈刺痛或钝痛，痛处固定，面色晦暗，舌质紫暗，或见瘀斑或瘀点，苔薄白，脉弦或涩或沉细无力。

治法：消癥散结，通络止痛。

基础用药：桃仁、红花、牡丹皮、土鳖虫、山慈菇、半枝莲、猫爪草、浙贝母。

辨证用药：牛膝、八月札、当归、熟地黄、白芍、川芎。

3. 脾肾气虚证

证候：无痛性血尿，腰膝酸软，畏寒肢冷，纳呆食少，腹痛便满，小便不利，两下肢浮肿，舌淡，苔白腻，脉沉细无力或沉缓。

治法：消癥通络，温补脾肾。

基础用药：桃仁、莪术、猫爪草、山慈菇、半枝莲、鸡血藤、土鳖虫。

辨证用药：杜仲、牛膝、淫羊藿、黄芪、泽泻、人参、茯苓、白术。

4. 肝肾阴虚证

证候：无痛性血尿，尿频，头晕耳鸣，腰膝酸软，口燥咽干，渴欲饮水，五心烦热，自汗盗汗，纳呆食少，神疲乏力，腰腹肿块，形体消瘦，舌红，苔薄或少苔或无苔，脉沉细无力。

治法：散结消癥，滋养肝肾。

基础用药：海藻、夏枯草、浙贝母、红花、桃仁、鸡血藤、丹参、白芥子。

辨证用药：熟地黄、枸杞子、山茱萸、鹿角胶、龟甲胶、山药、川牛膝、菟丝子。

5. 气血两虚证

证候：无痛性持续血尿，腰腹肿块日见增大，疼痛加剧，心悸气短，神疲乏力，面色苍白，形体消瘦，纳呆食少，舌质淡或见瘀点，苔薄白，脉沉细数或虚大而数。

治法：散结消癥，益气养血。

基础用药：红花、桃仁、鸡血藤、丹参、海藻、昆布、夏枯草。

辨证用药：人参、白术、茯苓、当归、熟地黄、川芎。

三、典型病例

病案 1

王某，男，55 岁，2017 年 8 月 22 日初诊。

主诉：发现肉眼血尿伴腰痛 6 天。

现病史：患者 6 天前因劳累出现肉眼血尿，伴腰痛，休息后未见明显缓解，于当地某三甲医院行胸腹部 CT，发现右肾盂占位，考虑右肾癌可能性大，遂行肾脏穿刺，病理示（左肾）透明细胞型肾细胞癌，结合免疫组化，符合肾细胞癌。患者拒绝手术，为求中医药治疗前来就诊。

现主症：间断性肉眼血尿，色鲜红，伴腰痛、腰困，右下肢疼痛、麻木，口干、口苦，头晕时作，阴囊潮湿，瘙痒，纳、眠可，大便 1 日一行，质干，小便灼热疼痛。

查体：右下肢浅感觉减退。舌红苔黄腻，脉滑数。

辅助检查：肾脏穿刺，病理示（左肾）透明细胞型肾细胞癌，结合免疫组化，符合肾细胞癌。

西医诊断：透明细胞型肾细胞癌。

中医诊断：尿血。

证候诊断：湿热蕴结证。

治法：消癥散结，清利湿热。

方药：当归 10g，龙葵 30g，山慈菇 30g，白花蛇舌草 30g，浙贝母 15g，苦参 10g，知母 10g，黄柏 10g，生地黄 10g，炒苍术 15g，薏苡仁 20g，土茯苓

30g，白茅根 30g，大蓟 15g，小蓟 15g，女贞子 15g，墨旱莲 15g，百合 30g，炙甘草 6g。30 剂。水煎服，日 1 剂，早晚分服。

2017 年 10 月 6 日二诊：服上方后，患者阴囊瘙痒、尿血症状均有所好转。前方去女贞子、墨旱莲、百合；加莪术 30g，三棱 10g，牡丹皮 10g，玄参 15g，冬凌草 30g。30 剂，水煎服，日 1 剂，早晚分服。

2017 年 11 月 10 日三诊：服上方后，患者尿血、下肢麻木症状消失，偶有夜间口干，潮热盗汗，纳眠可，大便调，小便频。复查 CT 示左肾占位，较 2017 年 8 月 16 日 CT 旧片对比，未见明显变化。癌胚抗原（CEA）7.23ng/mL。前方加熟地黄 15g，牡丹皮 30g，黄芪 20g，白术 15g，茯苓 15g。14 剂。水煎服，日 1 剂，早晚分服。

按：本例患者为中年男性，主因"右腰骶部疼痛半月余"就诊，根据症状、体征、结合彩超及化验结果，西医诊断为透明细胞型肾细胞癌，中医诊断为肾积。初诊时，四诊合参为湿热蕴结证，治以消癥散结、清利湿热。以当归、龙葵、山慈菇、白花蛇舌草、浙贝母消癥散结；苦参、黄柏、炒苍术、薏苡仁、土茯苓清热祛湿止痒；又有阴虚血热之象，故加知母、女贞子、墨旱莲、百合以滋阴凉血；尿血加生地黄、白茅根、大蓟、小蓟行清热凉血之功。清药合用，配伍精妙，疗效奇特。二诊，患者服上方后瘙痒及尿血已明显好转，因患者病情日久，加三棱、莪术以加强消癥散结之效，加冬凌草、牡丹皮、玄参以加强滋阴清热凉血之力。三诊，患者尿血，下肢麻木症状完全消失，因患者久病耗气伤阴，真阴不足，加熟地黄、牡丹皮、黄芪、白术、茯苓以滋阴益气、培本固原。本例病症方药相切，消癥散结、清利湿热、滋阴补肾、凉血止血相辅相成，明显改善患者生活质量，疗效显著。

病案 2

袁某，男，74 岁，2012 年 6 月 8 日初诊。

主诉：右腰骶部疼痛半月余，加重 1 天。

现病史：患者半个月前劳累后出现右腰骶部刺痛，就诊于当地医院，行 CT 检查示左肾下极占位，行 PET/CT 检查考虑左肾下极恶性病变伴临近淋巴结、多发骨转移。为进一步明确诊断，患者在彩超引导下行左肾占位穿刺活检术，病理示（左肾）透明细胞癌。患者拒绝西医治疗。1 天前患者腰骶部疼痛加重，伴肉眼血尿，为求中医治疗特来就诊。

现症见：右腰骶部疼痛，呈刺痛，痛处固定，面色晦暗，无腹胀腹痛，无尿频尿急、头晕头痛，无恶心呕吐等不适，纳差，大便调，夜尿偏多，偶见肉眼血尿。

查体：精神可，腰骶部叩击痛。舌质紫暗，舌下络脉扩张，脉弦细。

辅助检查：PET/CT 检查结果：①左肾下极 FDG 代谢异常活跃灶，邻近多发淋巴结灶未见 FEDG 代谢活跃，结合病史，考虑恶性病变临近淋巴结转移可能性大，建议结合病理。②左肱骨中下段病变，胸骨体中下段，左 10 背肋，右 3.7 横突 FDG 代谢轻度活跃灶，结合病史，考虑转移所致，左侧坐骨结节下软组织灶，FDG 代谢轻度活跃，转移与炎性增殖灶鉴别，建议结合临床。左肾穿刺病理：送检组织内见呈巢团状排列的胞浆透明的细胞，核仁明显，并见少数胞浆红染的细胞；组织内散在慢性炎症细胞浸润，并见数灶凝固性坏死。免疫组化标记：CK（+），Vim（+），CD68（−），CD10（+），SMA（−），HMB45（−），（左肾）透明细胞癌。

西医诊断：左肾癌并骨转移（T1N0M1，Ⅳ期）。

中医诊断：肾积。

证候诊断：瘀血内阻证。

治法：消癥散结，通络止痛。

方药：桃仁 10g，牡丹皮 15g，土鳖虫 6g，半枝莲 15g，山慈菇 15g，浙贝母 10g，盐牛膝 15g，八月札 15g，苦参 10g，守宫 6g，山茱萸 10g，龙葵 30g，甘草 6g。14 剂。水煎，饭后温服。

2012 年 6 月 22 日二诊：上方服 2 周后，患者右侧腰骶部疼痛较前有所缓解，但觉疲倦，腰膝酸软，偶见血尿，色鲜红。在上方基础上，去守宫；加三七粉 3g（冲），茜草 10g，白茅根 10g，祛瘀止血，杜仲 10g，菟丝子 10g，补肾益精、强健腰膝。14 剂。水煎，饭后温服。

经服药，患者尿血、腰酸较前明显缓解，予以散结消癥、活血化瘀、补肾止血治疗，病情改善。随访至 2013 年 9 月，患者发病 1 年余，复查 PET/CT 见肾肿瘤及骨转移病灶明显好转。

按：本例患者为老年男性，主因"右腰骶部疼痛半月余"就诊，根据症状、体征、结合彩超及化验结果，西医诊断为左肾癌并骨转移，中医诊断为肾积。此例为肾癌骨转移患者，初诊时以腰骶部疼痛为主要表现，此乃邪毒侵犯，腐骨蚀髓，加之痰瘀阻滞筋脉、癥结内生而致，故治疗以消癥散结、通络止痛为主法。以半枝莲、苦参、山慈菇、龙葵、浙贝母散结消癥，土鳖虫、守宫、牡丹皮祛瘀解毒，桃仁、八月札祛瘀止痛，辅以山茱萸、牛膝补肾强筋骨，甘草调和诸药。二诊时，患者疲倦、腰膝酸软，偶见血尿，此乃肾虚毒蕴，腰失所养，治以补肾祛瘀止血，加用杜仲、菟丝子补肾强健腰膝，以三七、茜草根、白茅根等祛瘀凉血止血等。患者坚持门诊治疗，以散结消癥、补肾止血法随症加减，疗效良好，生活如常人。

病案 3

廖某，男，35 岁，2013 年 3 月 20 日初诊。

主诉：肉眼血尿伴肩痛 2 个月余，加重 3 天。

现病史：患者于 2 个月前无明显诱因出现肉眼血尿，且左肩部受拍打后出现疼痛，于南方医科大学第三附属医院行 X 线检查，诉左锁骨骨折、左锁骨肿物，并于 2012 年 12 月 14 日送手术室在椎管内麻醉下行骨折内固定术＋病理性骨折病灶切除术，术中冰冻显示锁骨恶性转移肿瘤。术后，患者腹部及泌尿彩超提示左肾增大，考虑肿瘤。于中山大学附属肿瘤医院行 PET/CT：左肾恶性肿瘤，右侧第 10 肋转移。患者拒绝手术治疗，故予对症处理，未见明显缓解。3 天前，患者症状加重，遂就诊于我院，行肾穿刺病理活检示多房性囊性肾细胞癌。腹部 CT：考虑左肾癌，并侵犯左肾动静脉，左肾静脉癌栓；腹膜后淋巴结转移；肝多发转移；右侧第 10 肋骨及左侧髂骨翼转移。

现症见：肉眼血尿，肩痛，疲倦，左耳偶有耳鸣，小便泡沫多，无尿频、尿急、尿痛，无腹胀腹痛等不适。

查体：肩部触痛，未触及明显肿块，肾区及腹部无压痛。舌淡暗苔白，脉细。

辅助检查：肾穿刺病理活检：多房性囊性肾细胞癌。腹部 CT：考虑左肾癌，并侵犯左肾动静脉，左肾静脉癌栓；腹膜后淋巴结转移；肝多发转移；右侧第 10 肋骨及左侧髂骨翼转移。

西医诊断：左肾癌并肝、骨多发转移，腹膜后多发淋巴结转移（Ⅳ期）。

中医诊断：肾积。

辨证：脾肾气虚证。

治法：消癥通络，温补脾肾。

方药：桃仁 10g，莪术 15g，猫爪草 30g，山慈菇 15g，半枝莲 15g，地龙 10g，土鳖虫 6g，牛膝 15g，杜仲 15g，淫羊藿 15g，泽泻 15g，守宫 6g，黄芪 30g，甘草 6g。7 剂。日 1 剂，水煎服。同时配合舒尼替尼胶囊靶向药物口服。

2013 年 3 月 27 日二诊：患者耳鸣、小便泡沫较前减少，舌脉同前。治法同前。予前方减淫羊藿、黄芪、猫爪草，加薏苡仁、苦参、土茯苓加强清热解毒、利湿散结之力。处方：桃仁 10g，莪术 15g，牛膝 15g，杜仲 15g，半枝莲 15g，山慈菇 15g，土鳖虫 6g，地龙 10g，泽泻 15g，守宫 6g，苦参 10g，土茯苓 15g，甘草 6g。7 剂。

2013 年 4 月 5 日三诊：患者耳鸣、小便泡沫基本消失，无明显不适，纳可，眠可，二便调，舌淡红，苔薄白，脉弦细。以健脾补肾、利湿解毒为法。处方：莪术 15g，桃仁 15g，土鳖虫 6g，山慈菇 15g，八月札 15g，龙葵 30g，党参 15g，茯苓 25g，怀牛膝 15g，山茱萸 10g，泽泻 15g，苦参 10g。14 剂。水煎服。

后患者坚持门诊治疗，治以消癥散结、健脾补肾、利湿解毒为法，未感不适。2013 年 6 月 29 日腹部 CT：左肾癌，侵犯左肾动静脉，并左肾静脉癌栓，腹膜后淋巴结转移，肝多发转移，右侧第 10 肋、骶骨及髂骨多发骨转移，较 2013 年 5 月 10 日片变化不大。随诊至 2014 年 7 月，患者发病 1 年余，病情平稳。

按：患者为中年男性，主因"肉眼血尿伴肩痛 2 个月余，加重 3 天"就诊，根据症状、体征、辅助检查，西医诊断为左肾癌并肝、骨多发转移，腹膜后多发淋巴结转移（Ⅳ期），中医诊断为肾积，辨证为脾肾气虚证。本例为晚期肾癌患者，因骨转移出现骨折后就诊。肾癌病位在肾，肾虚是本病发病之关键所在，同时夹杂湿热、血瘀、痰凝之邪，虚实常互为因果，因虚致实，或因实致虚，诸种因素相混，日久成积，发为该病。患者初诊时疲倦，左耳偶有耳鸣，小便泡沫多，舌淡暗苔白，脉细，治以消癥散结、温补脾肾为法。方中以桃仁、土鳖虫、莪术、守宫、猫爪草等消癥散结，杜仲、牛膝、淫羊藿补肝肾兼以活血，黄芪补气健脾，地龙祛瘀通络，泽泻利湿泻浊等。二诊时，诸症均减，治法同前，予前方减淫羊藿、黄芪、猫爪草，加薏苡仁、苦参、土茯苓加强清热解毒、利湿散结。三诊患者耳鸣、小便泡沫基本消失，舌淡红苔薄白，脉弦细，继续以健脾补肾、利湿解毒处方用药。患者中医药治疗以消癥散结、健脾补肾、利湿解毒为主法，多次复查提示疾病稳定，生活质量得到改善。随访至 2014 年 7 月，患者生活如常人，疗效满意。

第十三节　腮腺癌

腮腺癌是发生于腮腺的恶性肿瘤，属于涎腺癌中发生率最高的一种恶性肿瘤，临床多于无意中或体检时发现。本病病史长，除局部酸胀感外，无面神经损伤、区域淋巴结肿大及其他不适。腮腺恶性肿瘤少见，以恶性混合瘤为多，其次为黏液表皮样肿瘤、腺癌、腺泡细胞癌、乳头状囊腺癌等。临床表现为病程短，生长较快，病变部常有疼痛、麻木不适，肿块较硬，与深部组织粘连，活动性差，张口困难，部分患者有部分或全部面神经瘫痪，浸润皮肤可溃破，创口不愈，分泌物恶臭，可发生颈淋巴结转移或远处转移（肺、骨、肝、脑等）。该病属于中医"腮岩""腮疮""流痰""石疽"的范畴。

一、诊断依据

（一）临床表现

1.症状 腮腺癌患者多以肿块为起始症状，且生长较为迅速，部分患者可出现肿块邻近部位的疼痛。肿瘤可侵袭临近神经，引起对应肌肉组织麻木或开口困难等。①肿块：绝大多数腮腺癌患者可有耳下或耳前肿块，且有近期肿块生长加快现象。②疼痛：部分患者可伴有肿块附近的局部疼痛。③神经症状：偶可见到肿瘤侵犯破坏颞骨岩锥迷走神经，舌咽神经可受侵麻痹，患者出现音哑、进食呛咳等症状；原发于腮腺深叶的恶性肿瘤致咽侧壁和软腭隆起，肿瘤可侵犯下颌神经，出现患侧半舌、患侧下唇及患侧下牙齿麻木等症状；若肿瘤侵犯翼肌，可出现不同程度开口困难。

2.体征 可触及以耳垂为中心的下方或后方有生长缓慢的无痛性肿块，多呈结节状，表面平整或略圆，质地硬度不一，活动，大小一般为 3～5cm，有包膜。

（二）辅助检查

1.B 超检查 可判断腮腺内有无占位性病变及其大小，可显示 1cm 以下的肿块。

2.CT 扫描 该检查明确显示肿瘤的大小、部位、扩展范围及周围的解剖关系。

3.磁共振成像（MRI） 该检查主要用于区分肿瘤原发于腮腺深叶或来源于咽旁、颞下窝。

4.病理检查 常用术中冷冻切片检查，可确定病变性质、肿瘤类型及分化程度等。

二、辨证论治

1. 痰湿积聚证

证候：耳下部肿块，时有胀感，倦怠乏力，胸闷痞满，泛泛呕恶或咳吐痰涎，舌质淡，苔白腻，脉滑。

治法：消癥散结，健脾化湿。

基础用药：白花蛇舌草、苦丁条、夏枯草、海藻、昆布、海带。

辨证用药：北沙参、西洋参、黄芪、金银花、连翘、冬瓜皮、薏苡仁。

2. 瘀血阻滞证

证候：耳下肿块，时有胀痛，面色晦暗，舌质有瘀斑，苔薄，脉弦细。

治法：消癥散结，通络止痛。

基础用药：土茯苓、白花蛇舌草、白药子、土鳖虫、重楼、蜈蚣、水蛭、半边莲、海藻。

辨证用药：当归、丹参、紫草、莪术。

3. 肝火壅盛证

证候：耳下肿块增大较快，情绪急躁，精神抑郁，头痛胁痛，口干口苦，面红耳赤，听力下降，吐痰色黄，舌质红绛，苔黄腻，脉弦滑而数。

治法：散结消癥，清肝降火。

基础用药：当归、浙贝母、夏枯草、丹参、红花、鸡血藤、皂角刺、天花粉。

辨证用药：龙胆草、山栀子、熟地黄、黄连、木香、黄芩、大黄、芦荟、生地黄。

三、典型病例

病案1

李某，男，64岁，2019年9月16日初诊。

主诉：左侧腮腺部肿物7个月余。

现病史：患者7个月前发现左侧腮腺部有一花生米大小肿块，质地较硬，不痛不痒，经职工医院抗感染治疗无效，肿块继续增大。6个月前，患者于当地某肿瘤医院诊治，此时腮部肿块已发展到3.5cm×3cm，质硬，活动度差，肿瘤与周围组织有粘连，腮腺导管口处有黏液及血性分泌物溢出，当时诊断为左侧腮腺混合瘤，准备收住外科行手术治疗。患者拒绝手术治疗，保守治疗一段时间，肿块继续增大。4 个月前，左腮腺肿块已发展到 4.5cm×4cm，质硬，活动度差，表面呈结节状，不平滑，颈部可触及蚕豆大小淋巴结，左腮腺导管外口可挤出脓性分泌物，左导管分泌物涂片检查及肿块穿刺活检均查到癌细胞（标本号 5-0214，5-0478）。今日于我处就诊。

现主症：左侧腮腺部肿块、胀痛，神疲乏力，食欲减退，小便短赤，大便数日一解。平素饮食不节。

查体：形体极度消瘦，面色晦暗。左腮腺部隆起一鸡蛋大小肿块，表面高低不平，呈不规则结节状，推之不动，无明显压痛。左侧腮腺导管口处有脓血样分泌物。左侧颈部可触及 2 个如手指头大小、1 个如蚕豆大小淋巴结。脉弦滑而数，舌质紫暗，苔黄腻，舌两侧布满深紫色瘀斑。

辅助检查：导管分泌物涂片检查及肿块穿刺活检均查到癌细胞（标本号 5-0214，5-0478）。

西医诊断：腮腺癌。

中医诊断：腮疮。

辨证：瘀血阻滞证。

治法：消癥散结，通络止痛。

方药：土茯苓 30g，白花蛇舌草 30g，白药子 15g，土鳖虫 15g，重楼 15g，蜈蚣 6g，水蛭 6g，半边莲 15g，猫爪草 15g，当归 15g，紫草 12g，连翘 15g，丹参 15g，生大黄 10g，炙甘草 6g，黄精 15g。7 剂。水煎服。

2019 年 10 月 6 日二诊：药后患者精神较前好转，食纳亦增，便如常，肿块明显缩小，且质地变软，腮腺导管分泌物亦减少，舌苔已退，舌质略转红润，瘀斑亦减少。前方加半边莲 15g，蛇莓 15g，海藻 15g，夏枯草 10g，三棱 15g，山慈菇 20g。14 剂。

2019 年 10 月 25 日三诊：患者精神饱满，面色红润有光泽，肿块肉眼已看不清楚，局部只触到约 1.5cm 索条状物，脉见有力，舌上瘀斑隐约可见。原方继服 14 剂，以巩固疗效。

按：患者为老年男性，主因"左侧腮腺部肿物 7 月余"而就诊，根据症状、体征、辅助检查等，西医诊断为腮腺炎，中医诊断为腮疮，辨证为瘀血阻滞证。患者年老体衰，加之饮食不洁，损伤脾胃，脾失健运，水湿内生，凝聚生痰，影响气机运行，"气为血帅，血随气行"，气机不畅，瘀血内生，痰瘀互结，发为癥结。故治疗以消癥散结、通络止痛为主法。半枝莲、土茯苓、白花蛇舌草、白药子、土鳖虫、重楼、猫爪草散结消癥，蜈蚣、水蛭、当归、大黄祛瘀解毒，紫草、连翘等清热解毒，甘草调和诸药。二诊时，患者病情好转，肿块减小，前方基础上再加半边莲、蛇莓、海藻、夏枯草、三棱、山慈菇等药加强散结消癥作用。三诊效不更方，之后随访未见复发，患者各方面均较好，能做简单家务劳动。

病案 2

王某，女，56 岁，2020 年 10 月 15 日初诊。

主诉：左腮部肿大 2 年余。

现病史：患者 2 年前发现左侧腮部肿大、胀痛，就诊于当地某肿瘤医院，考虑腮腺癌，行手术切除治疗。手术后 1 年余，患者左腮部又发现 2cm×2.5cm 大小肿块，质地偏硬，有胀感，无疼痛，面、足浮肿，口干，于当地医院查血沉 26mm/h，经原治疗医院复查，考虑腮腺癌复发。患者拒绝再次手术，今日于我处就诊。

现主症：左腮部明显肿大，酸胀，咀嚼尤甚，面足浮肿，疲乏倦怠，胸闷，痞满，纳不振，咳吐痰涎。

查体：左腮部肿大明显，压痛，面足浮肿。苔黄腻，脉弱。

辅助检查：血象：血红蛋白 85g/L，血小板 80×10^9/L，白细胞 8.9×10^9/L，中性分叶 0.78。血沉 32mm/h。

西医诊断：腮腺癌。

中医诊断：腮疮。

辨证：痰湿积聚证。

治法：散结消癥，健脾化湿。

方药：白花蛇舌草 15g，苦丁条 12g，夏枯草 15g，海藻 10g，昆布 10g，北沙参 20g，西洋参 3g（另煎），黄芪 18g，生地黄 18g，金银花 15g，连翘 12g，冬瓜皮 30g，薏苡仁 60g。21 剂。

2020 年 11 月 12 日二诊：上药服 21 剂，患者左腮及面颊部牵掣、酸胀消失，面浮肿、口干等减轻，左腮肿块、颈淋巴结肿有所缩小。原方继服 14 剂。

2020 年 11 月 26 日三诊：症情稳定，面足浮肿消退，颈淋巴结肿消失，左腮肿块明显缩小。查血象：白细胞 5.1×10^9/L，血红蛋白 110g/L，血小板 100×10^9/L，中性 0.67。血沉 22mm/h。体力渐见恢复，纳食正常。上方去冬瓜皮；改金银花为忍冬藤 10g；加半枝莲 15g。14 剂。

2021 年 2 月 15 日四诊：左腮肿块缩小至 0.5cm，余症已愈，血象均在正常范围。续以上方加减调治 1 年余，诸症悉愈，血象及 CT 等复查，均正常无殊。其仍间断服药，追访至今稳好康复。

按语：患者为老年女性，主因"左腮部肿大 2 年余"就诊，结合症状、体征、辅助检查，西医诊断为腮腺癌，中医诊断为腮疮，辨证为痰湿积聚证。本例为手术后复发，正气日亏，痰湿积聚，阻碍气机，气虚血瘀，痰瘀互结，癥结乃成，当化痰散结、健脾化湿。方以白花蛇舌草、苦丁条、夏枯草、海藻、昆布散结消癥，西洋参、北沙参、生地黄、黄芪等补气健脾以扶正固本，增其抗病能力，冬瓜皮、薏苡仁化湿利水。后随症加减，经治 1 年，诸症消失；续服 2 年，至今病情稳定。

第三章　结节性疾病

第一节　甲状腺结节

甲状腺结节是甲状腺内出现一个或多个组织结构异常的团块，常由各种原因导致。常见的甲状腺结节有结节性甲状腺肿、结节性毒性甲状腺肿。本病女性患病率明显高于男性，多集中在 18 ～ 60 岁。近年来我国甲状腺结节持续高发，且发病率有逐年上升趋势。该病属中医学"瘿病"范畴。

一、诊断依据

（一）临床表现

1. 症状　颈部不适，咽部异物感，心悸，或多汗、消瘦、全身乏力等。

2. 体征　颈部可触及结节，吞咽时随甲状腺一起移动。对于结节性甲状腺肿，触诊甲状腺时可扪及大小不等的多个结节，结节的质地多为中等硬度，也有少数患者扪及单个结节。结节性毒性甲状腺肿，甲状腺触诊时可扪及光滑的圆形或椭圆形结节，边界清晰，质地较硬，随吞咽可上下活动。

（二）辅助检查

1. 甲状腺超声　甲状腺超声检查不仅可以明确结节的部位、数目、大小、囊性还是实性、结节边缘是否清楚、结节内有无血管斑和微钙化等，还能辅助确诊甲状腺恶性肿瘤，如低回声、血运丰富、微钙化、形态不规则、淋巴结肿大。目前，高分辨率的超声检查是甲状腺结节患者的首选。

2. 血液检查

（1）甲状腺素（T_4）

正常参考值：65 ～ 155nmol/L。

增高：多见于甲状腺功能亢进（简称甲亢，下同）、先天性甲状腺素结合球蛋白增多症、妊娠、口服避孕药或者雌激素等。

降低：甲状腺功能减退（简称甲减，下同）或肾衰竭等。

（2）游离甲状腺素（FT_4）

正常参考值：12 ～ 22pmol/L。

增高：多见于甲状腺功能亢进、甲亢危象、甲状腺激素不敏感综合征、多结节甲状腺肿等。

降低：见于甲状腺功能减退（但不是灵敏指标）、肝硬化、肾病综合征等。

（3）三碘甲状腺原氨酸（T_3）

正常参考值：1.8 ～ 2.9nmol/L。

增高：诊断甲状腺功能亢进的灵敏指标，诊断 T_3 型甲状腺功能亢进的特异性指标等。

降低：见于甲状腺功能减退（但不是灵敏指标），也可见于肝硬化、肾病综合征等。

（4）游离三碘甲状腺原氨酸（FT_3）

正常参考值：3.1 ～ 6.8pmol/L。

增高：对诊断甲状腺功能亢进特别是 T_3 型甲状腺功能亢进非常敏感，还可出现于甲亢危象、甲状腺激素不敏感综合征等。

降低：见于甲状腺功能减退、低 T_3 综合征、慢性淋巴细胞性甲状腺炎晚期等。

（5）促甲状腺激素（TSH）

正常参考值：0.27 ～ 4.2UIU/mL。

增高：见于原发性甲减、异位 TSH 分泌综合征（异位 TSH 瘤）、垂体 TSH 瘤、亚急性甲状腺炎恢复期。

降低：见于继发性甲状腺功能减退等。

3.CT、MRI　主要用于甲状腺结节定性的辅助检查。

4. 穿刺细胞学活检　用于确定结节的良恶性，是目前最准确、最可信赖的检查。在敏感性方面，穿刺细胞学活检的检出率是 65% ～ 98%，在特异性方面的检出率是 72% ～ 100%。

5. 甲状腺核素扫描 能准确评估结节是否具备分泌功能。

二、辨证论治

（一）肝郁不舒证

证候：颈前喉结两旁结块肿大，质软不痛，颈部觉胀，胸闷，喜太息，乏力，或兼胸胁窜痛，病情常随情志波动，舌淡红，苔薄白，脉弦。

治法：消癥散结，疏肝解郁。

基础用药：夏枯草、皂角刺、莪术、橘核、荔枝核。

辨证用药：当归、白芍、柴胡、茯苓、白术、蒲公英、炒枳壳、香附、郁金、佛手、玫瑰花。

（二）痰结血瘀证

证候：颈前喉结两旁结块肿大，按之较硬或有结节，肿块经久未消，胸闷，纳差，舌质暗或紫，苔薄白或白腻，脉弦或涩。

治法：消癥散结，祛邪通络。

基础用药：海藻、昆布、莪术、生牡蛎、皂角刺、僵蚕、橘核。

辨证用药：夏枯草、川贝母、浙贝母、陈皮、清半夏、丹参、赤芍、川芎、当归、石菖蒲、山慈菇。

（三）肝火旺盛证

证候：颈前喉结两旁轻度或中度肿大，一般柔软光滑，烦热，容易出汗，性情急躁易怒，眼球突出，手指颤抖，面部烘热，口苦，舌质红，苔薄黄，脉弦数。

治法：消癥散结，清肝泻火。

基础用药：生牡蛎、夏枯草、橘核、皂角刺、山慈菇。

辨证用药：山栀子、牡丹皮、柴胡、当归、白芍、玄参、牛蒡子、生石膏、黄连、黄芩、蒲公英。

（四）心肝阴虚证

证候：颈前喉结两旁结块或大或小，质软，起病缓慢，心悸不宁，心烦少寐，易出汗，消瘦手颤，消谷善饥，眼突眼干，五心烦热，急躁失眠，倦怠乏力，舌红苔少，或见舌体颤动，脉弦细数。

治法：消癥散结，养心柔肝。

基础用药：橘核、荔枝核、生牡蛎、皂角刺、醋鳖甲。

辨证用药：生地黄、天冬、麦冬、玄参、北沙参、蒲公英、石膏、柏子仁、酸枣仁、远志、知母、白芍。

三、典型病例

病案 1

何某，女，36 岁，2020 年 9 月 13 日初诊。

主诉：间断性颈部憋胀感 1 年，加重 1 周。

现病史：患者缘于 1 年前与人争吵后出现颈部憋胀，于当地医院检查发现甲状腺结节，曾口服甲状腺素片，停药后复查，无明显变化，颈部憋胀感仍间断反复发作。1 周前，患者因情绪激动后颈部憋胀，自觉乏力，汗出明显，现为求进一步诊治遂来就诊。

现主症：颈前喉结两旁结块肿大，质软不痛，颈部憋胀感，偶有胸闷、乏力，汗出以头部为主，善太息，病情常随情志波动，纳食少，寐差，入睡困难。平素情绪波动大，急躁易怒。

查体：甲状腺左叶、右叶分别可触及多个大小不等的结节，质软，活动度良好，吞咽时随甲状腺一起移动。舌质淡红，苔薄白，右脉弦，左脉沉。

辅助检查：甲状腺彩超：右叶 55mm×22.4mm×17mm，左叶 5mm×21.2mm×19mm，甲状腺弥漫性病变，血流丰富，甲状腺多发实性、囊实性结节，考虑结甲，TI-RADS：3 类。

西医诊断：甲状腺结节。

中医诊断：瘿病。

辨证：肝郁不舒证。

治法：消癥散结，疏肝解郁。

方药：盐橘核 10g，荔枝核 10g，白英 20g，夏枯草 15g，蒲公英 20g，当归 10g，白芍 15g，浙贝母 10g，柴胡 6g，茯苓 10g，白术 10g，玫瑰花 6g，佛手 10g，浮小麦 20g，鸡内金 15g，甘草 3g。水煎取汁 400mL，日 1 剂，分早晚 2 次温服。14 剂。

2020 年 9 月 28 日二诊：患者颈部憋胀感好转，乏力减轻，仍有汗出，入睡困难，舌淡苔薄，右脉弦左脉沉。原方去柴胡、浮小麦、玫瑰花、佛手；加乌梅 9g，路路通 10g，炒王不留行 10g，炒酸枣仁 25g，柏子仁 10g。继服 14 剂。

2020 年 10 月 12 日三诊：患者颈部憋胀感不明显，乏力较前减轻，入睡困难稍缓解，偶有乳房胀痛，舌质淡，苔薄，脉弦。上方去鸡内金、乌梅、路路通；加白花蛇舌草 20g，醋延胡索 20g，合欢花 6g，百合 10g，皂角刺 3g。14 剂。

2020 年 10 月 26 日四诊：患者症状明显好转，体力可，无明显乏力，夜寐较前好转，夜间汗出，舌质淡，苔薄，脉弦。三诊方去盐橘核、荔枝核、炒王不留、百合，加金荞麦 15g，连翘 9g，猫爪草 10g。继服 14 剂。

患者服药后症状明显减轻，期间断断续续口服中药治疗。

2020 年 11 月 16 日复诊：患者诉乳房疼痛，精神可，体力可，纳食可，寐安，二便调，舌淡红，边有齿痕，苔薄，舌根略黄，脉弦。调整中药处方如下：醋莪术 9g，夏枯草 20g，浙贝母 10g，皂角刺 6g，白英 20g，蒲公英 20g，当归 10g，白芍 10g，茯苓 10g，白术 10g，甘草 3g，炒酸枣仁 10g，柏子仁 10g，醋延胡索 20g，合欢花 6g，仙鹤草 12g，连翘 9g，鸡内金 20g。水煎取汁 400mL，日 1 剂，分早晚 2 次温服。14 剂。

患者服药后乳房疼痛减轻，后随症加减，间断口服中药至今，目前无明显不适。

按：甲状腺结节属于中医"瘿病""瘿瘤"的范畴。《济生方》曰："夫瘿瘤者，多由喜怒不节，忧思过度，而成斯疾焉。大抵人之气血，循环一身，常欲无滞留之患，调摄失宜，气滞血滞，为瘿为瘤。"巢元方《诸病源候论》曰："瘿者由忧恚气结所生，亦曰饮沙水，沙随气入于脉，搏颈下而成之。"这些论述都提出本病与情志饮食相关。甲状腺位于颈部，颈部为任督脉所及，任脉、督脉系于肝肾，肝肾不足，肝失所养，侮土生痰，发为本病；又因肝主疏泄，推动气血津液运行，肝气郁结，则气机不畅，癥积阻络，发为本病。本例患者为青年女性，平日工作忙碌，易急躁易怒，导致肝气失于条达，气机阻滞，加上饮食失节，损伤脾胃，脾失健运，癥积结于颈前。治当消癥散结，疏肝解郁。方中盐橘核、荔枝核、白英、夏枯草、浙贝母、蒲公英解毒散结，消癥散结；当归、白芍、柴胡、茯苓、白术为逍遥散的主要组成，具有疏肝郁健脾之效；玫瑰花、佛手加强行气解郁之功效；浮小麦止汗；鸡内金健脾消食。诸药配伍，共奏消癥散结、疏肝解郁之效。患者二诊、三诊，主症减轻，出现夜寐差、入睡困难，调整处方加入养心安神之品，症状明显减轻。2020 年 11 月 16 日复诊，患者出现乳房疼痛，仍以消癥散结、疏肝解郁为大法，并加入连翘、皂角刺增强消癥散结的功效，醋延胡索、醋莪术加强理气止痛之作用。服药后，患者症状明显改善。

病案 2

赵某，女，50 岁，2020 年 8 月 24 日初诊。

主诉：颈部肿胀不适 5 个月。

现病史：患者 5 个月前因工作压力大、熬夜过多出现颈部轻微肿大，后逐渐伴有憋闷感，未予特殊重视。3 个月前，患者单位体检报告提示甲状腺结节（具体不详）。现为求系统诊治特来就诊。

现主症：颈前喉结两旁结块肿大，按之较硬或有结节，颈部憋闷，胸闷，纳差，夜寐欠安。平素精神压力大，情志抑郁。

查体：甲状腺左叶可触及一肿物，直径约 2cm，质稍硬，活动度良好；甲状腺右叶可触及一肿物，直径约 1cm，吞咽时随甲状腺一起移动。舌质紫暗，有散在瘀点，苔薄白，脉弦。

辅助检查：甲状腺彩超：甲状腺多发结节，边界尚清，形态尚规则，较大者位于左侧叶，大小约 22mm×11mm，右侧叶可见一大小约 12mm×8.6mm 结节，余腺体回声光点分布均匀。彩色多普勒血流成像（CDFI）：腺体内血流信号未见异常。甲状腺周围、颈部未见肿大淋巴结。

西医诊断：甲状腺结节。

中医诊断：瘿病。

辨证：痰结血瘀证。

治法：消癥散结，祛邪通络。

方药：海藻 10g，昆布 10g，盐橘核 10g，荔枝核 10g，白英 20g，蒲公英 20g，夏枯草 15g，当归 10g，川芎 10g，川贝母 6g，清半夏 10g，青皮 6g，陈皮 10g，连翘 10g，甘草 6g，玫瑰花 6g，鸡内金 15g。水煎取汁 400mL，日 1 剂，分早晚 2 次温服。14 剂。

2020 年 9 月 7 日二诊：患者诉服药后无明显不适，现自觉颈部紧缩憋闷感较前减轻，舌质暗红，散在瘀点较前减轻，苔薄微腻，脉弦。末次月经 2020 年 9 月 1 日，此次月经量较前增多，色暗有血块，痛经及乳房胀痛较前稍有减轻，经期延长至 5 天。上方去白英、夏枯草；加砂仁 6g，薏苡仁 15g，皂角刺 6g。继服 14 剂。嘱其注意规律作息、调畅情志，2 个月后复查甲状腺彩超。

2020 年 11 月 21 日三诊：患者面色较前改善，诉颈部紧缩憋闷感明显缓解，睡眠较前好转，舌质偏暗，无明显瘀点瘀斑，脉弦。复查彩超示：双侧叶可见数个结节，边界清，形态规则，右侧叶较大者约 9.9mm×8.1mm，左侧叶较大者约 7.7mm×6.5mm。继续当前中药治疗，注意事项同前。

2021 年 2 月 22 日四诊：患者自觉颈部无明显不适感，触诊质韧，睡眠明显改善，近数月来月经规律，量可，色偏暗，无明显痛经血块，乳腺胀痛明显缓解。复查彩超示：腺体内可见多个不均质低回声结节，较大者位于左侧叶，大小约 6.9mm×9.1mm。患者甲状腺结节有渐消之势，效不更法，嘱其继续服用。

按：《济生方》曰"夫瘿瘤者，多由喜怒不节，忧思过度，而成斯疾焉"，指出情志内伤是瘿瘤的主要病因。《灵枢·经脉》言："肝足厥阴之脉，起于大指丛毛之际……循股阴，入毛中，环阴器，抵小腹，夹胃，属肝络胆，上贯膈，布胁肋，循喉咙。"甲状腺位于足厥阴肝经所过之处。肝主疏泄，调畅全身气机，推动血行津布。若肝主疏泄功能失常，可影响肝经气血运行，导致气滞、血瘀、痰凝等病理产物的产生。痰瘀之邪易结聚于肝经所过之处，痰瘀搏结于颈前，发为瘿病。本患者为中年女性，平素工作繁忙，生活压力大，情绪不畅，日久易致肝气郁滞，故每于情绪不佳及月经前后乳房胀痛明显。气滞日久，肝失疏泻，易致血行失常，故可表现为月经量少、痛经、有血块。气滞血瘀，血不养心，故眠差、多梦。瘀血不祛，新血不生，故面色不华、口唇色暗、舌质暗淡、有散在瘀点。根据五行理论，肝郁气滞日久尚可损伤脾胃，导致津液运化失常，酿生痰浊，且气机郁滞能加重痰湿为患，长此以往，气滞、痰凝、血瘀胶结于颈而发为瘿病。结合舌脉，四诊合参，辨为痰结血瘀证，治疗当以消瘿散结、化痰活血。二诊时，患者服药后，颈部紧缩憋闷感较前减轻，且月经较前正常，提示病证方药相符，故加砂仁、薏苡仁以增强健脾祛湿化痰的功效，加用皂角刺以增强消瘿散结之功用。三诊时，患者主观不适感觉基本消失，舌脉较前改善，复查彩超甲状腺结节较前有所缩小。四诊时，患者月经规律，乳房胀痛明显缓解，睡眠改善，且甲状腺结节有进一步缩小趋势，考虑服用药物数月，肝气得疏，气机得以正常运行，气行则血行，气行则痰化，故诸症悉皆改善。

病案 3

李某，女，41 岁，2020 年 1 月 15 日初诊。

主诉：颈部肿胀不适 1 个月余。

现病史：患者 1 个月前与同事发生矛盾，后突然发现颈部肿大伴有憋胀不适，不能缓解，为求系统诊治，遂来院就诊。

现主症：颈部肿大，质软，咽部有憋闷感，心悸不宁，烦躁，倦怠乏力，易汗出，眼突眼干，五心烦热，消谷善饥，夜寐差，二便可。

查体：甲状腺Ⅰ度肿大，右叶可触及一直径约 2cm 结节，质软，随吞咽活动。舌红，苔少，脉弦细数。

辅助检查：甲状腺功能各指标均正常。甲状腺彩超：甲状腺右侧叶中下部实质内见一约为 17mm×32mm×13mm 的椭圆形、高回声光团，界限清晰，内部回声欠均匀。

西医诊断：甲状腺结节。

中医诊断：瘿病。

辨证：心肝阴虚证。

治法：消癥散结，滋阴降火，宁心柔肝。

方药：皂角刺 6g，蒲公英 10g，猫爪草 10g，当归 10g，丹参 10g，生地黄 15g，天冬 10g，麦冬 10g，玄参 10g，柏子仁 10g，酸枣仁 10g，远志 10g，茯苓 15g，北沙参 10g，鸡内金 15g。水煎取汁 400mL，日 1 剂，分早晚 2 次温服。14 剂。

2020 年 2 月 12 日二诊：患者自觉颈部肿大较前减小，咽部憋闷感消失，烦躁心悸乏力缓解，夜寐欠安，舌红苔少，脉弦细数。原方去茯苓、猫爪草；加知母 15g，黄柏 10g 以滋阴清热。继服 28 剂。

2020 年 3 月 10 日三诊：患者颈部憋闷感消失，无烦躁、心悸、乏力，夜寐可，舌淡红苔薄，脉弦细。甲状腺功能指标正常。甲状腺彩超提示甲状腺结节较前明显减小。嘱患者继续口服中药治疗 14 剂。

按：古代医学认为"瘿病"多与饮食水土、禀赋体质、七情内伤等有密切关系。早在春秋战国时期就有关于"瘿病"的记载。在晋代，人们认识到恼怒忧愤亦为瘿病的主要病因，且开始以方剂治疗瘿病。东晋陈延之的《小品方》中"息气结瘿者……其饮沙水，喜瘿有核瘰瘰耳，无根，浮动在皮中"提出了情志致瘿之学说。患者为中年女性，平素体质较差，加之工作繁忙，生活压力大，情绪不畅，久之易致肝失所养，日久血虚，血不养心，故寐差；心肝之阴耗伤，故可见心悸不宁、心烦少寐、舌红、苔少、脉细数；肝血不足，肝阴虚，可见目赤眼干。方中，猫爪草、皂角刺、蒲公英消癥散结，生地黄、天冬、麦冬、玄参、北沙参滋阴，柏子仁、酸枣仁、远志养心安神，当归、丹参补血活血柔肝，茯苓、鸡内金健脾护胃。全方集消癥散结、滋阴降火、宁心柔肝功效于一身，故治疗效果显著，患者明显好转。

第二节　乳腺结节

乳腺结节是乳腺的不光滑、不平整的突起，是乳腺包块的通称，也叫"乳房肿块""乳房肿物"，有良性乳腺结节和恶性乳腺结节之分。本病常为乳腺病变的表现，女性占绝大多数，目前发病率有逐年上升趋势，且有年轻化趋势。该病属中医"乳核""乳癖"的范畴。

一、诊断依据

（一）临床表现

1. 症状　主要症状为乳房肿物、乳房疼痛（胀痛多见）、乳头溢液、乳头凹陷，其他症状为心烦易怒、失眠多梦、疲乏无力、腰膝酸软、经期紊乱、经量偏少、汗出较多等。

2. 体征

（1）良性乳腺结节常为单侧或双侧多发乳腺结节，轮廓清晰，活动度良好，与皮肤无粘连，生长速度较慢。

（2）恶性乳腺结节常为单侧单发结节，一般边界不清，质硬，活动度差，与皮肤粘连，生长速度较快，部分结节伴乳头溢液，乳头凹陷。

（二）辅助检查

1. 乳腺 X 线片　X 线表现为大小不等的结节影，显示结节的大小、形态、边缘，结节内部是否钙化。

2. 乳腺超声　用于鉴别乳腺结节的良恶性，可观察病灶的大小、形态、位置、边界、回声，钙化灶的有无、大小及分布情况，病灶距体表的距离，病灶内部及周边血流信号的多少及分布等情况。

3. 磁共振成像（MRI）　主要用于乳腺结节定性、分型的辅助检查。

4. 乳腺穿刺活检　诊断乳腺良恶性疾病的金标准。

二、辨证论治

（一）肝郁痰凝证

证候：乳房肿块形似丸卵，质地坚实，皮色不变，表面光滑，推之活动，伴有乳房不适、烦闷急躁、月经不调，舌淡红，苔薄白，脉弦。

治法：消癥散结，疏肝散结。

基础用药：全蝎、橘核、荔枝核、莪术、皂角刺、九香虫、路路通、炒王不留行。

辨证用药：柴胡、当归、白芍、赤芍、炒枳壳、香附、浙贝母、石菖蒲、香橼、百合、丝瓜络、蒲公英。

（二）血瘀痰凝证

证候：肿块较大，质地坚硬，重坠不适，伴急躁易怒，胸胁牵痛，痛处固定，月经不调，痛经，舌暗红，苔薄白，脉弦滑。

治法：消癥散结，化瘀散结。

基础用药：橘核、皂角刺、三棱、莪术、僵蚕、夏枯草、猫爪草、白花蛇舌草、白英。

辨证用药：桃仁、红花、当归、川芎、熟地黄、白芍、益母草、丹参、赤芍、枳壳、川楝子、延胡索、浙贝母、石菖蒲。

（三）痰热郁结证

证候：双侧乳房疼痛，伴两胁胀痛，口干，烦躁，月经周期正常，纳寐可，大便干，舌红，苔黄腻，脉弦滑数。

治法：消癥散结，清热开郁。

基础用药：海藻、昆布、僵蚕、王不留行、生牡蛎、莪术、猫爪草、白英、白花蛇舌草、皂角刺。

辨证用药：陈皮、清半夏、茯苓、浙贝母、白术、柴胡、郁金、黄芩、黄连、连翘、栀子、穿心莲。

三、典型病例

病案1

丁某，女，34岁，2021年2月28日初诊。

主诉：间断性右乳疼痛3年，加重1周。

现病史：患者于3年前工作不顺与人争吵后出现右乳腺疼痛，行乳腺彩超提示右乳实性结节（3类），未予特殊诊治。1周前，患者右乳疼痛较前加重，为求系统诊治，遂来我院就诊。

现主症：右乳结节，质地坚硬，光滑，推之活动，伴有疼痛不适，尤以着急后疼痛加重，月经不调，痛经。平素情绪波动大，急躁易怒。

查体：双乳对称，无畸形，乳头无凹陷，无溢液，右乳外上象限可触及结节样肿物，约黄豆大小，有触痛，质韧，表面光滑，边界清，可推移，与表皮无粘连，有压痛，双腋下未触及肿大淋巴结。舌质淡红，苔薄，脉象弦滑。

辅助检查：乳腺彩超示：①右乳低回声结节，BI-RADS：3类。②双侧乳腺腺体结构不良，BI-RADS：1类。

西医诊断：乳腺结节。

中医诊断：乳癖。

辨证：肝郁痰凝证。

治法：消癥散结，疏肝散结。

方药：盐橘核10g，荔枝核10g，浙贝母15g，炒九香虫9g，全蝎3g，路路通10g，炒王不留行10g，丝瓜络6g，当归10g，白芍20g，赤芍6g，柴胡6g，茯苓10g，白术10g，鸡内金20g。水煎取汁400mL，日1剂，分早晚2次温服。14剂。

2021年3月14日二诊：患者右乳疼痛不适，情绪压抑、抑郁，舌质淡红，苔薄，脉弦细。调整中药处方如下：夏枯草10g，浙贝母15g，全蝎3g，当归10g，白芍15g，赤芍6g，柴胡3g，茯苓15g，白术10g，甘草6g，香橼10g，百合10g，砂仁6g，薏苡仁30g，鸡内金20g，莲子心3g。水煎取汁400mL，日1剂，分早晚2次温服。7剂。

2021年3月21日三诊：患者精神可，偶有右乳疼痛不适，情绪压抑减轻，舌质淡红，苔薄，脉弦细。原方去百合、莲子心；加丹参15g，醋莪术10g，益母草20g，大枣6g。继服7剂。

2021 年 3 月 28 日四诊：患者乳房疼痛较前明显减轻，无疲劳感，情绪压抑改善，纳食可，夜寐安，舌质淡红，苔薄，脉弦。末次月经 2021 年 3 月 24 日。上方去丹参、益母草、大枣；加柴胡 3g，盐橘核 10g，荔枝核 10g，乌梅 6g。继服 14 剂，巩固疗效。

按：患者主因"发现右乳肿块 3 年"就诊，结合乳腺彩超结果，诊断为乳腺结节，中医属"乳核""乳癖"范畴。陈士铎《洞天奥旨》载有"老妇郁结，乳中有核不消，天阴作痛，名曰乳核"，指出乳核多由肝郁所致。清·林珮琴《类证治裁》曰"乳症多主肝胃心脾，以乳头属肝经，乳房属胃经。而心脾郁结，多见乳核、乳岩诸症……乳岩结核色白，属阴，类由凝痰……"，指出乳核由心脾郁结产生的凝痰而致。患者为中年女性，工作节奏快，生活压力较大，长期处于暴躁、焦虑、精神紧张等不良情绪之中。人们的情志活动与内脏有直接关系。肝为情志之本，在志为怒，藏魂主怒。暴躁、大怒伤肝，可使肝失疏泄，气机不畅，则致肝郁。脾为情志之枢，在志为思，藏意主思。焦虑、忧思伤脾，或肝郁气滞，横犯脾土，可致脾失健运而内生痰湿，则发乳块、痰核。结合症状、舌脉辨证为癥积阻络、肝郁痰凝证，治以消癥散结、疏肝理气、化痰散结。方中盐橘核、荔枝核理气止痛，散结消滞。浙贝母化痰散结。全蝎解毒散结。王不留行活血通经，以疏通肝经。丝瓜络疏通经络，解毒化痰。炒九香虫以理气止痛。路路通利水除湿。以疏肝健脾基础方逍遥散疏肝理气，化痰散结，消癥散结。方中柴胡疏肝解郁，当归、白芍、养血柔肝，赤芍清热凉血、祛瘀止痛，白术、甘草、茯苓健脾养心。鸡内金健脾益胃。二诊，患者情绪压抑、抑郁，故去路路通、王不留行、盐橘核、荔枝核、丝瓜络、炒九香虫。加香橼疏肝理气、和中化痰。砂仁、薏苡仁健脾祛湿。夏枯草消瘰散结。西医学认为夏枯草可治疗肿块、结节。莲子心清心去热。百合清心安神。三诊，患者偶有右乳疼痛不适，情绪压抑减轻，故上方去百合、莲子心，加丹参、大枣入心养血、通调经脉，益母草、醋莪术破血祛瘀。四诊，患者乳房疼痛较前明显减轻，无疲劳感，情绪压抑改善，纳食可，夜寐安，加之患者处于经期，故去丹参、益母草、大枣，加柴胡疏肝解郁，盐橘核、荔枝核理气止痛、散结消滞，乌梅味酸入肝经，既能收敛又能生津。

病案 2

孟某，女，42 岁，2020 年 9 月 15 日初诊。

主诉：乳房胀痛伴乏力 1 周。

现病史：患者于 1 周前劳累后出现乳房胀痛，伴有乏力、疲劳感明显，遂就诊于当地医院。乳腺彩超：双乳多发结节，考虑 BI-RAD：3 类。患者为求中医中药治疗就诊于我院。

现主症：乳房胀痛，呈周期性，每于情绪紧张、急躁时加重，周身乏力，疲劳感明显，偶咳嗽，痰多、易咳出，色白质黏，纳食少，夜寐欠安。平素情志抑郁，急躁易怒。

查体：双乳对称，无畸形，乳头无凹陷，无溢液，左乳 6 至 7 点，右乳 8 至 9 点可分别触及肿物，约黄豆大小，质韧，表面光滑，边界清，可推移，与表皮无粘连，有压痛，双腋下未触及肿大淋巴结。舌质淡红，苔薄白，脉弦。

辅助检查：乳腺彩超：双乳多发结节，考虑 BI-RAD：3 类，结节位于左乳 6 至 7 点，右乳 8 至 9 点。

西医诊断：乳腺结节。

中医诊断：乳癖。

辨证：肝郁痰凝证。

治法：消癥散结，疏肝散结。

方药：白英 20g，蒲公英 20g，夏枯草 15g，盐橘核 10g，全蝎 3g，炒王不留行 10g，路路通 10g，当归 10g，白芍 10g，赤芍 6g，柴胡 6g，茯苓 10g，白术 10g，鸡内金 10g，黄芪 20g，熟地黄 10g，益母草 10g。水煎取汁 400mL，日 1 剂，分早晚 2 次温服。7 剂。

2020 年 9 月 23 日二诊：患者仍有疲劳感，乳房无明显疼痛，舌质淡暗，苔薄，脉弦。原方去赤芍、柴胡、益母草；加盐菟丝子 10g，桑寄生 20g。继服 7 剂。

2020 年 9 月 30 日三诊：患者乳房无明显疼痛，近日疲劳感减轻，仅劳累后明显，手腕部及下肢疼痛，夜寐可，舌质淡红，苔薄，脉弦。二诊方去炒王不留行、盐橘核、菟丝子；黄芪改为 25g；加炒九香虫 3g，白花蛇舌草 15g，半枝莲 10g，木瓜 6g。继服 14 剂。

2020 年 10 月 14 日四诊：患者乳房无明显疼痛，疲劳感消失，体力可，手腕及下肢无明显疼痛，纳食可，寐可，二便可，舌质淡红，舌苔薄，脉弦。患者诸证消失，暂缓服用中药。

按：患者主因"乳房胀痛伴乏力 1 周"就诊，结合乳腺彩超结果，诊断为乳腺结节，中医属于"乳核""乳癖"范畴。结合症状、舌脉辨证为肝郁痰凝证，治以消癥散结、疏肝理气、化痰散结。乳房属于肝经循行区域，肝气不舒，肝气瘀滞则易生肿块，肝主藏血，影响血液运行，因此治疗以疏肝散结为主。

方中柴胡疏肝解郁，当归、白芍养血柔肝，赤芍清热凉血、祛瘀止痛，炒王不留行活血通经以疏通肝经，益母草活血祛瘀。肝气易横逆犯胃，以鸡内金健脾益胃。脾胃失调则水液代谢障碍，故以白术、茯苓、路路通健脾利水除湿。配伍白英、蒲公英解毒消癥。盐橘核、夏枯草散结消癥。全蝎散结通络。患者乏力，故以黄芪、熟地黄补气养血。二诊，患者无明显乏力，仍有疲劳感，乳房无明显疼痛，纳食可，夜寐安，二便调。故减少活血药物，去赤芍、柴胡、益母草，加盐菟丝子、桑寄生补肝肾、强筋骨。三诊时，患者疲劳感减轻，仅劳累后明显，黄芪加量以补气改善疲劳症状；手腕部及下肢疼痛，故加炒九香虫理气止痛，木瓜舒筋活络；加白花蛇舌草、半枝莲以增强解毒消癥散结之力。患者服药后诸证改善。

病案 3

王某，女，30 岁，2020 年 6 月 1 日初诊。

主诉：双乳疼痛 2 个月余。

现病史：患者 2 个月前因工作不顺生气着急，出现间断性双乳房疼痛不适，未予特殊诊治。现乳房疼痛明显，伴两胁胀痛，遂来就诊。

现主症：双侧乳房疼痛伴两胁胀痛，口干，烦躁，纳寐可，小便黄，大便干，2 ～ 3 日一行；月经周期正常，末次月经 2020 年 5 月 15 日，色红，量中等。

查体：双乳外上象限腺体增厚，有触痛，右乳 9 点方向可触及 1 肿物，约黄豆大小，质韧，表面光滑，边界清，可推移，与表皮无粘连，有压痛，双腋下未触及肿大淋巴结。舌红，苔黄腻，脉弦滑。

辅助检查：乳腺彩超：双侧乳腺腺体结构分布较紊乱，回声欠均匀，外上象限为著，右乳 9 点方向可见 1 低回声结节，大小约 0.8cm×0.6cm×0.5cm，边界清，形态规则，BI-RADS：3 级。彩超诊断：双侧乳腺增生，右乳低回声结节。

西医诊断：乳腺结节。

中医诊断：乳癖。

辨证：痰热郁结证。

治法：消癥散结，清热开郁。

方药：牡蛎 30g，莪术 10g，浙贝母 10g，夏枯草 10g，海藻 10g，昆布 10g，僵蚕 10g，王不留行 10g，玄参 10g，清半夏 10g，陈皮 10g，威灵仙 10g，柴胡 10g，郁金 10g，青皮 10g，枳实 10g。水煎取汁 400mL，日 1 剂，分早晚 2 次温服。14 剂。

2020 年 6 月 15 日二诊：患者诉乳房及两胁疼痛明显减轻，二便调，仍有口干，舌红，苔黄腻，脉滑。原方去柴胡、郁金、青皮、枳实；改玄参为 20g。继服 14 剂。

2020 年 6 月 29 日三诊：患者乳房及两胁疼痛不明显，无明显不适，舌质红，苔薄黄，脉弦。继服原方 30 剂。

2020 年 7 月 30 日四诊：患者双乳无明显不适，复查乳腺彩超诊断为双乳轻度乳腺增生，BI-RADS：2 级。继服中药 30 剂。嘱患者 3 ～ 6 个月定期复查乳腺彩超。

按：本例病例因恼怒伤肝，思虑伤脾，致肝脾两伤，气机阻滞，水湿停运，痰浊内生而发病。肝郁日久化火，则生痰热；肝失疏泄，气机不畅，则胀痛烦躁；肝郁化火，耗液伤津，阴液亏乏，故口干、大便干。结合舌脉，证属癥积阻络、痰热郁结证。方中牡蛎咸微寒，软坚散结消癥；僵蚕化痰散结，息风止痛；莪术破血行气，消积止痛；浙贝母苦微寒，清热化痰散结；海藻、昆布苦咸寒，消痰软坚散结；玄参苦咸而寒，清热凉血，滋阴解毒；陈皮、清半夏理气健脾，燥湿化痰；夏枯草清肝明目，散结消肿；威灵仙通络止痛，走而不守，起到消散郁结之功；王不留行行气通络，消肿散结，为引药入病所的引经药；柴胡、郁金、青皮加强疏肝理气解郁之效；患者大便干结，予枳实破气消积化痰。诸药合用，共奏清热化痰、开郁散结、消癥散结之功。二诊时，患者疼痛减轻，二便调，仍口干，故去柴胡、郁金、青皮、枳实，加大玄参量以滋养阴液。三诊时，患者无明显不适，效不更方。四诊复查患者结节减小，继服中药，定期复查。

第三节　肺结节

肺结节是一种病因不明的、以非干酪性肉芽肿为特征的疾病。结节可单发或多发，呈类圆形或不规则形、边界清晰或模糊的病灶。肺结节多见于 20 ～ 40 岁年龄段，特点是起病隐匿、病程缓慢，早期常无明显症状和体征。根据结节形态、密度不同，肺结节可以发展为肺炎、肺结核甚至肺间质纤维化或肺癌。中医学中并没有"肺结节"病名，现代医家将其归为"肺积""咳嗽""喘证"等范畴。

一、诊断依据

（一）临床表现

1. 早期常无明显症状，少部分可见咳嗽、咳痰、少量咯血、胸痛。

2. 后期根据结节性质、病因的不同，临床表现亦不相同。如肺结节可由于感染导致肺炎，可见咳嗽、脓痰等；如伴肺结核可见低热、盗汗、咳血、消瘦等；如结节性质为恶性，可见咳嗽、咯血、胸闷胸痛，病变进一步发展可出现气短、喘憋、纳差、消瘦等症状。

（二）辅助检查

1. 影像学检查

（1）X 线：虽然 X 线能够提高检出率，但普通 X 线胸片对本病诊断的正确率仅为 50%，大多数 < 1cm 的结节在 X 线胸片上不显示，故不推荐 X 线胸片用于肺结节的常规评估。

（2）CT：与胸部 X 线相比，胸部 CT 扫描可提供更多关于肺结节位置、大小、形态、密度、边缘及内部特征等信息。推荐肺结节患者行胸部 CT 检查，薄层（≤ 1mm 层厚）的胸部 CT 可更好地评价肺结节的形态特征。肺结节在 CT 中具体表现为直径 ≤ 3cm 的局灶性、类圆形、密度增高的实性或亚实性肺部阴影，可为孤立性或多发性，不伴肺不张、肺门淋巴结肿大和胸腔积液。一般认为 > 10 个的弥漫性肺结节多为恶性肿瘤转移或良性病变所致；局部病灶直径 > 3cm 者称为肺肿块，肺癌的可能性相对较大。

此外，对于不能定性的直径 > 8mm 的实性肺结节可采用 PET–CT 区分良性或恶性。增强 CT 扫描对良恶性肺结节的鉴别诊断也具有一定价值。

2. 肿瘤标志物
肿瘤标志物检查可为肺结节诊断和鉴别诊断肺癌提供参考依据，如胃泌素释放肽前体（Pro-GRP）、神经特异性烯醇化酶（NSE）、癌胚抗原（CEA）、细胞角蛋白片段 19（CYFRA21-1）、鳞状细胞癌抗原（SCC）。如果发现肿瘤标志物进行性增高，需要警惕早期肺癌。

3. 气管镜检查及肺穿刺活检
是诊断恶性肺结节最常用的方法。

二、辨证论治

（一）痰湿阻肺证

证候：咳嗽，咳痰，色白或黄，或伴气喘、胸闷、胸痛，苔白腻或黄厚腻，脉弦或滑等。

治法：消癥散结，祛湿宣肺。

基础用药：浙贝母、夏枯草、全蝎、猫爪草、白英、蒲公英、白花蛇舌草。

辨证用药：陈皮、清半夏、茯苓、蜜百部、蜜紫菀、蜜款冬花、木蝴蝶、金果榄、金荞麦、薏苡仁。

（二）瘀毒蕴肺证

证候：咳嗽痰黏，色白或黄，痰中带血，或伴有胸痛，头痛，舌暗红或有瘀斑、瘀点，脉涩或弦紧等。

治法：消癥散结，解毒散结。

基础用药：牡蛎、全蝎、石见穿、皂角刺、猫爪草、白英、蒲公英、白花蛇舌草、夏枯草。

辨证用药：当归、白芍、桃仁、红花、川芎、丹参、川贝母、浙贝母、陈皮、清半夏、蜜紫菀、蜜款冬花。

（三）气滞痰阻证

证候：胸部满闷，咳嗽，咳痰不易咳出，气短，心悸，口干口苦，急躁易怒，纳欠佳，夜寐差，小便可，大便干，舌暗苔薄黄或白，脉弦涩。

治法：消癥散结，理气散结。

基础用药：牡蛎、地龙、全蝎、玄参、白花蛇舌草、猫爪草、白英、蒲公英、皂角刺。

辨证用药：川贝母、浙贝母、清半夏、陈皮、茯苓、瓜蒌、桔梗、枳壳、川芎、薏苡仁、合欢花。

（四）肺脾气虚证

证候：久咳，咳声低弱，气短而喘，胸闷，神疲，乏力，纳少，腹胀，便溏，舌淡白，苔薄，脉弦细等。

治法：消癥散结，补肺健脾。

基础用药：浙贝母、猫爪草、白英、水蛭、蜈蚣、地龙、川贝母。

辨证用药：黄芪、党参、太子参、白术、茯苓、甘草、清半夏、陈皮、桔梗、杏仁、山药。

（五）肺肾阴虚证

证候：气短，憋喘，乏力，咳嗽痰少，或痰中带血，口燥咽干，盗汗，或腰膝酸软，头晕目眩，舌红少苔，脉细或细数。

治法：消癥散结，益气养阴。

基础用药：生牡蛎、夏枯草、僵蚕、皂角刺、白英、蒲公英、猫爪草。

辨证用药：川贝母、浙贝母、生地黄、熟地黄、百合、沙参、麦冬、石斛、知母、太子参。

三、典型病例

病案 1

邢某，女，60 岁，2021 年 3 月 25 日初诊。

主诉：间断性咳嗽 4 个月余。

现病史：患者于 4 个月前受凉后出现咳嗽，就诊于当地医院，行胸部 CT 示双肺结节影，未予特殊诊治。2 个月前，患者因疫情使用消毒液后咳嗽明显，夜间加重，影响睡眠，自行口服止咳药（具体不详），症状时轻时重，今为求进一步治疗就诊。

现主症：咳嗽咳痰，痰色黄，夜间明显，偶有气喘、胸闷，纳食少，烧心，胃脘部胀满，夜寐欠安。

查体：胸廓正常，双肺可闻及湿啰音，全身浅表淋巴结未触及异常肿大。舌红，苔白腻，脉弦。

辅助检查：胸部 CT：双肺散在条索影，双肺可见数个小结节。

西医诊断：肺结节。

中医诊断：咳嗽。

辨证：痰湿阻肺证。

治法：消癥散结，化痰祛湿。

方药：白英 20g，蒲公英 20g，浙贝母 10g，猫爪草 20g，全蝎 3g，夏枯草 15g，陈皮 10g，清半夏 9g，茯苓 10g，金果榄 6g，木蝴蝶 6g，芦根 10g，金荞麦 20g，甘草 6g，鸡内金 15g。水煎取汁 400mL，日 1 剂，分早晚 2 次温服。14 剂。

2021 年 4 月 7 日二诊：患者咳嗽减轻，烧心、腹胀减轻，稍有胸闷、气短、乏力，咽喉部不适，堵塞感，无明显疼痛，夜寐可，二便可，舌质淡红，苔黄质干，脉滑。原方基础上加射干 9g，炙麻黄 3g，蜜款冬花 10g，蜜桑白皮 10g。继服 14 剂。

按：患者为老年女性，主因"间断性咳嗽 4 个月余"就诊，结合胸部 CT 结果，诊断为肺结节，属于中医"肺积""咳嗽"等范畴。《杂病源流犀烛》中有"邪积胸中，阻塞气道，气不宣通，为痰为食为血，皆邪正相搏，邪既胜，正不得而制之，遂结成形而有块"，可见肺结节是邪气积于胸中，气滞、痰阻、食滞、血瘀所致。患者老年女性，脏腑功能日渐衰退，易感受外邪，又因肺为娇脏，"脾为生痰之源，肺为贮痰之器"，肺失宣降，肺不布津，则水液停聚而为痰湿，表现为咳嗽、咳痰。肺宣发肃降水液的功能失常，则影响脾运化水谷水液，可见胃脘部胀满不适。结合症状、舌脉辨证为癥积阻络、痰湿阻肺证，治以消癥散结、化痰祛湿。组方以治痰基础方二陈汤化痰祛湿。猫爪草、全蝎消癥散结通络。西医学认为猫爪草可以治疗肺结核，疗效显著。白英、蒲公英、金果榄解毒利湿。木蝴蝶配伍夏枯草润肺止咳。此外，患者胃脘部胀满不适，配伍鸡内金健脾消食，芦根清降肺胃，金荞麦化痰解毒、健脾消食。二诊患者咳嗽、腹胀症状好转，咽喉部不适，堵塞感明显，稍有胸闷、气短，故加射干、麻黄宣肺平喘、散结利咽，款冬花、桑白皮润肺下气、化痰平喘。患者目前诸症状减轻。

病案 2

张某，女，52 岁，2020 年 12 月 15 日初诊。

主诉：间断胸闷、咳嗽 10 个月余，加重 1 个月。

现病史：患者于 10 个月前感冒后出现胸闷、咳嗽，就诊于当地医院，胸部 CT 提示双肺小结节，嘱密切观察，未予特殊诊治。1 个月前，患者症状反复，间断胸闷，偶有咳嗽，自行口服抗炎、止咳药，症状缓解不明显，现为求进一步诊治就诊。

现主症：咳嗽咳痰，痰黏不易咳出，胸闷不适，偶有痰中带血丝，胸痛，头痛，四肢关节酸痛、僵硬，纳少，寐欠安。

查体：胸廓正常，双肺呼吸音清。甲状腺左叶可触及一黄豆大小结节，质软，活动度好。左乳可触及一直径约 5cm 的结节，边界清。舌质暗红，有瘀点，苔薄白，脉弦。

辅助检查：胸部 CT：①右肺上叶后段及下叶后基底段可见实性微结节影，长径约 0.3cm。②左肺下叶背段见磨玻璃密度微结节，长径约 0.4cm。③两肺多发条索。④肺气肿。

西医诊断：肺结节。

中医诊断：咳嗽。

辨证：瘀毒蕴肺证。

治法：消癥散结，祛瘀解毒。

方药：白英 20g，全蝎 6g，猫爪草 10g，夏枯草 15g，蒲公英 20g，浙贝母 10g，当归 10g，白芍 10g，陈皮 10g，清半夏 9g，茯苓 10g，白前 10g，前胡 10g，合欢花 6g，鸡内金 10g，甘草 6g。水煎取汁 400mL，日 1 剂，分早晚 2 次温服。14 剂。

2020 年 12 月 28 日二诊：患者仍有胸闷不适，咳嗽减轻，纳食可，夜寐安，舌质淡暗，苔薄，脉缓。原方去浙贝母、全蝎；加瓜蒌 15g，薤白 10g，玫瑰花 6g。继服 14 剂。

2021 年 2 月 3 日三诊：患者诉二诊后症状均明显减轻，自行原方口服 1 周停药。近日头晕，无头痛，测血压（170 ～ 180）/（100 ～ 110）mmHg，胸部憋闷不甚，咳嗽咳痰不多，纳食可，夜寐欠安，易醒，二便调，舌质淡暗，苔薄，脉弦。中药处方如下：白英 20g，蒲公英 20g，猫爪草 20g，全蝎 3g，夏枯草 20g，天麻 6g，钩藤 20g，炒决明子 20g，炒栀子 10g，牛膝 10g，黄芩 9g，益母草 20g，浙贝母 15g，鸡内金 20g。水煎取汁 400mL，日 1 剂，分早晚 2 次温服。14 剂。

2021 年 2 月 17 日四诊：患者胸闷减轻，晨起咳痰，色淡黄，汗出，纳食可，寐欠安，多梦，二便可，舌淡红，苔白略腻，脉弦。上方基础上加白花蛇舌草 20g，盐橘核 10g，白芍 10g。继服 14 剂。

2021 年 3 月 2 日五诊：患者体力尚可，胸闷减轻，咳痰减少，色淡黄，汗出减少，纳食可，寐可，二便可，舌淡红，舌略黄，脉弦。上方去牛膝、黄芩、白芍；加黄芪 30g，太子参 10g。继服 14 剂。

按：大多数医家认为结节病的病理性改变是痰、毒、瘀共同作用的结果，属于本虚标实之证。患者由于外感或内伤等各种原因伤及脏腑，使气机阻滞，津液不布，日久聚而为痰，气滞又影响血液运行，血行受阻而成瘀，痰瘀互结，闭阻经络，日久而成结节。本患者女性，52 岁，平日情志不舒，劳逸过度，导致气机逆乱，痹阻肺络，而成肺结节。瘀毒蕴肺，进一步阻碍气血运行，累及其他脏腑，出现甲状腺结节、乳腺结节。治疗以消癥散结、祛瘀解毒为主，辅以化痰平喘，疏肝健脾。二诊患者胸闷不适，加瓜蒌、薤白增强祛痰宽胸散结的功效。三诊患者以血压高、头晕为主症，调整处方以天麻钩藤饮化裁，患者症状减轻。

病案 3

李某，男，44 岁，2019 年 12 月 6 日初诊。

主诉：咳嗽、咳痰 3 个月余。

现病史：患者 3 个月前因受凉出现咳嗽，咳黄白色黏痰，不易咳出，自服甘草冲剂、三九感冒灵，疗效不佳，继而出现低热、盗汗、烦躁易怒、四肢倦怠、失眠头晕，某医院胸部 CT 提示肺野可见粟粒状结节，诊断为肺结节病，给予激素治疗，疗效一般。患者因担心激素依赖性及副作用，欲求中医中药治疗，遂于我院就诊。

现主症：咳嗽，咳声低弱，咳黄色黏痰，不易咳出，偶有胸闷、气短，低热自汗出，四肢倦怠，烦躁头晕，神疲乏力，纳少，腹胀，夜寐欠佳，小便可，大便溏。

查体：胸廓正常，双肺呼吸音清，未闻及干湿啰音，全身浅表淋巴结未触及异常肿大。舌淡白，苔薄，脉弦细。

辅助检查：胸部 CT：肺门淋巴结肿大，肺野可见粟粒状结节影。

西医诊断：肺结节。

中医诊断：咳嗽。

辨证：肺脾气虚证。

治法：消癥散结，补肺健脾。

方药：猫爪草 10g，水蛭 9g，蜈蚣 2 条，地龙 10g，丹参 10g，桃仁 10g，川芎 12g，黄芪 15g，党参 10g，白术 10g，茯苓 10g，甘草 9g，清半夏 9g，陈皮 10g，麦冬 10g，薏苡仁 20g。水煎取汁 400mL，日 1 剂，分早晚 2 次温服。14 剂。

2019 年 12 月 20 日二诊：患者低热自汗出、烦躁易怒、气短、乏力症状好转，余症状同前，舌红，苔白，脉弦。上方改丹参为 15g，薏苡仁为 15g；加浙贝母 10g，炒杏仁 10g，炒苏子 10g。水煎服，服法同前。继服 14 剂。

2020 年 1 月 3 日三诊：患者低热盗汗、烦躁头晕、气短、乏力症状基本消除，偶有咳嗽，咳黄白色痰液，量少质稀，易于咳出，纳寐可，二便调，舌红，苔白，脉弦。上方去蜈蚣、水蛭、地龙。水煎服，服法同前。继服 14 剂。

后随访，诸症悉除，已恢复正常的工作和生活。

按：清·陈修园《医学实在易》中说："凡脏腑经络之气，皆肺气之所宣。"《素问·玉机真脏论》记载："五脏受气于其所生，传之于其所胜，气舍于其所生，死于其所不胜……肾受气于肝，传之于心，气舍于肺，至脾而肺受气于肾，传之于肝，舍于脾，至心而死。肾受气于肝，传之于心，气舍于肺，至脾而死。"由此可见，脏腑功能与肺脾之气密切相关。肺气不足，脾气亏虚，则导致脏腑功能失调，气血津液输布失常，形成痰瘀等病理产物。该患者初期感受寒凉，寒凉邪气入肺，肺之宣发肃降功能失调，水液停聚成痰，久则寒邪郁而化热见咳嗽、咳黄色黏痰。《仁斋直指方》云："气行则血行，气止则血止，气寒则血凝，气有一息之不运，则血有一息之不行。"肺气失宣，不能助心行血，血行不利停聚成瘀，故见低热盗汗、烦躁易怒。病程迁延，久则子病及母，母子同病，肺脾气虚故见头晕失眠、乏力、气短、四肢倦怠等症。方中陈皮、清半夏、薏苡仁、猫爪草化痰涎解毒。桃仁、川芎活血祛瘀通络。党参、黄芪、白术、茯苓、麦冬等药补益肺脾，并行停聚之水气。丹参除烦安神，活血化瘀，为调理血分之首药。水蛭、蜈蚣、地龙等虫类药物，消癥散结，为本方之一大特色。甘草化痰，补气健脾兼可调和诸药。诸药合用，共奏消癥散结、补肺健脾之效。患者复诊时烦躁易怒、气短乏力症状好转，余症状同前，故减轻薏苡仁、增加丹参的用量，加入炒杏仁、炒苏子宣降肺气、化痰止咳。三诊诸症减轻，故去除水蛭、蜈蚣、地龙等虫类药物，并继续补益脾肺，以治其本。水蛭、蜈蚣、地龙等虫类药物，虽为攻毒散结之良品，然辛温有毒，性峻猛，久服耗气伤血，切忌贪功而忘其害。

第四章　增生性疾病

第一节　乳腺增生

乳腺增生是 30 ～ 50 岁女性多发的良性乳腺细胞过度增殖性疾病，是由下丘脑 – 垂体 – 卵巢轴内分泌功能紊乱导致的乳腺细胞数量及乳腺组织形态异常，是最常见的良性乳腺疾病之一。近年来，随着生存环境的变化和工作生活节奏的加快，本病发病率明显升高，且发病年龄有年轻化的趋势。该病属中医学"乳癖"范畴。

一、诊断依据

（一）临床表现

1. 症状　主要症状为乳房疼痛、肿块及乳头溢液。其他症状为胸闷不舒、心烦易怒、失眠多梦、疲乏无力、腰膝酸软、经期紊乱、经量偏少、易汗出等症状。

2. 体征　乳房肿块或结节，乳房一侧或双侧有大小不等的条索状或结节状块，局限或弥漫，边缘不甚清楚，质地柔韧，有压痛，与周围组织无粘连。

（二）辅助检查

1. 乳房钼靶 X 线摄片　表现为大小不等的结节影，絮状或团块样密度增高影，密度均匀。

2. 乳腺超声检查　显示乳腺质地稍紊乱，回声分布不均匀。对腺体丰富且年龄＜ 40 岁的患者，首选乳腺超声检查。超声对致密腺体中的结节、囊、实性肿物的分辨率较高。

3. 乳管镜、乳管造影检查　针对乳头溢液患者，可行乳管镜或乳管造影并结合细胞学检查。

4.MRI、CT 主要用于定性、分型的辅助检查。

5. 病理学检查 诊断乳腺良恶性疾病的金标准。

二、辨证论治

（一）肝郁痰凝证

证候：乳房结块，质硬，活动度较差，两乳及胸胁胀痛，常随情志波动而消长，每于经前乳头、乳房胀痛更甚，经后有所缓解，伴忧郁寡欢，善叹息，嗳气频作，或身倦乏力，痰多、质黏稠，经行量少，色暗，兼有血块，经行腹痛，舌质淡或暗红、有瘀点，苔薄白，脉细涩。

治法：消癥散结，疏肝散结。

基础用药：桃仁、红花、川芎、夏枯草、醋鳖甲、生牡蛎。

辨证用药：柴胡、当归、白芍、茯苓、白术、牡丹皮、栀子、炒酸枣仁、远志、佛手。

（二）阴虚火旺证

证候：乳房多个肿块，胀痛且伴烧灼感，形体消瘦，伴见头晕耳鸣，午后潮热，精神不振，虚烦不寐，激动易怒，口干或口苦，经期紊乱，小溲短少，大便干秘，舌质红，苔少，脉细数。

治法：消癥散结，滋阴降火。

基础用药：生牡蛎、夏枯草、桃仁、红花、三棱、莪术。

辨证用药：柴胡、当归、白芍、牡丹皮、栀子、玄参、女贞子、墨旱莲、地骨皮、青蒿。

（三）冲任失调证

证候：乳房胀痛或隐痛，单侧或双侧乳房结块，大小不等，质坚韧，或有囊性感，边界不清，乳房疼痛等症状常于经前加重，经后减轻，伴腰膝酸软、神疲倦怠、夜寐不酣、郁闷寡欢，月经紊乱，量少色淡，甚或经闭，舌淡苔白，脉弦细。

治法：消癥散结，调摄冲任。

基础用药：生牡蛎、夏枯草、桃仁、红花、三棱、莪术。

辨证用药：熟地黄、山药、山茱萸、茯苓、泽泻、牡丹皮、淫羊藿、仙茅、鹿角霜、菟丝子、巴戟天。

（四）肝郁脾虚证

证候：乳房隐痛，单侧或双侧乳房结块，大小不等，质坚韧，或有囊性感，边界不清。伴月经紊乱，量少色淡，甚或经闭，郁闷寡欢，头晕，失眠多梦，食欲不振，面色萎黄，疲乏无力，舌淡苔白，脉弦或弦细。

治法：消癥散结，疏肝健脾。

基础用药：桃仁、红花、生牡蛎、盐橘核、荔枝核、延胡索。

辨证用药：当归、白芍、柴胡、茯苓、白术、甘草、佛手、山药、扁豆、薏苡仁、党参、太子参、黄芪。

三、典型病例

病案 1

卢某，女，33 岁，2020 年 5 月 24 日初诊。

主诉：间断乳房疼痛 1 年 2 个月余，加重半月。

现病史：患者 1 年 2 个月余前生气后自觉乳房疼痛，遂就诊于当地医院。行双侧乳腺及腋下淋巴结超声：双侧乳腺增生，双侧腋下超声未见明显异常肿大淋巴结。患者口服逍遥丸和乳癖消，并于当地诊所间断口服中药、针灸、拔罐治疗，之后疼痛略有缓解。半月前，患者乳房疼痛症状加重，治疗后缓解不明显，今为求进一步中医中药治疗，遂来我院就诊。

现主症：双侧乳房疼痛，呈隐痛，疲乏无力，面色萎黄，月经不调，量少色淡，纳食少，食欲不振，失眠多梦。末次月经 2020 年 4 月底。平素情志不畅，郁郁寡欢。

查体：轻度贫血貌，左侧乳房外上象限可触及黄豆大小结节，右侧乳房外下象限可触及一直径约 1cm 的结节，边界欠清，质地中等。腋下及锁骨上未触及异常肿大淋巴结。舌淡红，苔薄白，脉弦细。

辅助检查：双侧乳腺及腋下淋巴结超声：符合双侧乳腺增生表现；双乳低回声结节（BI-RADS：2 级），左侧 2 点位置大小约 0.8cm×0.4cm，右侧 8 点位置大小约 1.0cm×0.6cm，形态欠规则，边界欠清晰；双侧腋下超声未见明显异常肿大淋巴结。血常规：血红蛋白 101g/L。

西医诊断：乳腺增生。

中医诊断：乳癖。

辨证：癥积阻络，肝郁脾虚证。

治法：消癥散结，疏肝健脾。

方药：桃仁 10g，红花 10g，生牡蛎 20g，盐橘核 10g，荔枝核 10g，炒九香虫 6g，当归 10g，白芍 20g，柴胡 6g，茯苓 20g，白术 10g，炙甘草 6g，醋延胡索 10g，佛手 10g，柏子仁 10g，炒酸枣仁 20g，炒鸡内金 15g。水煎取汁 400mL，日 1 剂，分早晚 2 次温服。14 剂。

2020 年 6 月 7 日二诊：患者乳房疼痛较前减轻，末次月经 2020 年 5 月 26 日，乏力，偶有腰酸，无明显血块，纳可，寐欠安，二便调，舌淡红，苔薄白，脉弦细。原方去柴胡、九香虫；加太子参 12g，黄芪 30g，阿胶 9g，桑寄生 20g。继服 21 剂。

2020 年 6 月 28 日三诊：患者服药后症状缓解，自行按原方继服中药。现偶有乳房疼痛，余未诉明显不适，偶觉乏力，纳寐可，二便调。2020 年 6 月 7 日方加王不留行 10g，路路通 10g。继服 1 个月。

2020 年 7 月 26 日四诊：患者乳房无明显疼痛，体力可，纳寐可，舌质淡，苔薄，脉弦细。复查血常规在正常范围。乳腺彩超：双乳低回声结节（BI-RADS：2 级），左侧 2 点位置大小约 0.6cm×0.4cm，右侧 8 点位置大小约 1.0cm×0.4cm。继续给予中药治疗 2 个月。

按：《疡科心得集》有云："有乳中结核，形如丸卵，不疼痛，不发寒热，皮色不变，其核随喜怒消长，此名乳癖。"患者主因"乳房疼痛 1 年 2 个月余，加重半月"就诊，中医诊断为乳癖。《医学正传》"忧思郁闷，朝夕积累，脾气消阻，肝气横逆"，提示乳癖的发病机理为情志不畅，肝气郁结所致。患者为青年女性，生活工作压力大，长期情志不遂，郁怒伤肝，导致肝气郁结，气机阻滞，肝郁日久，聚而成痰；又因忧思伤脾，脾失健运，痰浊内生，肝郁痰凝，气血逆乱，气血瘀滞，阻于乳络而发病。结合舌脉，辨证为癥积阻络、肝郁脾虚证，治宜消癥散结、疏肝健脾。组方以桃仁、红花、生牡蛎、盐橘核、荔枝核行气通络，消癥散结；当归、白芍、柴胡、茯苓、白术、炙甘草为逍遥散的主方组成，具有疏肝健脾的作用；患者乳房疼痛，故用九香虫、醋延胡索、佛手疏肝理气止痛；患者失眠，多梦，以柏子仁、酸枣仁养心安神；炒鸡内金健脾和胃。二诊患者疼痛症状减轻，但乏力明显，去柴胡、九香虫，加用太子参、黄芪增强补气升阳之效，加阿胶补血滋阴，加桑寄生补肝肾强筋骨。三诊患者症状减轻，加王不留行、路路通加强消癥散结之力。后随访，患者仍间断口服中药，定期复查，症状明显减轻，病情稳定。

病案 2

张某，女，39 岁，2020 年 6 月 7 日初诊。

主诉：经前双乳胀痛不适半年。

现病史：患者半年前出现经前双乳胀痛不适。查双侧乳腺彩超：双侧乳腺增生，右乳实性结节（BI-RIDS：3 类）。症状反反复复，未予特殊诊治。近日患者双侧乳房疼痛明显，为求进一步中医中药治疗，遂来我院就诊。

现主症：双侧乳房胀痛不适，胸胁胀痛，经前疼痛明显，经后胀痛减轻或消失，晨起口干苦，身倦乏力，经行量少，色暗，偶有血块，纳少，夜寐欠安。平素急躁易怒，善叹息。末次月经 2020 年 5 月 25 日。

查体：乳腺外形正常，右乳内上、内下分别可触及黄豆大小结节，边界欠清，质地中等。腋下及锁骨上未触及肿大淋巴结。舌暗红，有瘀点，苔薄黄，脉弦。

辅助检查：乳腺彩超：双乳增生，右乳 5 点钟方向见一无回声结节，大小约 7.2mm×4.3mm，1 点钟方向见一低回声结节，大小约 5.1mm×3.4mm，边界清，未见明显血流信号。提示：双侧乳腺增生，右乳实性结节（BI-RIDS：3 类）。

西医诊断：乳腺增生。

中医诊断：乳癖。

辨证：癥积阻络，肝郁痰凝证。

治法：消癥散结，疏肝解郁。

方药：醋鳖甲 20g（先煎），生牡蛎 3g（先煎），夏枯草 20g，当归 10g，白芍 10g，川芎 10g，柴胡 10g，醋延胡索 10g，肉苁蓉 10g，木香 6g，栀子 10g。水煎取汁 400mL，日 1 剂，分早晚 2 次温服。14 剂。

2020 年 6 月 21 日二诊：患者诉服上方无不适，仍有乏力，偶有腰酸。上方加杜仲 20g，桑寄生 20g。继服 14 剂。煎服法同前。

2020 年 7 月 5 日三诊：双乳胀痛明显减轻，已不急躁。上方续服 14 剂。煎服法同前。

2020 年 9 月 12 日四诊：患者诉按方服药至今，胀痛已消失。查双侧乳腺彩超：右乳 5 点钟方向见一无回声结节，大小约 5.1mm×2.7mm，1 点钟方向见一低回声结节，大小约 3.2mm×2.2mm，边界清，未见明显血流信号。提示：双侧乳腺增生，右乳低回声结节。嘱患者间断服药，定期复查。

按：患者为中年女性，主因"经前双乳胀痛不适半年"就诊，中医诊断为乳癖。患者平素急躁易怒，长期情志不遂，多怒伤肝，肝郁气滞，日久聚而成痰。辨证为癥积阻络、肝郁痰凝证，治宜消癥散结、疏肝解郁。患者乳房胀痛，急躁易怒，故用醋鳖甲、生牡蛎、夏枯草、当归、白芍、川芎消癥散结；柴胡、延胡索、木香疏肝行气止痛；肉苁蓉滋补肝肾；栀子清热除烦。诸药配伍，共奏消癥散结、疏肝理气、调理冲任之功。二诊偶有腰酸，加杜仲、桑寄生补肝肾、强腰膝。三诊诸证减轻。本病发病率较高，调节情志是治疗的一方面。中药在控制病情、调节情志方面具有重要作用，但情绪波动容易导致本病复发，故嘱患者调畅情志，避免郁怒，适当控制厚味炙煿之品，定期检查，发现肿块及时就诊。

第二节　胆囊腺肌增生症

胆囊腺肌增生症又称胆囊腺肌瘤病、胆囊憩室病，是一种胆囊黏膜上皮增生、肌层肥厚、黏膜上皮陷入并穿过肥厚的肌层形成胆囊壁内憩室的病变。本病属于胆囊良性增生性疾病，以慢性增生为主，疾病本身不严重，但是如果出现了并发症，如急性胆囊炎、胆囊梗阻等则需积极干预。此病约占胆囊疾病的2.8%～5%，男女比例为 1：3，好发于 35～55 岁的中青年女性，偶见于儿童。该病属于中医"胁痛"的范畴。

一、诊断依据

（一）临床表现

本病的主要临床表现为消化不良、恶心和右上腹疼痛。由于油腻食物刺激胆囊收缩，引起罗 - 阿窦迅速充盈，随后胆囊逐渐排空，所以此病的疼痛特点为进食油腻食物后很快引起疼痛发作，数分钟后自行缓解。

1.症状　一般病程较缓慢，多数表现为上腹部反复发作的胀痛或不适、恶心、嗳气、厌油腻食物、餐后疼痛明显，也可有绞痛发作，少数可无任何症状。

2.体征　多数患者伴右上腹压痛、叩击痛，但无反跳痛。

（二）辅助检查

1.影像学检查　在 CT、MRI 检查中，可见胆囊壁呈局限性、弥漫性或者节段性增厚，增厚的胆囊壁内外面均光整。罗 – 阿窦是胆囊腺肌增生症的特征性表现，是影像学诊断胆囊腺肌增生症的一个关键点。

2.超声　受累胆囊壁明显增厚，增厚的胆囊壁内较少见血流信号，胆囊壁内扩张的罗 – 阿窦呈小囊状的低回声或无回声区。若有小结石存在，可见呈特征性的彗星尾状强回声。其中，局限型者，胆囊底部呈圆锥帽状增厚；节段型者，局部增厚的囊壁向腔内突入形成“三角”，胆囊腔变窄，呈“葫芦”状胆囊；弥漫型者，胆囊壁呈弥散性向心性肥厚，内壁凸凹不平，内腔狭窄。

3.脂肪餐试验　见胆囊收缩亢进，有助于诊断。

4.实验室检查　一般多无特殊异常表现，并发感染者可有白细胞增高。

二、辨证论治

（一）肝郁气滞证

证候：胁肋胀痛，走窜不定，甚则引及胸背肩臂，疼痛每因情志变化而增减，胸闷腹胀，嗳气频作，得嗳气而胀痛稍舒，善太息，口苦，纳少，舌质淡，苔薄白，脉弦。

治法：消癥散结，疏肝理气，柔肝止痛。

基础用药：桃仁、红花、郁金、夏枯草、醋鳖甲。

辨证用药：柴胡、当归、白芍、赤芍、郁金、合欢花、枳壳、香附、川楝子、延胡索。

（二）肝胆湿热证

证候：胁肋胀痛，口苦口黏，胸闷纳呆，恶心呕吐，小便黄赤，大便不爽，或兼有身热恶寒，身目发黄，舌质红，苔黄腻，脉弦滑数。

治法：消癥散结，疏肝利胆，清热利湿。

基础用药：当归、桃仁、红花、夏枯草、生牡蛎、醋鳖甲。

辨证用药：龙胆草、山栀子、黄芩、柴胡、生地黄、车前子、茵陈、郁金、大黄、苍术、薏苡仁。

（三）瘀血阻络证

证候：胁肋刺痛，痛有定处，痛处拒按，入夜尤甚，胁肋下或见有癥块，舌质紫暗，脉沉涩。

治法：消癥散结，通络止痛。

基础用药：三棱、莪术、醋鳖甲、土鳖虫、夏枯草。

辨证用药：当归、川芎、桃仁、红花、白芍、熟地黄、牛膝、枳壳、香附、郁金、延胡索、三七粉。

（四）肝络失养证

证候：胁肋隐痛，悠悠不休，遇劳加重，伴见口干咽燥，心中烦热，头晕目眩，舌红少苔，脉弦细而数。

治法：消癥散结，柔肝止痛。

基础用药：桃仁、红花、夏枯草、生牡蛎、醋鳖甲。

辨证用药：当归、白芍、生地黄、熟地黄、枸杞子、沙参、麦冬、石斛、女贞子、延胡索、川楝子。

三、典型病例

病案 1

孙某，男，46 岁，2020 年 4 月 26 日初诊。

主诉：间断右胁肋疼痛半年，加重 1 周。

现病史：患者缘于半年前饮食不慎后出现右胁疼痛连及胃脘部，疼痛时汗出，于当地医院住院治疗，给予止痛、活血化瘀、疏肝利胆等药物治疗，症状好转后出院。后患者病情仍有反复，多与饮食相关，经治疗症状可缓解。1 周前，患者饮食不慎后再次出现右胁疼痛，伴胃脘部胀满，时有胃脘隐痛，口干口苦。上腹部 CT：胆囊壁及胆囊颈管壁异常改变，不除外胆囊腺肌症。患者为求中医药治疗特来就诊。

现主症：右胁疼痛，伴胃脘部胀满，时有胃脘隐痛，恶心，口苦口黏，无乏力，胸闷纳果，小便黄赤，大便不爽。既往反流性食管炎、慢性胃炎病史 4 年余。

查体：腹外形无异常，腹式呼吸，腹软，右上腹压痛，无反跳痛及肌紧张。

舌质红，苔黄腻，脉弦滑。

辅助检查：上腹部 CT 检查提示：①肝顶可疑低密度影，考虑肝右叶钙化灶。②胆囊壁及胆囊颈管壁异常改变，不除外胆囊腺肌症。

西医诊断：胆囊腺肌增生症。

中医诊断：胁痛。

辨证：肝胆湿热证。

治法：消癥散结，疏肝利胆，清热利湿。

方药：当归 10g、桃仁 10g、红花 10g、夏枯草 15g、生牡蛎 20g（先煎）、醋鳖甲 20g（先煎）、醋延胡索 10g、川楝子 10g、龙胆草 10g、焦山栀子 9g、黄芩 9g、柴胡 10g、生地黄 10g、车前子 6g、泽泻 9g、甘草 9g。水煎取汁 400mL，日 1 剂，分早晚 2 次温服。14 剂。

2020 年 5 月 10 日二诊：患者口苦口黏减轻，右胁肋疼痛较前减轻，大便黏腻不爽，舌苔黄腻，脉弦滑。考虑湿邪较重，原方基础上去生地黄，加佩兰 10g、苍术 10g。继服 14 剂。

2020 年 5 月 24 日三诊：患者自觉症状较前减轻。继服 14 剂。

之后间断服用中药 2 个月，患者未出现右胁肋疼痛。

按：患者为中年男性，主因"间断胁肋部疼痛半年，加重 1 周"就诊，检查发现为胆囊腺肌增生症，中医诊断为胁痛。患者内伤饮食，损伤脾胃，脾胃虚弱，湿邪内生，蕴化湿热，湿热日久，郁于肝胆，胆失疏泄，阻滞经络，不通则痛，故见胁痛。如《景岳全书·胁痛》指出："以饮食劳倦而胁痛者，此脾胃之所传也。"《医学正传·胁痛》曰："或有清痰食积，流注胁下者，或有登高坠仆，死血阻滞而为痛，又有饮食失节，劳逸过度，以致脾土虚者，肝木得以乘其土位，而为胃脘当心而痛，上支两胁痛，膈噎不通，食饮不下之证。"患者舌质红、苔黄腻、脉弦滑均为肝胆湿热之象，治疗当消癥散结、疏肝利胆、清热利湿。方中当归、桃仁、红花、夏枯草、生牡蛎、醋鳖甲消癥散结；龙胆草、焦山栀子、黄芩、柴胡、生地黄、车前子、泽泻为龙胆泻肝汤的组成，具有清利肝胆湿热的作用；醋延胡索、川楝子行气活血，通络止痛；甘草调和药性。二诊患者疼痛减轻，仍大便不爽，苔黄腻，脉弦滑，考虑胃肠湿热较重，去生地黄，加佩兰、苍术以清热化湿。后继服此方 14 剂后，诸症减轻。

病案 2

付某，女，78 岁，2020 年 5 月 10 日初诊。

主诉：右胁肋部疼痛 2 个月余。

现病史：患者 2 个月前因情绪波动后出现右胁肋部疼痛，未予重视，休息后稍有缓解，后每于情绪变化时疼痛加重，疼痛多位于右胁，为胀痛。现患者为求进一步治疗特来就诊。

现主症：间断胁肋部胀痛，甚则引及胸背肩臂，走窜不定，疼痛随情绪变化增减，胸闷腹胀，善太息，嗳气频作，嗳气后痛减，口苦，纳欠佳，夜寐欠安，二便调。

查体：腹部平坦，右上腹有压痛，无反跳痛及肌紧张。舌质暗红，苔薄白，脉弦。

辅助检查：上腹部 CT：胆囊壁局限性增厚，不除外胆囊腺肌症。

西医诊断：胆囊腺肌增生症。

中医诊断：胁痛。

辨证：肝郁气滞证。

治法：消癥散结，疏肝理气，柔肝止痛。

方药：桃仁 10g，红花 10g，郁金 10g，夏枯草 15g，醋鳖甲 20g（先煎），柴胡 10g，当归 10g，白芍 10g，香附 10g，枳壳 9g，延胡索 15g，川楝子 10g，焦神曲 10g，焦山楂 10g，焦麦芽 10g。水煎取汁 400mL，日 1 剂，分早晚 2 次温服。14 剂。

2020 年 5 月 24 日二诊：患者服药后胁肋痛症状减轻，口苦、饮食较前好转，仍夜寐欠安。前方基础上加合欢皮 12g。继服 14 剂。

2021 年 6 月 6 日三诊：症状均较前减轻，继服 14 剂。

按：患者为老年女性，因右胁肋部疼痛就诊，中医诊断为胁痛。情志不舒，肝气郁滞，导致肝失条达，疏泄不利，气阻络痹，而发为肝郁胁痛。清·尤怡云："肝郁胁痛者，悲哀恼怒，郁伤肝气。"若气郁日久，血行不畅，瘀血渐生，阻于胁络，肝郁气滞，不通则痛，则右胁疼痛。清·叶天士《临证指南医案》曰："久病在络，气血皆窒。"结合患者舌脉，辨为癥积阻络、肝郁气滞证，治以消癥散结、疏肝理气、柔肝止痛。方中桃仁、红花、郁金、夏枯草、醋鳖甲消癥散结；柴胡、当归、白芍、香附、枳壳为柴胡疏肝散的主要组成，具有疏肝行气之效；延胡索、川楝子行气止痛；焦三仙健脾和胃消食。服药 14 剂后，患者胁痛减轻，纳食较前好转，但夜寐稍差，故原方基础上加合欢皮以解郁安神，继服14 剂后。患者诸症减轻。

病案 3

孟某，女，56 岁，2020 年 2 月 16 日初诊。

主诉：间断右胁肋部刺痛 1 年，加重 1 天。

现病史：患者缘于 1 年前因情志不畅出现右胁部疼痛，并逐渐加重，疼痛部位固定，自行揉按并热敷后疼痛稍缓解，未进行系统治疗，之后病情迁延，疼痛反复发作。1 天前，患者因情绪波动再次出现右胁肋刺痛。上腹部 CT：胆囊壁局限性增厚，不除外胆囊腺肌症。为求中医药治疗特来就诊。

现主症：右胁肋部疼痛，部位固定，痛处拒按，夜间疼痛明显而夜寐不安，偶口苦，食欲不振。既往慢性非萎缩性胃炎病史 10 年余。

查体：腹外形无异常，腹式呼吸，腹软，右上腹压痛明显，无反跳痛及肌紧张。舌质紫暗，有瘀点，脉沉涩。

辅助检查：上腹部 CT：胆囊壁局限性增厚，不除外胆囊腺肌症。

西医诊断：胆囊腺肌增生症。

中医诊断：胁痛。

辨证：瘀血阻络证。

治法：消癥散结，通络止痛。

方药：三棱 10g，莪术 10g，夏枯草 15g，桃仁 9g，红花 10g，当归 10g，川芎 9g，熟地黄 10g，醋延胡索 15g，川楝子 6g，柴胡 10g，香附 9g，郁金 10g，甘草 9g。水煎取汁 400mL，日 1 剂，分早晚 2 次温服。14 剂。

2020 年 3 月 3 日二诊：患者胁肋部疼痛减轻，夜寐好转，食欲好转。原方基础上去熟地黄；加醋鳖甲 20g（先煎）。继服 14 剂。

2020 年 3 月 17 日三诊：患者症状均较前减轻，继服 14 剂。

按：患者为中老年女性，主因"间断右胁肋部刺痛 1 年，加重 1 天"就诊，诊断为胆囊腺肌增生症，中医诊断为胁痛。患者情志不畅，肝气郁结，疏泄失常，藏血不得运化，久滞成瘀，导致肝络经脉阻塞不通，结聚胁下为癥结；瘀阻络痹，而发为胁痛。结合患者舌脉，辨为瘀血阻络证。治以消癥散结、活血通络止痛。方中三棱、莪术、夏枯草、桃仁、红花消癥散结；当归、川芎、熟地黄、柴胡、香附、甘草为血府逐瘀汤的部分组成，具有活血化瘀、行气止痛的作用；醋延胡索、川楝子、郁金行气止痛。此方对失眠、食欲不振等肝外症状的缓解疗效较好，这与方中柴胡、香附、甘草调和肝脾，使肝气条达，疏泄有度有关。患者服药 14 剂后，胁痛减轻，原方基础上去熟地黄，加醋鳖甲通络散结，继服 14 剂。患者诸症减轻，收到了较好的治疗效果。

第三节 前列腺增生

前列腺增生是引起老年男性排尿障碍原因中最为常见的一种良性疾病。临床表现为尿频、夜尿次数增多、排尿困难，严重者可发生尿潴留或尿失禁，甚至出现肾功能受损。该病属于中医"精癃""癃闭"的范畴。

一、诊断依据

（一）临床表现

前列腺增生多在 50 岁以后出现症状，60 岁左右症状更加明显。症状与前列腺体积大小之间并不一致，主要取决于引起梗阻的程度、病变发展速度以及是否合并感染等，症状可时轻时重。

1. 症状

（1）尿频：尿频是前列腺增生最常见的早期症状，夜间更为明显，常因增生的前列腺充血刺激引起。随着病情发展，梗阻加重，残余尿量增多，膀胱有效容量减少、尿频逐渐加重。此外，梗阻导致尿频更为明显，并出现急迫性尿失禁等症状。

（2）排尿困难：排尿困难是前列腺增生最重要的症状。典型表现为排尿迟缓、断续、尿流细而无力、射程短、终末滴沥、排尿时间延长。如梗阻严重，残余尿量较多时，常需要用力并增加腹压以帮助排尿，排尿终末常有尿不尽感。当梗阻加重达一定程度时，可使残余尿逐渐增加，继而发生慢性尿潴留。膀胱过度充盈时，可使少量尿液从尿道口溢出，称为充溢性尿失禁。

（3）并发症：前列腺增生合并感染或结石时，可出现明显尿频、尿急、尿痛症状；增生腺体表面黏膜较大的血管破裂时，可发生不同程度的无痛性肉眼血尿；梗阻引起严重肾积水、肾功能损害时，可出现慢性肾功能不全，如食欲差、恶心、呕吐、贫血、乏力等症状；长期排尿困难导致腹压增高，还可引起腹股沟疝、内痔与脱肛等。

2. 体征 直肠指诊时部分患者可触到增大的前列腺，表面光滑，质韧，有弹性。

（二）辅助检查

1. 国际前列腺症状（I-PSS）评分 I-PSS 评分是量化前列腺增生下尿路症状的方法，是目前国际公认的判断前列腺增生患者症状严重程度的最佳手段。总分 0 ~ 35 分：轻度症状 0 ~ 7 分，中度症状 8 ~ 19 分，重度症状 20 ~ 35 分。

2. 尿液分析 可以了解患者是否有血尿、蛋白尿、脓尿情况。

3. 超声 采用经腹壁或直肠途径进行，可清晰显示前列腺体积大小，增生腺体是否突入膀胱，还可以测定膀胱残余尿量。

4. 尿流率检查 可以确定前列腺增生患者排尿的梗阻程度。检查时要求排尿量在 150mL 以上。如最大尿流率 < 15mL/s 表明排尿不畅；如 < 10mL/s 则表明梗阻较为严重，常是手术指征之一。

5. 血清前列腺特异性抗原（PSA）测定 PSA 虽然对排除前列腺癌十分必要，但某些因素可影响 PSA 的测定值，临床一定要重视。如前列腺增生患者 PSA 可轻度增高。

6. 其他检查 膀胱镜检查可以除外合并有泌尿系统肿瘤的可能；肾功能、尿路造影等检查有助于了解上尿路有无梗阻。

二、辨证论治

（一）膀胱湿热证

证候：小便点滴不通，或量少而短赤灼热，小腹胀满，口苦口黏，或口渴不欲饮，或大便不畅，舌质红，苔黄腻，脉滑数。

治法：消癥散结，清利湿热。

基础用药：生牡蛎、莪术、红花、桃仁、浙贝母、夏枯草。

辨证用药：黄柏、山栀子、大黄、滑石、瞿麦、萹蓄、茯苓、泽泻、车前子。

（二）肺热壅盛证

证候：小便不畅或点滴不通，咽干，烦渴欲饮，呼吸急促，或咳嗽，舌红，苔薄黄，脉数。

治法：消癥散结，清泻肺热。

基础用药：生牡蛎、浙贝母、莪术、红花、桃仁。

辨证用药：黄芩、桑白皮、金荞麦、鱼腥草、麦冬、芦根、天花粉、地骨皮、车前子、茯苓、泽泻、猪苓。

（三）肝郁气滞证

证候：小便不通或通而不爽，情志抑郁，或多烦善怒，胁腹胀满，舌红，苔薄黄，脉弦。

治法：消癥散结，疏利气机。

基础用药：生牡蛎、夏枯草、莪术、王不留行、全蝎。

辨证用药：柴胡、郁金、枳壳、青皮、橘皮、香附、石韦、冬葵子、茯苓。

（四）浊瘀阻塞证

证候：小便点滴而下，或尿如细线，甚则阻塞不通，小腹胀满疼痛，舌紫暗，或有瘀点，脉涩。

治法：消癥散结，活血化瘀。

基础用药：桃仁、红花、莪术、郁金、夏枯草、醋鳖甲。

辨证用药：当归、丹参、金钱草、海金沙、冬葵子、瞿麦、石韦。

（五）脾气不升证

证候：小腹坠胀，时欲小便而不得出，或量少而不畅，神疲乏力，食欲不振，气短声低，舌质淡，苔薄，脉细弱。

治法：消癥散结，升清降浊。

基础用药：当归、桃仁、红花、丹参、鸡血藤、郁金。

辨证用药：人参、党参、黄芪、白术、桂枝、肉桂、升麻、柴胡、茯苓、猪苓、泽泻、车前子。

（六）肾阳不足证

证候：小便不通或点滴不爽，排出无力，面色苍白，神气怯弱，畏寒肢冷，腰膝酸软无力，舌淡胖，苔薄白，脉沉细或细弱。

治法：消癥散结，温阳利水。

基础用药：全蝎、桃仁、红花、丹参、郁金。

辨证用药：附子、肉桂、桂枝、熟地黄、山药、车前子、茯苓、泽泻、干姜。

（七）肾阴亏耗证

证候：小便量少或全无，口咽干燥，腰膝酸软，烦躁不安，潮热盗汗，头昏耳鸣，舌绛红，少苔，脉细数。

治法：消癥散结，滋肾利水。

基础用药：丹参、白芍、赤芍、郁金、醋龟甲、醋鳖甲。

辨证用药：熟地黄、山药、山茱萸、茯苓、猪苓、泽泻、知母、滑石、黄柏。

三、典型病例

病案 1

孙某，男，70 岁，2020 年 5 月 6 日初诊。

主诉：进行性排尿不畅 3 年，加重 1 个月。

现病史：患者于 3 年前出现排尿不畅，尿线变细，伴有尿频、尿急、尿痛、尿不尽感，尿后滴沥，夜尿 3～5 次，尿色淡黄，清亮，体温正常，就诊于当地医院，诊断为前列腺增生，给予口服药物治疗（具体不详），效果欠佳，上述症状进行性加重。1 个月前，患者排尿不畅症状较前明显加重，为求中药治疗特来就诊。

现主症：排尿不畅，尿线变细，点滴不爽，排出无力，伴有尿频、尿急、尿痛、尿不尽感，神气怯弱，喜温恶寒，腰膝酸软无力。既往高血压病史 10 余年。

查体：耻骨膀胱区稍充盈，轻压痛，叩实音。舌淡胖，苔薄白，脉沉细。

辅助检查：前列腺彩超：前列腺体积增大，约 5.0cm×4.0cm，向膀胱突出，形态规则，内部回声不均，边界清晰，CDFI 未见明显血流信号。印象：前列腺增生。

西医诊断：前列腺增生。

中医诊断：癃闭。

辨证：肾阳不足证。

治法：消癥散结，温阳利水。

方药：桃仁 10g，丹参 10g，全蝎 6g，郁金 10g，炮附子 6g（先煎），肉桂 3g，熟地黄 10g，山药 10g，山茱萸 10g，茯苓 15g，泽泻 9g，白术 10g。水煎取汁 400mL，日 1 剂，分早晚 2 次温服。14 剂。

2020 年 5 月 20 日二诊：服前药，症状稍有减轻，不明显。炮附子改为 9g。继服 14 剂。

2020 年 6 月 4 日三诊，患者排尿不畅较前减轻，四肢发凉症状好转。上方基础上加鸡内金 15g，醋鳖甲 30g（先煎），黄芪 15g。继服 14 剂。

随访患者，诉三诊后排尿不畅、尿频、尿急、尿痛、尿不尽症状减轻，畏寒肢冷、腰膝酸软无力等症状均减轻，自行间断口服中药。

按：患者以"排尿不畅"为主症就诊，故诊断为癃闭。《素问·宣明五气》曰："膀胱不利为癃，不约为遗溺。"《灵枢·五癃津液别》曰："天寒则腠理闭，气湿不行，水下留于膀胱则为溺与气。"患者年老体衰，肾气亏虚，命门火衰，气化不及州都，故感小便不适，排出无力。动则耗气，肾阳虚衰，肾气不足，气虚不能行血，肾阳衰微，命火不足，三焦气化无权，致水潴留，水湿内停，蕴而化湿，蕴结不散，瘀阻于下焦，膀胱气化失调，故发为本病。舌淡胖，苔薄白，脉沉细，为肾阳不足之象。治疗当以消癥散结、温阳利水。初诊予桃仁、丹参、全蝎、郁金消癥散结；炮附子、肉桂、熟地黄、山药、山茱萸、茯苓、泽泻为金匮肾气丸的主要药物组成，具有温补肾阳之效；泽泻、白术为泽泻汤的组成，利水除饮。二诊增加炮附子剂量加强温阳之效。三诊四肢发凉症状好转，原方基础上加鸡内金、醋鳖甲加强消癥散结通络之效，加黄芪益气，气行则水行。

病案 2

聂某，男，85 岁，2019 年 12 月 30 日初诊。

主诉：排尿困难 3 年，加重 1 周。

现病史：患者 3 年前出现排尿困难，就诊于当地某医院，给予非那雄胺、盐酸坦索罗辛等药物口服，症状时轻时重。1 周前，患者排尿困难加重，尿频，小便点滴而出，色黄，小腹憋胀，遂来就诊。

现主症：排尿困难，小便量少，点滴而出，尿频，伴小腹憋胀，腰膝酸软，潮热盗汗，口咽干燥，头昏耳鸣，烦躁不安，纳食欠佳，夜寐欠安，大便干燥，2 ～ 4 日一行。

查体：肛门指诊：前列腺体积增大，约 5.0cm×4.0cm，质中等，表面光滑无结节，无压痛，中央沟变浅。舌红少津，苔少，脉细数。

辅助检查：双肾输尿管膀胱前列腺彩超：双肾积水，双侧输尿管全程扩张，尿潴留；膀胱肌小梁、小房增生；前列腺增生（重度）伴钙化。

西医诊断：前列腺增生。

中医诊断：癃闭。

辨证：肾阴亏耗证。

治法：消癥散结，滋肾利水。

方药：丹参 10g，白芍 10g，赤芍 10g，郁金 10g，醋龟甲 20g（先煎），醋鳖甲 20g（先煎），熟地黄 12g，牡丹皮 10g，泽泻 10g，茯苓 10g，知母 6g，黄柏 6g，黄连 3g，肉桂 3g，甘草 9g。水煎取汁 400mL，日 1 剂，分早晚 2 次温服。14 剂。

2020 年 1 月 12 日二诊：患者排尿困难症状较前略好转，继服原方 14 剂。

2020 年 1 月 26 日三诊：患者排尿困难减轻。前方加瞿麦 9g，车前子 12g 以通利小便。继服 14 剂。

2020 年 2 月 10 日四诊：患者症状较前好转，继服原方巩固治疗。

按：患者主因"排尿困难 3 年，加重 1 周"就诊。结合超声结果诊断为癃闭。患者患病日久，癥积阻络，肾阴耗竭，尿液无生化之源，日久蕴结膀胱，故成癃闭。结合舌脉，诊断为癥积阻络、肾阴亏耗之证。治疗当消癥散结、滋肾利水。初诊方中丹参、白芍、赤芍、郁金、醋鳖甲、醋龟甲消癥散结通络；熟地黄、牡丹皮、泽泻、茯苓、知母、黄柏为知柏地黄丸的主要药物组成，滋养肾阴；黄连、肉桂交通心肾，甘草调和诸药。诸药合用，共奏消癥散结、滋肾利水之效。此方有效，二诊效不更方。三诊增加瞿麦、车前子通利小便。患者病史较长，短期内难以完全缓解症状，需较长时间用药巩固疗效。

第四节　骨质增生

骨质增生又称增生性骨关节炎、骨性关节炎、退行性关节病、老年性关节炎、肥大性关节炎，是由构成关节的软骨、椎间盘、韧带等软组织变性、退化，关节边缘形成骨刺，滑膜肥厚等变化，引起继发性骨质增生，导致关节变形，当受到异常载荷时，引起关节疼痛、活动受限等症状的一种慢性关节疾病。本病好发于 50 岁以上的中老年人，起病缓慢，多无全身症状。中医学多归属于"痹证"范畴。

一、诊断依据

（一）临床表现

1. 症状

（1）关节疼痛：该病主要的症状是疼痛。初期为轻微钝痛，以后逐步加重；

活动多时疼痛加剧，休息后好转。有患者在静止或晨起时疼痛，稍微活动后减轻，称为"休息痛"，但活动过量时，因关节面摩擦也可产生疼痛。疼痛可与天气变化、潮湿受凉等因素有关。晚期可出现持续性疼痛或夜间痛。

（2）关节僵硬：在早晨起床时和久坐后关节僵硬及发紧感明显，活动后可缓解。关节僵硬在气压降低或空气湿度增加时加重，持续时间一般较短，常为几分钟至十几分钟，很少超过 30 分钟。

2. 体征

（1）关节压痛：关节局部有压痛，在伴有关节肿胀时尤为明显。

（2）关节肿大：后期手部关节肿大变形明显，部分膝关节因骨赘形成或关节积液也会造成关节肿大。

（3）骨擦音（感）：由于关节软骨破坏、关节面不平、关节僵硬，关节活动时可出现骨擦音（感），多见于膝关节。

（4）关节无力、麻木、活动障碍：关节疼痛、活动度下降、肌肉萎缩、软组织挛缩或者骨刺压迫神经可引起关节无力、麻木，行走时打软腿，不能完全伸直或活动障碍。

（二）辅助检查

1. 实验室检查 血常规、红细胞沉降率、免疫复合物及血清补体等指标一般在正常范围。伴有滑膜炎的患者可出现 C 反应蛋白和红细胞沉降率轻度升高。

2. 影像学检查 X 线检查早期并无明显异常；后期可出现非对称性关节间隙变窄，软骨下骨硬化和（或）囊性变，关节边缘增生和骨赘形成或伴有不同程度的关节积液，部分关节内可见游离体。严重者出现关节畸形，如膝内翻。MRI 则可显示关节软骨面的情况，骨端是否水肿和硬化及半月板、韧带的状态。

二、辨证论治

（一）风寒湿痹证

证候：关节肌肉疼痛、酸楚、游走不定，或关节疼痛遇寒加重，得热痛缓，或关节重着，肿胀散漫，肌肤麻木不仁，关节屈伸不利，舌质淡，舌苔薄白或白腻，脉弦紧或濡缓。

治法：消癥散结，祛风除湿，温经止痛。

基础用药：当归、川芎、莪术、郁金、醋鳖甲、醋龟甲。

辨证用药：秦艽、防风、牛膝、麻黄、细辛、炮附子、茯苓、泽泻、木瓜、薏苡仁、羌活、独活、肉桂。

（二）风湿热痹证

证候：关节疼痛游走不定，关节活动不利，局部灼热红肿，痛不可触，得冷则舒，可有肌肤红斑，常有发热、汗出、口渴、烦躁、溲赤，舌质红，舌苔黄或黄腻，脉滑数或浮数。

治法：消癥散结，清热祛风除湿。

基础用药：地龙、赤芍、桃仁、红花、醋鳖甲。

辨证用药：生石膏、知母、黄芩、黄柏、土茯苓、萆薢、薏苡仁、滑石、赤小豆、蚕沙、秦艽、桑枝。

（三）痰瘀痹阻证

证候：关节肌肉刺痛，固定不移，或关节肌肤紫暗、肿胀，按之较硬，肢体顽麻或重着，甚则关节僵硬变形，屈伸不利，有硬结、瘀斑，或胸闷痰多，舌质紫暗或有瘀斑，舌苔白腻，脉弦涩。

治法：消癥散结，通络止痛。

基础用药：全蝎、蜈蚣、水蛭、乳香、没药、僵蚕、土鳖虫。

辨证用药：桃仁、红花、当归、川芎、白芍、胆南星。

（四）气血虚痹证

证候：关节疼痛、酸楚，时轻时重，或气候变化、活动后加重，形体消瘦，神疲乏力，肌肤麻木，短气自汗，面色少华，唇甲淡白，头晕目花，舌淡苔薄，脉细弱。

治法：消癥散结，益气养血。

基础用药：桃仁、红花、川芎、鸡血藤、全蝎、土鳖虫。

辨证用药：黄芪、当归、桂枝、党参、熟地黄、石斛、茯苓、白术、阿胶。

（五）肝肾虚痹证

证候：痹证日久不愈，关节疼痛时轻时重，疲劳加重，关节屈伸不利，肌肉瘦削，腰膝酸软，或畏寒肢冷，阳痿，遗精，或骨蒸劳热，心烦口干，舌质淡红，舌苔薄白或少津，脉沉细弱或细数。

治法：消癥散结，补益肝肾。

基础用药：桃仁、红花、生牡蛎、夏枯草、醋鳖甲。

辨证用药：当归、白芍、夏天无、黄精、熟地黄、山药、山茱萸、茯苓、牡丹皮、泽泻、枸杞子、淫羊藿、骨碎补、续断、独活、桑寄生。

三、典型病例

病案 1

宋某，女，75 岁，2019 年 5 月 6 日初诊。

主诉：双膝关节疼痛 10 年，加重伴右侧小腿放射痛 2 个月。

现病史：患者缘于 10 年前劳累后出现双侧膝关节疼痛，未予重视及治疗，症状反反复复，时轻时重，休息后缓解。2 个月前患者劳累后再次出现双侧膝关节疼痛，疼痛较前加重，伴有右侧小腿放射痛，腰部酸痛，休息后缓解不明显。现为求中医药治疗，前来我院。

现主症：双侧膝关节疼痛明显，关节屈伸不利，伴有右侧小腿放射痛，腰部酸痛，疲劳后加重，休息后缓解不明显，腰膝酸软，畏寒肢冷。既往冠状动脉粥样硬化性心脏病、高血压病及高脂血病史。

查体：双侧膝关节内外侧压痛（＋），双膝髌骨内外推活动度良好，可闻及骨擦音，双膝屈伸时有疼痛感和弹响声，双膝浮髌试验（－），研髌试验（＋），挺髌试验（＋），余未见明显阳性体征。舌质淡红，苔薄白，脉沉细。

辅助检查：双膝关节 CT：考虑双膝关节退行性骨关节病。腰椎 CT：①腰椎退行性改变。②L2～L5 椎间盘膨出。③L5～S1 椎间盘突出。

西医诊断：双膝关节骨性关节病。

中医诊断：膝痹。

辨证：肝肾虚痹证。

治法：消癥散结，补益肝肾。

方药：桃仁 10g，红花 10g，生牡蛎 20g，夏枯草 15g，赤芍 15g，独活 10g，桑寄生 20g，杜仲 10g，牛膝 10g，当归 10g，白芍 10g，生地黄 15g，丹参 10g，夏天无 10g，茯苓 15g，白术 10g，知母 10g，甘草 9g。水煎取汁 400mL，日 1 剂，分早晚 2 次温服。14 剂。

2019 年 5 月 20 日二诊：患者疼痛稍有减轻，双下肢乏力。原方基础上加鹿衔草 10g，骨碎补 10g。继服 14 剂。

2019 年 6 月 4 日三诊：患者下肢乏力感减轻，腰部疼痛改善不明显。原方基础上去知母；杜仲改为 20g；加桑椹 10g，枸杞子 10g，续断 20g。继服 14 剂。

2019 年 6 月 18 日四诊：患者症状均较前减轻，继服原方 14 剂。

按：患者为老年女性，主因"膝关节疼痛 10 年，加重伴右侧小腿放射痛 2 个月"就诊，诊断为膝痹。肝主筋，肾主骨。肝藏血，血养筋，故肝之合筋也。肾主藏精，故肾之合骨也。诸筋者，皆属于节，筋能约束骨节。年老以后肝肾亏虚，肝虚则血不养筋，筋不能维持骨节之张弛，关节失滑利，肾虚而髓减，致使筋骨均失所养。《素问·宣明五气》曰："五劳所伤……久立伤骨，久行伤筋。"患者劳累较多，亦会损伤筋骨，故致经脉痹阻，不通则痛，发为本病，结合舌脉，辨证为肝肾亏虚证。治疗当消癥散结，补益肝肾。方中桃仁、红花、生牡蛎、夏枯草、赤芍消癥散结。独活、桑寄生、杜仲、牛膝、当归、白芍、生地黄、茯苓、甘草为独活寄生汤的主要组成，具有益肝肾、通经络、调气血、止痹痛的作用。夏天无增强消癥散结、行气止痛之力，配伍知母养阴，白术补气健脾，患者疼痛减轻。二诊加入鹿衔草、骨碎补增强补肝肾、强筋骨之效。三诊患者腰痛明显，加桑椹、枸杞子、续断加强补肝肾、益精血的作用，经治疗患者症状改善。

病案 2

宋某，女，62 岁，2019 年 11 月 6 日初诊。

主诉：间断腰痛 5 年，加重半个月。

现病史：患者 5 年前劳累后出现腰部酸痛，当地给予口服中药汤剂、理疗治疗（具体不详），症状稍有缓解。后症状间断复发，时轻时重，未予重视。半个月前，患者因劳累受凉后出现疼痛加重，活动受限，伴左下肢麻木，双下肢乏力明显，现为求中医药治疗，前来我院就诊。

现主症：腰部酸痛，时轻时重，劳累及受凉加重，双下肢乏力，偶有麻木，气短，自汗，头晕眼花，纳少，夜寐欠佳。

查体：腰背肌松弛，L4～L5、L5～S1 棘间压痛（＋），叩痛（＋），左腿抬高试验（＋）60°，加强试验（＋），双下肢轻度指凹性水肿。舌淡苔薄，脉细弱。

辅助检查：MR 腰椎间盘平扫：①腰椎退行性改变。②腰 5 椎体滑脱（1 度）。③L3～L4、L5～S1 椎间盘膨出，椎管变窄。④L4～L5 椎间盘膨出伴突出，椎管变窄。

西医诊断：腰椎间盘膨出；腰椎管狭窄。

中医诊断：腰痹。

辨证：气血虚痹证。

治法：消癥散结，益气养血。

方药：桃仁 10g，红花 10g，川芎 10g，鸡血藤 20g，全蝎 6g，土鳖虫 6g，海风藤 10g，黄芪 30g，桂枝 10g，当归 10g，党参 10g，牛膝 10g，白芍 10g，苍术 10g，薏苡仁 30g，甘草 9g，生姜 6g，大枣 6 枚。水煎取汁 400mL，日 1 剂，分早晚 2 次温服。14 剂。

2019 年 11 月 20 日二诊：患者服上方 14 剂后复诊，症状略有改善。继服原方 14 剂。

2019 年 12 月 4 日三诊：患者诸症减轻，左下肢稍有麻木。原方基础上加桑寄生 20g，木瓜 6g。继服 14 剂。

之后患者继续中药治疗，3 个月随访，患者症状明显减轻，之后间断中药治疗。

按：患者为老年女性，主因"间断腰痛 5 年，加重半个月"就诊，诊断为腰痹。患者痹症日久，正气受损，加之饮食不节致脾胃受损，脾失健运，气血化源不足，营血亏虚，肌肉关节失于濡养，不荣则痛；脾失健运，痰浊内生，阻塞经络，不通则痛。结合舌脉，辨证为癥积阻络、气血虚痹证，治以消癥散结、益气养血。方中桃仁、红花、川芎、鸡血藤、全蝎活血养血，通血痹。海风藤、土鳖虫善于走窜，通经络止痹痛。患者腰部酸痛，双下肢乏力，偶有麻木，气短，以黄芪桂枝五物汤化裁。方中重用黄芪，甘温益气；桂枝散寒温经通痹。二者配伍，益气温阳，和血消癥。牛膝补益肝肾，配伍苍术、薏苡仁化湿健脾。生姜、大枣益气养血调和诸药。患者服用半个月后症状减轻。三诊诉左下肢稍麻木，加桑寄生、木瓜以增强强筋骨、舒筋活络之效。后随诊，诸症减轻。

病案 3

刘某，女，78 岁，2019 年 3 月 27 日初诊。

主诉：双膝关节疼痛 3 个月余，加重 1 天。

现病史：患者 3 个月前受凉后出现双膝关节疼痛，行走时疼痛加剧，外旋、外展、屈伸功能受限，于当地医院诊断为膝骨关节病，给予药物治疗（具体不详），效果欠佳。1 天前因劳累受风症状加重，遂来就诊。

现主症：双膝关节疼痛，关节肿胀，行走时痛剧，劳累、受寒后疼痛明显加重，得热痛缓，肌肤麻木不仁。既往高血压病史 10 余年，血压控制可。

查体：血压：130/75mmHg。心肺腹（－），双膝关节无肿胀，局部皮温不高，皮肤颜色如常，膝关节外旋、外展、屈伸功能轻度受限，偶闻及弹响。浮髌试验双膝关节（±），髌骨加压研磨试验（+），侧方应力试验（+），抽屉试验（±）。舌淡，苔白腻，脉濡缓。

辅助检查：膝关节 X 线：双膝关节退行性改变。

西医诊断：膝骨关节病。

中医诊断：膝痹。

辨证：风寒湿痹证。

治法：消癥散结，祛风除湿，温经止痛。

方药：当归 10g，川芎 10g，莪术 10g，郁金 10g，醋鳖甲 20g（先煎），醋龟甲 20g（先煎），羌活 10g，独活 10g，秦艽 10g，防风 6g，桂枝 10g，生姜 10g，肉桂 10g，炮附子 6g（先煎），茯苓 15g，泽泻 15g，薏苡仁 15g，牛膝 15g，甘草 9g。水煎取汁 400mL，日 1 剂，分早晚 2 次温服。14 剂。

2019 年 4 月 11 日二诊：患者服上方 14 剂后，膝关节疼痛、发凉感好转，活动受限略改善。上方加威灵仙 10g。继服 14 剂。

2019 年 4 月 26 日三诊：患者症状减轻。3 月 27 日方去炮附子，继续巩固治疗。

半年后随访，患者双膝关节疼痛减轻，活动可。

按:《黄帝内经》言："所谓痹者，各以其时，重感于风寒湿之气也。"膝骨关节病属于中医"痹证"范畴。患者耄耋之年，肝肾不足，膝部筋脉濡养不足，经络不通，加之寒湿外邪侵袭，寒为阴邪，昼轻夜重，寒性凝滞，湿邪重着，寒湿困膝，致关节屈伸不利。结合舌脉，辨证为癥积阻络、风寒湿痹阻证。其病机主要为不通则痛。治法要消癥散结、祛风除湿、温经止痛。方中当归、川芎、莪术、郁金、醋鳖甲、醋龟甲消癥散结；羌活、独活、秦艽、防风祛风除湿止痛；桂枝发汗解肌，温通经脉，助阳化气；生姜解表散寒，温中；肉桂补火助阳，散寒止痛，温经通脉，引火归原；炮附子回阳救逆，补火助阳，散寒止痛；茯苓、泽泻、薏苡仁健脾祛湿；牛膝活血通经，补肝肾，强筋骨；甘草调和诸药。患者服药后膝关节疼痛、发凉感好转，活动受限改善。二诊加入威灵仙以增强通经络、止痹痛之功效。三诊患者症状减轻，去炮附子继续服用。患者经过较长时间治疗，症状减轻，活动受限缓解，起到了较好的治疗作用。

第五节　炎性息肉

炎性息肉是在致炎因子的长期作用下，由局部黏膜上皮和腺体及肉芽组织增生而形成的突出于黏膜表面的肉芽肿块。炎性息肉大小不等，从数毫米至数厘米，基底部常有蒂，常见于鼻黏膜和宫颈等部位，属于中医"积聚""癥瘕""肠蕈"等疾病的范畴。

一、诊断依据

（一）临床表现

1. 症状　不同疾病的临床表现各不相同，根据炎性息肉发生的部位、发展的程度而出现不同的临床症状。

（1）鼻息肉：主要症状包括鼻塞和鼻腔分泌物增多，有的患者伴有面部疼痛或肿胀感，甚至嗅觉减退或丧失等症状。

（2）胃息肉：早期无并发症时多无症状。患者出现症状时常表现为上腹隐痛、腹胀不适，少数可出现恶心、呕吐。合并糜烂或溃疡者可有上消化道出血，表现为便隐血阳性或黑便，呕血少见。位于幽门部的带蒂息肉，可脱入幽门管或十二指肠，而出现幽门梗阻的表现。息肉生长于贲门附近时可有吞咽困难。

（3）肠息肉：大多数肠息肉患者无明显临床症状，仅在常规体检时发现。有的以便血为主要症状，少数伴见腹痛、腹泻、黏液便、便秘、脱垂。

（4）宫颈息肉：大多数患者没有典型症状表现，多是在妇科体检时发现。有症状者大多轻微，主要是少量点滴出血，色鲜红，或在性生活后少量出血，有时被误认为是"回经"。少数患者的出血量与月经相似，部分患者白带量多，有异味，或白带中带有血丝，或表现为绝经后阴道流血。

2. 体征　依据息肉位置不同，体征也不同。

（1）鼻息肉：多数患者无明显体征，巨大鼻息肉可引起外鼻变形，鼻背增宽、双眼分离过远、鼻侧向两旁扩展，形成"蛙鼻"，鼻腔内可见稀薄浆液性或黏稠、脓性分泌物。

（2）胃息肉：胃息肉很少有阳性体征，合并炎症时上腹部可有压痛，出血多者有继发性贫血表现。

（3）肠息肉：肠息肉阳性体征不明显，部分患者会出现下腹部压痛。严重者会出现腹部包块、腹肌紧张、反跳痛、肠鸣音减弱等体征。

（4）宫颈息肉：主要通过妇科检查发现。如果宫颈息肉伴糜烂，可有接触性出血。

（二）辅助检查

常用的辅助检查多为内镜检查以及病理学活检辅助诊断。

1. 鼻息肉　X线片可发现鼻腔软组织影，鼻窦内密度增高、黏膜增厚，无骨质破坏及颅底缺损。鼻镜检查可见一个或多个表面光滑、灰色或淡红色的如荔枝肉状、半透明肿物，触之感觉柔软、不痛，可移动，一般不易出血，可取活体组织进行活检。

2. 胃息肉　胃息肉合并糜烂或溃疡者，多表现为便隐血阳性或黑便。内镜下可见息肉呈圆形或椭圆形隆起，少数呈分叶状，有蒂或无蒂，多数直径在0.5～1.0cm，少数直径大于2cm。腺瘤性息肉颜色往往较周围黏膜红，而增生性息肉则与周围黏膜相似。内镜直视下活检及组织学检查可明确其性质及类型，同时可进行治疗。X线钡餐检查表现为充盈缺损，对诊断胃息肉有一定价值，但其发现率低于胃镜，适用于内镜检查有禁忌证者。

3. 肠息肉　X线钡剂灌肠可有充盈缺损。肠镜检查发现肿物，可取活体组织明确诊断。肛门指诊时指下有异物感，或者在扩器下看到息肉可确诊。大便潜血试验可判断患者有无便血。肠息肉患者如有失血，大便隐血可提示阳性。

4. 宫颈息肉　宫颈刮片示巴氏Ⅱ级。病情较重者可做宫颈活检以明确诊断。

二、辨证论治

（一）气郁痰凝证

证候：局部可见条索状物聚起，按之胀痛明显，脘腹胀满或胀痛不适，纳呆食少，便溏，舌质淡，舌苔腻，脉弦滑。

治法：消癥散结，行气解郁。

基础用药：土鳖虫、三棱、莪术、赤芍、川芎、桃仁。

辨证用药：柴胡、枳实、白芍、郁金、香附、陈皮、清半夏、茯苓、白术、浙贝母。

（二）气滞血阻证

证候：积块质软不坚，固定不移，胀痛并见，舌质暗，苔薄，脉弦。

治法：消癥散结，理气通络。

基础用药：三棱、莪术、生牡蛎、夏枯草、丹参、延胡索。

辨证用药：当归、赤芍、川芎、熟地黄、桃仁、红花、柴胡、香附、陈皮、佛手。

（三）瘀血内结证

证候：积块渐大，质地较硬，固定不移，隐痛或刺痛，纳谷减少，体倦乏力，时有寒热，女子或见月事不下，舌质紫暗或有瘀点瘀斑，脉细涩。

治法：消癥散结，通络止痛。

基础用药：三棱、莪术、生牡蛎、夏枯草、浙贝母。

辨证用药：当归、川芎、桃仁、红花、五灵脂、延胡索。

（四）脾虚痰阻证

证候：腹胀腹痛，纳差，食欲不振，肢体困倦，倦怠乏力，或恶心呕吐，夜寐可，小便可，大便稀或便血或黏液血便，舌质淡苔白或腻，脉细涩或沉细。

治法：消癥散结，健脾益气。

基础用药：三棱、莪术、生牡蛎、夏枯草、延胡索。

辨证用药：黄芪、党参、茯苓、白术、甘草、清半夏、陈皮、浙贝母、薏苡仁。

（五）正虚瘀结证

证候：久病体弱，积块坚硬，隐痛或剧痛，饮食大减，消瘦形脱，神倦乏力，面色萎黄或黧黑，甚则面肢浮肿，或有出血，舌质淡紫，舌光无苔，脉细数或弦细。

治法：消癥散结，补益气血。

基础用药：生牡蛎、夏枯草、浙贝母、三棱、莪术。

辨证用药：人参、茯苓、白术、甘草、当归、白芍、熟地黄、川芎、枸杞子。

三、典型病例

病案 1

王某，男，70 岁，2020 年 5 月 20 日就诊。

主诉：大便次数增多伴不成形 2 个月。

现病史：患者缘于 2 个月前进食辛辣之物后出现大便次数增多，伴大便不成形，日 3 ～ 4 行，无便血，无腹痛、腹胀，无恶心、呕吐，伴排便不尽感，无肛门下坠感，每因饮食不节或情绪恼怒后发作。行肠镜：直肠炎；直肠息肉，息肉大小 0.3cm×0.3cm，肠镜下钳出息肉。给予外用甲硝唑，口服阿莫西林及双歧杆菌后症状能缓解。后反复发作，今日为求中医药治疗特来就诊。

现主症：大便次数多，质稀，无便血，日 3 ～ 4 行，小腹部胀痛不适，按之明显，纳呆食少，无恶心呕吐，夜寐欠安，小便可。既往高血压病史 10 余年。

查体：肛门外观无畸形。肛内指诊未触及异常肿物，指套退出无染血。肛镜下见直肠黏膜色红，水肿，无明显出血点。舌淡，苔白腻，脉弦滑。

辅助检查：电子结肠镜：①直肠炎。②直肠息肉。

西医诊断：直肠息肉；直肠炎。

中医诊断：癥瘕。

辨证：气郁痰凝证。

治法：消癥散结，行气解郁。

方药：土鳖虫 6g，三棱 10g，莪术 10g，桃仁 10g，白芍 15g，炒白术 20g，陈皮 9g，防风 6g，柴胡 6g，合欢皮 20g，芡实 20g，甘草 6g。水煎取汁 400mL，日 1 剂，分早晚两次温服。14 剂。

紫榆膏直肠外用，每次 2g，每日 1 次。

2020 年 6 月 3 日二诊：患者症状较前减轻。上方加葛根 10g。继服 14 剂。

2020 年 6 月 17 日三诊：患者症状减轻明显。上方继服 14 剂。

之后患者间断服用中药，6 个月后复查肠镜，未见息肉复发。

按：患者为老年男性，主因"大便次数增多伴不成形 2 个月"就诊。患者既往饮食不节，损伤脾胃，加之郁怒伤肝，肝脾不和，运化失常，故腹泻。如《景岳全书》云："凡遇怒气便作泄泻者，必先以怒时夹食。脾失健运，化生痰湿。肝气不舒，气机失调，气郁痰凝，化生癥瘕。"方中土鳖虫、三棱、莪术、桃仁消癥散结。白术、白芍相配，健脾燥湿，柔肝缓急止痛；陈皮理气健脾；防风燥湿以助止泻，为脾经引经药。四药为痛泻要方的药物组成。柴胡疏肝解郁；芡实健脾止泻；合欢皮解郁宁心安神。二诊症状减轻，加用葛根，加强止泻作用。之后患者间断服用中药，未见息肉复发。

病案 2

张某，男，67 岁，2020 年 1 月 5 日初诊。

主诉：间断腹部隐痛，便中带黏液 3 个月，加重 1 周。

现病史：患者 3 个月前饮食生冷后出现下腹部疼痛，间断发作，呈隐痛，偶有黏液血便，未予特殊诊治。1 周前上述症状加重，就诊于当地医院，行电子结肠镜检查示慢性结肠炎并发炎性息肉。现为求中医药治疗，特来就诊。

现主症：腹泻腹痛，疼痛呈隐痛，便中带血及黏液，肢体困倦，倦怠乏力，纳差不欲食，夜寐可，小便可。

查体：腹部平坦，有压痛，无反跳痛及肌紧张。直肠指诊可触及质软包块，指套可见黏液。舌质淡，苔白，脉沉细。

辅助检查：大便隐血阳性。纤维肠镜示慢性结肠炎并发炎性息肉。

西医诊断：直肠息肉。

中医诊断：肠蕈。

辨证：脾虚痰阻证。

治法：消癥散结，健脾益气。

方药：生牡蛎 20g（先煎），夏枯草 15g，桃仁 10g，延胡索 10g，黄芪 30g，白术 10g，党参 10g，茯苓 10g，薏苡仁 30g，陈皮 10g，清半夏 9g，厚朴 9g，甘草 6g。水煎取汁 400mL，日 1 剂，分早晚 2 次温服。14 剂。

2020 年 1 月 20 日二诊：患者服药后，腹痛腹泻略好转，乏力改善。原方加芡实 20g，葛根 10g。继服 14 剂。

2020 年 2 月 3 日三诊：患者腹泻腹痛减轻。继服 14 剂。

之后患者间断服用中药。6 个月后复查纤维肠镜：肠黏膜无充血水肿及炎症性改变，未见息肉。

按：一般认为，炎性息肉是在慢性结肠炎基础上进一步发展形成的，随着肠黏膜水肿充血或糜烂等病理变化的改善，可见息肉变小，慢性结肠炎告愈，炎性息肉得以控制。对于炎性息肉的病机，《黄帝内经》认为："寒气客于肠，外与卫气相博，气不得荣，因有所系，癖而内著，恶气乃起，息肉乃生。"《诸病源候论·恶肉候》云："身里忽有肉如小豆突出，由于风伤结瘀血积而生。"《医宗必读》亦指出："积之成也正气不足，而后邪气踞之。"可见，息肉的发生大多与外邪、血瘀、正气不足等有关。患者老年男性，平时饮食不节，损伤脾胃，脾虚运化失常，不能运化水谷，清阳之气不升反降，出现腹泻腹痛、纳差等表现。脾虚运化失常，脾不主四肢，出现周身倦怠乏力。综合症状、舌脉符合癥积阻络、脾虚痰阻证，治疗当以消癥散结、健脾益气。方中生牡蛎、夏枯草、桃仁、延胡索解毒消癥；重用黄芪和四君子汤以益气健脾；陈皮、清半夏化痰散结；薏苡仁健脾利湿；厚朴燥湿行气。患者二诊腹泻腹痛略好转，乏力改善，原方加芡实、葛根健脾升阳止泻。之后患者间断服用中药，6个月后复查肠镜息肉消失，收到了较好的治疗效果。

病案 3

齐某，女，66 岁，2019 年 9 月 3 日初诊。

主诉：间断反酸烧心伴嗳气 1 个月余。

现病史：患者 1 个月前因家庭琐事心情不畅，进食后出现反酸，胃脘部及胸骨后烧灼感，嗳气，后背及右胁肋部疼痛，伴腹胀、咽干、口干。查电子胃镜：慢性浅表性胃炎伴糜烂，胃体多发息肉，大者 0.5cm×0.5cm。现为求中医药治疗特来就诊。

现主症：纳差，食少，腹胀腹痛，按之明显，伴烧心反酸，嗳气，口干苦，无恶心、呕吐，无腹泻，纳呆食少，夜寐欠安，小便可，大便溏。既往高脂血症病史数年。

查体：无明显阳性体征。舌淡红，苔白稍腻，脉弦滑。

辅助检查：电子胃镜：①慢性浅表性胃炎伴糜烂。②胃体息肉。

西医诊断：胃体息肉。

中医诊断：癥瘕。

辨证：气郁痰凝证。

治法：消癥散结，行气解郁。

方药：三棱 6g，莪术 6g，丝瓜络 10g，香附 10g，苍术 6g，白术 10g，清半夏 9g，茯苓 10g，郁金 10g，厚朴 9g，砂仁 6g（后下），木香 6g，草果 6g。水煎取汁 400mL，日 1 剂，分早晚 2 次温服。14 剂。

西药：雷贝拉唑 20mg，口服，每日 1 次，晨起服用。

2019 年 9 月 17 日二诊：患者服药 14 剂后，症状略减轻，继服 14 剂。停用雷贝拉唑。

之后患者间断服用中药治疗，半年后复查胃镜未见息肉。

按：患者为老年女性，主因"间断反酸烧心伴嗳气 1 个月余"就诊，查胃镜提示胃部肿物，诊断为癥瘕。患者心情不畅，气机郁滞，伤肝损脾，肝失疏泄，横逆犯胃，脾失健运，胃气阻滞，胃失和降，脉络不通，发为本病。情志不遂，气机郁结，加之脾胃受损，脾失健运，蕴化痰湿，血瘀、痰浊互结，化生癥瘕。方中三棱、莪术散结消癥，行气止痛；丝瓜络通络散结；香附、郁金、木香疏肝解郁，行气止痛；清半夏、厚朴、草果行气宽中；白术、茯苓、砂仁健脾化痰。诸药合用，共奏消癥散结、行气解郁之功。二诊患者症状减轻，继服中药。半年后胃镜示胃内无息肉。坚持中药治疗，对于小息肉能收到较好的治疗效果。

第五章　纤维硬化性疾病

第一节　肺纤维化

肺纤维化是以成纤维细胞增殖及大量细胞外基质聚集并伴炎症损伤、组织结构破坏为特征的一大类肺疾病的终末期改变，也就是正常的肺泡组织被损坏后经过异常修复导致结构异常（瘢痕形成）。绝大部分肺纤维化患者病因不明（特发性），这组疾病称为特发性间质性肺炎，是间质性肺病中的一大类。本病表现为干咳、进行性呼吸困难，且随着病情和肺部损伤的加重，患者呼吸功能不断恶化。本病多见于 40 ～ 50 岁既往有吸烟史的男性患者，目前发病率有逐年上升的趋势。该病属中医"肺痿"的范畴。

一、诊断依据

（一）临床表现

肺纤维化的表现与纤维化的程度、部位和感染的严重程度有密切关系。

1. 症状　早期症状多无咳嗽，之后出现干咳或咳吐少量黏液痰，继发感染时出现黏液脓痰，偶见血痰，并伴有气喘、胸闷，劳力性呼吸困难，夜间加重。全身症状多不明显，以乏力、体重减轻、食欲不振、关节酸痛等症状多见。

2. 体征

（1）呼吸困难和发绀。

（2）胸廓扩张和膈肌活动度降低。

（3）两肺中下部 Velcro 啰音，有一定特征性。

（4）杵状指（趾）。

（5）终末期呼吸衰竭和右心衰体征。

（二）辅助检查

1. 胸部 X 线 双肺外带、胸膜下和基底部分有分布明显的网状或网结节模糊影，伴有蜂窝样变和下叶肺容积减低。

2. 胸部高分辨率 CT（High Resolution CT，HRCT） 病变成网络改变、蜂窝改变，伴或不伴牵拉支气管扩张。病变以胸膜下、基底部分布为主。

3. 肺功能 限制性通气功能障碍、弥散量降低伴低氧血症或 I 型呼吸衰竭。早期静息肺功能可以正常或接近正常，但运动肺功能表现增加、氧分压降低。

4. 血液化验 血液乳酸脱氢酶、红细胞沉降率、抗核抗体和类风湿因子可以轻度升高，但没有特异性。结缔组织疾病相关自身抗体检查有助于鉴别。

5. 支气管肺泡灌洗液（BALF）/ 经纤维支气管镜肺活检（TBLB） BALF 细胞分析多表现为中性粒细胞和（或）嗜酸性粒细胞增加，淋巴细胞增加不明显。

6. 外科肺活检 对于 HRCT 呈不典型改变、诊断不清楚、没有手术禁忌证的患者应该考虑外科肺活检。

二、辨证论治

（一）阴虚肺燥证

证候：喘促，胸闷，气短，咳嗽，痰少，痰黏难咳，痰色黄，口干，咽干，口渴，手足心热，盗汗，神疲，乏力，苔少，苔黄，脉细数。

治法：消癥散结，养阴润肺。

基础用药：红花、鸡血藤、桃仁、海藻、浙贝母、丹参。

辨证用药：西洋参、白术、麦冬、赤芍、白茅根、沙参、玄参、生石膏、紫菀。

（二）瘀阻肺络证

证候：喘促，胸闷，胸痛，气短，咳嗽，痰少，痰黏难咳，痰色黄，面色灰白而暗，唇甲紫绀，舌暗红或有瘀斑，或舌下络脉曲张，苔薄白，脉弦涩。

治法：消癥散结，通络止痛。

基础用药：海藻、桃仁、红花、浙贝母、夏枯草、三棱、莪术。

辨证用药：川芎、赤芍、当归、地龙、生地黄、丹参、玄参、三七。

（三）湿热蕴肺证

证候：喘促，声粗，胸闷，气短，咳嗽，痰少，痰黏难咳，痰色黄，面色红赤，身热口干，便秘溲赤，舌红，苔黄腻，脉弦数。

治法：消癥散结，清热利湿。

基础用药：牡丹皮、赤芍、浙贝母、海藻、鸡血藤、蜈蚣。

辨证用药：黄柏、黄芩、鱼腥草、苍术、猪苓、冬瓜皮、杏仁、滑石。

（四）肺脾两虚证

证候：喘促，胸闷，气短，咳嗽，痰少，痰黏难咳，痰色黄，气短，神疲，乏力，纳呆，食少，便溏，舌淡红，苔薄白，脉细弱。

治法：消癥散结，健脾益肺。

基础用药：红花、鸡血藤、半枝莲、海藻、浙贝母。

辨证用药：黄芪、党参、白术、红景天、陈皮、茯苓、苍术、清半夏。

（五）肺肾气虚证

证候：喘促，胸闷，气短，咳嗽，痰少，痰黏难咳，痰色黄，气短，神疲，乏力，腰膝酸软，耳聋耳鸣，舌淡红，苔薄白，脉沉。

治法：消癥散结，补益肺肾。

基础用药：三七、红花、鸡血藤、半枝莲、海藻、蛤蚧。

辨证用药：核桃仁、冬虫夏草、沉香、肉桂、磁石、西洋参、山茱萸、五味子、紫菀、款冬花、黄芪。

三、典型病例

病案1

杨某，男，58岁，2018年10月27日初诊。

主诉：渐进性胸闷气短10年余，加重1个月余。

现病史：患者10年前无明显诱因出现胸闷气短，每于劳累后症状加重，休息后缓解，伴有咳嗽，就诊于当地医院，行胸部CT示双侧中下肺叶病变成网络改变、蜂窝改变、牵拉支气管扩张，诊断为肺纤维化，给予口服甲强龙片等药物治疗，症状时轻时重。1个月前患者胸闷气短明显加重，呼吸困难，轻微活动后更明显，现为求系统诊治，前来就诊。

现主症：胸闷气短，咳嗽无痰，夜间咳甚，无胸痛，无心悸，说话断续，语声低微，面色萎黄，神疲乏力，口唇暗红，纳呆，食少，寐差，无下肢水肿，便溏。

查体：激素面容，杵状指，两肺下部啰音，胸部扩张减弱。舌淡红，苔白腻，脉细弱。

辅助检查：胸部CT：双侧中下肺胸膜下可见弥漫性分布的网状和蜂窝状结构、牵拉性支气管扩张等纤维化改变，占全肺30%～35%，提示肺间质纤维化。

西医诊断：肺纤维化。

中医诊断：肺痿。

辨证：肺脾两虚证。

治法：消癥散结，健脾益肺。

方药：红花10g，鸡血藤15g，半枝莲15g，海藻10g，浙贝母15g，黄芪15g，党参15g，白术20g，红景天15g，陈皮12g，茯苓15g，苍术10g，清半夏15g，蒲公英30g。水煎取汁400mL，日1剂，分早晚2次温服。7剂。

2018年11月3日二诊：患者诉胸闷气短未缓解，咳嗽较前加重，咳黄色脓痰，口唇仍暗红，无头晕，纳食增加，乏力减轻，二便调。上方去茯苓、白术；加鱼腥草30g，薏苡仁30g，芦根30g，地龙12g，枳壳12g，桔梗10g。7剂。

2018年11月10日三诊：患者诉胸闷气短较前减轻，偶有咳嗽，口唇暗红，无咳黄色脓痰，无头晕，纳可，二便调。效不更方，继服14剂。

2018年11月24日四诊：患者诉胸闷气短基本消失，咳嗽咳痰较前减轻，口唇稍暗红，舌淡红，苔白腻，脉沉。上方去薏苡仁、芦根、地龙；加肉桂30g，淫羊藿15g，白术18g，茯苓15g，女贞子15g。14剂。

2018年12月8日五诊：患者诉无胸闷气短，无咳嗽咳痰，口唇无暗红，纳可，二便调。复查肺部CT示肺间质纤维化范围较前明显缩小。继服14剂，巩固疗效。

3个月后回访，诸症未再复发。

按： 患者为老年男性，主因"渐进性胸闷气短10年余，加重1个月余"前来就诊，结合胸部CT结果，西医诊断为肺纤维化，属中医"肺痿"范畴。患者素体肺脾俱虚，肺宣降功能失常，气机不畅，故胸闷气短、呼吸困难、活动后加重、说话断续、语声低微、口唇暗红、杵状指，结合舌脉，辨证为癥积阻络、肺脾两虚证，故治当以消癥散结为主，佐以健脾益肺。二诊时患者出现咳嗽，咳黄色脓痰，考虑患者体虚易感，此次为感受外邪所致，故减茯苓、白术等补脾药物，加鱼腥草、芦根、薏苡仁、地龙、枳壳、桔梗等清热化痰、理气通络等药物。其中桔梗、枳壳配伍，一升一降，一宣一散，桔梗开肺气之郁，并可引苦泄降下之枳壳上行入肺，枳壳降肺气之逆，又能助桔梗利膈宽胸，两药相伍具有升降肺气、开郁化痰、宽中利膈之功。四诊患者外感好转，但陈疾虽去，肺脾肾更虚，故去芦根、薏苡仁等化痰湿药物，加肉桂、淫羊藿、女贞子、白术、茯苓，增强健脾益肾、温阳通络之力。后遵此方，胸闷气短消失。

病案 2

蔡某，男，55 岁，2019 年 4 月 7 日初诊。

主诉：反复咳嗽伴活动后气短 8 年，加重 2 周。

现病史：患者 8 年前出现反复咳嗽，以干咳为主，偶有白色泡沫痰，无咽痒，无气短。2011 年，经当地医院查胸部 CT：两肺上叶蜂窝状改变，肺大泡，两肺上叶纤维化明显。诊断为肺部纤维化，予以口服强的松治疗。2014 年 3 月停服强的松，期间病情稳定。2018 年行肺 CT 提示纤维化较前略加重，咳嗽伴有活动后气短，但未加重视。近 2 周来，患者咳嗽增多，时有咳痰，色白质黏，气短明显，现为求进一步诊治，遂来我院就诊。

现主症：气短，气急，活动后尤甚，无心悸，咳嗽，痰色黄，量不多，质黏难咳，腰膝酸软，耳聋耳鸣，无发热，纳可，寐欠安，二便调。

查体：神清，口唇紫绀，杵状指，两肺呼吸音粗，可闻及散在 Velcro 啰音，心率 84 次 / 分钟，律齐。颈静脉无怒张，肝颈静脉返流征（－）。舌暗，苔薄白，脉沉细。

辅助检查：胸部 CT：双上肺外带网状影、不均匀斑片状影，两肺上叶蜂窝状改变，肺大泡。

西医诊断：肺纤维化。

中医诊断：肺痿。

辨证：肺肾气虚证。

治法：消癥散结，佐以补益肺肾。

方药：三七 6g（冲服），红花 15g，鸡血藤 20g，半枝莲 15g，海藻 15g，蛤蚧 20g，核桃仁 15g，冬虫夏草 15g，沉香 5g，肉桂 3g，磁石 15g，西洋参 15g，山茱萸 20g，五味子 20g，补骨脂 20g，紫菀 15g，款冬花 15g。水煎取汁 400mL，日 1 剂，分早晚 2 次温服。7 剂。

2019 年 4 月 14 日二诊：患者咳嗽无明显改善，偶有咳痰，气短较前减轻，但活动后仍加重，伴有腰膝酸软，耳聋耳鸣。上方去紫菀；加射干 9g，川芎

12g，石菖蒲 9g。7 剂。

2019 年 4 月 21 日三诊：患者诉咳嗽较前减轻，偶有咳痰，气短减轻，腰膝酸软减轻，偶有耳聋耳鸣。效不更方，继服 14 剂。

2019 年 5 月 5 日四诊：患者偶有咳嗽，晨起后略有痰，轻度活动后气急不明显，腰膝酸软减轻，偶有耳聋耳鸣。三诊方去射干、石菖蒲；加黄精 15g，黄芪 15g，白术 9g，防风 9g。14 剂。

2019 年 5 月 19 日五诊：患者诉无咳嗽咳痰，无气短，无腰膝酸软，偶有耳聋耳鸣。复查肺部 CT 示肺间质纤维化范围较前明显缩小。效不更方，继服 14 剂，巩固疗效。

3 个月后回访，患者咳嗽、呼吸气短未再发作。

按：患者为老年男性，主因"反复咳嗽伴活动后气短 8 年，加重 2 周"前来就诊，结合辅助检查结果，西医诊断为肺纤维化，属中医"肺痿"范畴。咳喘日久，与肺、脾、肝、肾等多个脏腑功能失调有关，病情多虚实夹杂。《类证治裁》中云，"肺为气之主，肾为气之根""肺主呼气，肾主纳气"。母病及子，肺虚及肾，以气短气急、咳嗽、腰膝酸软、耳聋耳鸣为主要表现，同时又出现咳吐黄色黏痰等标实之证，故其辨证为癥积阻络、肺肾气虚证，治疗当以消癥散结为主，佐以补益肺肾。此类患者病程较长，迁延反复，以口唇紫绀、杵状指等慢性缺氧表现为主，符合中医"久病必瘀"的特点，故二诊时加用川芎以活血通络，改善肺循环，伴有咳痰，加射干、石菖蒲增强止咳化痰之功。四诊之时，邪去八九，此时当加黄芪、白术、防风等药以益气固表，防止再次外感。

病案 3

何某，女，62 岁，2020 年 8 月 16 日初诊。

主诉：咳嗽气喘 7 个月余。

现病史：患者 7 个月前因咳嗽气喘就诊于当地医院。胸部 CT 检查结果：双肺野周边部及胸膜可见蜂窝状、磨玻璃样改变，边界模糊，双肺间质性改变，纵隔内未见明显肿大淋巴结。诊断为肺纤维化，予以口服甲泼尼龙（20mg，日 1 次），效果不佳，遂前来我院就诊。

现主症：气短，喘憋，咳嗽频繁，痰少，痰黏难咳，痰色黄，心悸，无胸痛，手足心热，盗汗，口干，无发热、寒战，纳可，寐差，二便调。

查体：两肺呼吸音粗，可闻及散在 Velcro 啰音。舌红，苔少色黄，脉细数。

辅助检查：肺功能检查：限制性通气功能障碍。胸部 CT 检查：双肺野周边呈毛玻璃状、云絮样、网状阴影，肺容积缩小。

西医诊断：肺纤维化。

中医诊断：肺痿。

辨证：阴虚肺燥证。

治法：消癥散结，养阴润肺。

方药：红花 15g，鸡血藤 15g，桃仁 15g，海藻 10g，浙贝母 15g，丹参 10g，黄芪 10g，白术 15g，麦冬 15g，赤芍 10g，白茅根 15g，沙参 10g，玄参 10g，麻黄 10g，杏仁 10g，紫苏子 10g，紫菀 10g，生石膏 20g。水煎取汁 400mL，日 1 剂，分早晚 2 次温服。7 剂。

2020 年 8 月 23 日二诊：患者气短，咳嗽未发作，排痰减少，自汗，寐差，舌红苔白，脉细数。上方加山茱萸 10g，浮小麦 30g。7 剂。

2020 年 8 月 30 日三诊：患者无明显咳嗽气喘，仍有口干，口渴，自汗，少寐，伴手胀，舌红，苔白，脉细数。上方加酸枣仁 15g，柏子仁 10g。14 剂。

2020 年 9 月 13 日四诊：患者时有咳嗽，偶吐少量痰，余无不适，舌红，苔白，脉细数。上方加清半夏 10g，桑白皮 10g。14 剂。

2020 年 9 月 27 日五诊：无咳嗽咳痰，肺功能示限制性通气功能障碍较前明显好转，肺部 CT 示肺间质纤维化范围较前明显缩小。继服 14 剂，巩固疗效。

3 个月后回访，未再复发。

按：患者为老年女性，主因"咳嗽气喘 7 个月余"前来就诊，根据症状、体征及辅助检查，西医诊断为肺纤维化，中医诊断为肺痿。《医门法律》指出："肺痿者，其积渐已非一日，其寒热不止一端，总有胃中津液不输于肺，肺失所养，转枯转燥，然后成之。"本患者老年女性，咳嗽频繁，伤津耗气，肺阴亏虚，虚火灼肺，故见痰黏难咳、痰色黄；肺金反侮心火，故见心悸；手足心热、盗汗、口干、舌红、苔少、脉细数为阴虚表现。结合症状、舌脉辨证为癥积阻络、阴虚肺燥证，治疗当以消癥散结为主，佐以养阴润肺。二诊寐差，加山茱萸、浮小麦养心肾而安神敛汗。三诊时仍少寐，予加酸枣仁、柏子仁养心安神。四诊偶有咳痰，加清半夏、桑白皮燥湿化痰。后遵此方，患者气短咳嗽消失，胸部 CT 显示肺纤维化程度减轻。

第二节　肝纤维化

肝纤维化是一个病理生理过程，是指由各种致病因子所致的肝内结缔组织异常增生。任何肝脏损伤在肝脏修复愈合的过程中都有肝纤维化的过程，如果损伤因素长期不能去除，纤维化的过程长期持续就会发展成肝硬化。因此它不是一个独立的疾病。本病常有疲乏无力、食欲减退、消化不良、出血等表现。本病多发生在慢性肝炎或长期酗酒的患者，发病率有逐年上升的趋势。该病属中医"积聚"范畴。

一、诊断依据

（一）临床表现

肝纤维硬化的表现与肝纤维化的程度、部位和肝功能有密切关系。

1. 症状　早期肝纤维化可能无任何症状表现。随病情进展，或肝脏负担加重时，患者可表现为乏力、消化不良、食欲减退，严重者可形成肝硬化，表现为肝区不适或胀或痛、腹水、消化道出血、门静脉高压、发绀、杵状指、蜘蛛痣、黄疸等。

2. 体征

（1）肝脏肿大：肝纤维化是由于结缔组织异常增生形成的。这不仅会使肝脏变硬，出现结块，还会在一定程度上使得肝脏肿大。

（2）肝硬化征象：严重的肝纤维化患者会出现肝硬化的征象，根据患者的不同身体状况，患者会出现门静脉高压症、脾脏开始肿大、腹水和侧支循环开放，肝腹水以漏出液的形式迅速发展，与此同时，肝掌、蜘蛛痣、下肢肿胀、皮下出血等体征也可以在肝纤维化患者身上出现。

（二）辅助检查

1. 肝穿刺活组织检查　用此法可以确定诊断，同时可了解肝硬化的组织学类型及肝细胞受损和结缔组织形成的程度。

2. 腹腔镜检查　该检查是诊断肝硬化的可靠方法之一，可直接观察肝表面，典型者可见肝表面结节状，腹壁静脉曲张及脾大，还可以在直视下行肝穿刺取活组织检查。对于临床不能确诊的病例经此项检查可确诊，并可以发现早期病变。

3. 食管 X 线钡餐检查　食管静脉曲张时，曲张静脉高出黏膜，钡剂于黏膜上分布不均，出现虫蚀样或蚯蚓样充盈缺损，纵行黏膜皱襞增宽。胃底静脉曲张时，钡剂呈菊花样充盈缺损。

4. 食管镜或胃镜检查 该检查可直接观察食管、胃有无静脉曲张，并了解其曲张程度和范围，有助于对上消化道出血的鉴别诊断。通过胃镜检查静脉曲张的正确率高于食管 X 线钡餐检查。

5. 一般检查

（1）血常规：在脾功能亢进时，全血细胞减少，白细胞常在 $4.0 \times 10^9/L$ 以下，血小板多在 $50 \times 10^9/L$ 以下。多数病例呈正常细胞性贫血，少数病例可为大细胞性贫血。

（2）尿检查：有黄疸时尿胆红素、尿胆原阳性。

（3）肝功能试验：白蛋白、凝血功能、总胆固醇和胆碱酯酶下降。如果出现代谢功能下降，可以看到胆红素升高、胆汁酸升高。如果出现肝脏炎症，在肝功检查中可以看到转氨酶升高。

二、辨证论治

（一）肝胆湿热证

证候：胁胀或痛，口干苦或口臭，纳呆，胃脘胀闷，倦怠乏力，巩膜皮肤黄染，大便黏滞秽臭或干结，舌质红，苔黄腻，脉弦数或弦滑数。

治法：消癥散结，清热祛湿。

基础用药：红花、当归、鸡血藤、桃仁、海藻、浙贝母、丹参。

辨证用药：茵陈、栀子、酒大黄、黄芩、泽泻、车前子、郁金。

（二）血脉瘀阻证

证候：胁肋隐痛或胁下痞块，面色晦暗，脘腹胀满，口干且苦，面部赤缕红丝，舌质暗红或有瘀斑，舌下络脉曲张，苔薄或微黄，脉弦细。

治法：消癥散结，通络止痛。

基础用药：醋鳖甲、莪术、赤芍、红花、海藻、浙贝母、三棱。

辨证用药：三七、水蛭、僵蚕、地龙、延胡索、乳香、没药。

（三）肝郁脾虚证

证候：胁肋胀满疼痛，胸闷善太息，精神抑郁或性情急躁，纳食减少，脘腹痞闷，神疲乏力，面色萎黄，大便不实或溏泻，舌质淡有齿痕，苔白，脉沉弦。

治法：消癥散结，疏肝健脾。

基础用药：浙贝母、海藻、当归、鸡血藤、牛膝、川芎。

辨证用药：柴胡、白芍、陈皮、薄荷、黄芪、炙甘草、白术、茯苓。

（四）肝肾阴虚证

证候：胁肋隐痛，遇劳加重，腰膝酸软，口燥咽干，心中烦热，头晕目眩，失眠多梦，两目干涩，舌质红，苔薄白少津，脉弦细数。

治法：消癥散结，滋养肝肾。

基础用药：红花、鸡血藤、海藻、浙贝母、牛膝、当归。

辨证用药：生地黄、沙参、麦冬、枸杞子、山药、山茱萸、牡丹皮、泽泻、茯苓。

（五）气阴两虚证

证候：胁肋隐痛，肝区不适或胀或痛，遇劳加重，疲倦乏力，食欲不振，大便异常，舌质暗红，舌下静脉曲张，脉弦细。

治法：消癥散结，益气养阴。

基础用药：海藻、浙贝母、三棱、莪术、牛膝。

辨证用药：黄芪、白术、生地黄、北沙参、麦冬、五味子、石斛、玉竹、百合。

三、典型病例

病案 1

查某，男，46 岁，2019 年 2 月 15 日初诊。

主诉：面部丹丝赤缕 3 年，伴下肢浮肿 2 个月。

现病史：患者 3 年前面部丹丝赤缕，乏力，就诊于当地医院，B 超示慢性肝损害，肝穿刺活组织检查示肝纤维硬化，诊断为肝纤维硬化，给予抗肝纤维化及保肝治疗，但症状未见明显改善。近 2 个月，患者无明显诱因出现下肢浮肿，遂前来就诊。既往糖尿病，乙肝小三阳病史 10 年。

现主症：面部丹丝赤缕密布，色泽红艳，无面目浮肿，无发热，下肢浮肿，夜间加重，腰膝酸软，口燥咽干，心中烦热，头晕目眩，失眠多梦，两目干涩，纳可，寐可，二便调。

查体：上腹中部轻度压痛，下肢指凹性水肿，舌红少苔，脉弦细数。

辅助检查：查肝纤维化指标：透明质酸（HA）> 800μg/L，Ⅳ型胶原（Ⅳ–C）245μg/L，Ⅲ型前胶原（PC–Ⅲ）160μg/L。肝功能指标：谷丙转氨酶（ALT）70U/L，谷草转氨酶（AST）84U/L，白蛋白 32g/L，总胆红素 34.2μmol/L，直接胆红素 9.5μmol/L。

西医诊断：肝纤维硬化。

中医诊断：积聚。

辨证：肝肾阴虚证。

治法：消癥散结，佐以滋养肝肾。

方药：红花 12g，鸡血藤 15g，海藻 12g，浙贝母 12g，牛膝 9g，醋鳖甲 15g（先煎），牡蛎 30g（先煎），当归 15g，生地黄 15g，沙参 20g，麦冬 10g，枸杞子 15g，山药 15g，山茱萸 20g，牡丹皮 15g，泽泻 15g，泽兰 15g。水煎取汁400mL，日 1 剂，分早晚 2 次温服。7 剂。

2019 年 2 月 22 日二诊：患者面部丹丝赤缕减轻，口燥咽干、心中烦热、头晕目眩、失眠多梦、两目干涩等症状明显减轻，下肢浮肿未见明显改善，仍有腰膝酸软。效不更方，继服 7 剂。

2019 年 3 月 1 日三诊：患者面部丹丝赤缕明显减轻，下肢浮肿减轻，口燥咽干、心中烦热、头晕目眩、失眠多梦、两目干涩等症状消失，仍有腰膝酸软，夜间加重，小便量少。上方加楮实子 15g，五味子 15g。继服 14 剂。

2019 年 3 月 15 日四诊：患者面部丹丝赤缕基本恢复正常，下肢浮肿减轻，腰膝酸软减轻，小便调。上方加白茅根 12g，当归 12g。继服 14 剂。

2019 年 3 月 29 日五诊：患者面部丹丝赤缕消失，无下肢浮肿，舌质光红、少苔情况逐渐改善。查肝功能指标全部正常。肝纤维化指标：HA 343.9μg/L，IV–C 98.16μg/L，PC–Ⅲ 205.8μg/L。嘱予原方继服 14 剂，巩固疗效。

3 个月后回访，未再发作。

按：患者为老年男性，主因"面部丹丝赤缕 3 年，伴下肢浮肿 2 个月"前来就诊，结合肝纤维化指标结果，西医诊断为肝纤维硬化，属中医"积聚"范畴。患者面部丹丝赤缕密布明显，色泽红艳，下肢浮肿，夜间加重，腰膝酸软，口燥咽干，心中烦热，头晕目眩，失眠多梦，两目干涩，舌红少苔，脉弦细数，一派经络痹阻、肝肾阴虚之象，辨证属癥积阻络、肝肾阴虚证，故治疗当以消癥散结为主，佐以滋养肝肾。三诊时，患者面部丹丝色泽明显减轻，下肢浮肿减轻，口燥咽干、心中烦热、头晕目眩、失眠多梦、两目干涩等症状消失，但仍有腰膝酸软、小便量少的表现，故加楮实子、五味子增强滋养肝肾、利水消肿之功。四诊加白茅根、当归增强活血利水消肿之力；《黄帝内经》云"血不利则为水"，故加当归活血利水。后遵此方，患者面部丹丝赤缕消失，下肢浮肿恢复正常。

病案 2

胡某，男，49 岁，2019 年 1 月 6 日初诊。

主诉：间断性右胁肋隐痛不适 6 个月，加重 3 天。

现病史：患者于 6 个月前无明显诱因出现右胁肋部疼痛不适，伴乏力、小便黄赤等症状，于当地医院就诊。肝纤维化指标：透明质酸 HA 232μg/L，层粘连蛋白 LN 265μg/L，Ⅲ型前胶原（PC–Ⅲ）165μg/L。故诊断为肝纤维硬化，给予保肝对症治疗，但疼痛不适及乏力症状未见明显改善。3 天前，患者间断性右胁肋隐痛不适加重，遂来我院就诊。既往长期饮酒史，高血压病史 10 余年，血压控制可。

现主症：右胁肋部疼痛不适，胸闷善太息，无胸痛，无咳嗽，无心悸，神疲乏力，纳差，脘腹痞闷，面色萎黄，大便不成形，寐可，小便调。

查体：上腹中部轻度压痛，胆囊区压痛。舌淡有齿痕，苔白，脉沉弦。

辅助检查：血生化：ALT 68U/L，AST 48U/L，GT 187U/L，白蛋白 32g/L。肝纤维化指标：透明质酸 HA 246μg/L，层粘连蛋白 LN 275μg/L。

西医诊断：肝纤维硬化。

中医诊断：积聚。

辨证：肝郁脾虚证。

治法：消癥散结，疏肝健脾。

方药：浙贝母 15g，海藻 15g，当归 15g，鸡血藤 20g，牛膝 9g，川芎 10g，柴胡 15g，白芍 30g，薄荷 6g，黄芪 40g，白术 15g，茯苓 20g，陈皮 15g，茵陈 30g，炙甘草 15g。水煎取汁 400mL，日 1 剂，分早晚 2 次温服。7 剂。

2019 年 1 月 13 日二诊：患者右胁肋部疼痛不适减轻，胸闷善太息减轻，仍有神疲乏力，纳差，脘腹痞闷，面色萎黄，大便不成形。效不更方，继服 7 剂。

2019 年 1 月 20 日三诊：患者右胁肋部疼痛不适明显改善，胸闷善太息减轻，纳差减轻，脘腹痞闷减轻，面色萎黄，偶有乏力，双下肢偶有浮肿，大便调。前方加乳香 6g，没药 6g，白茅根 15g，车前子 15g。继服 14 剂。

2019 年 2 月 3 日四诊：患者右胁肋部疼痛不适基本消失，胸闷善太息减轻，纳可，脘腹痞闷消失，面色萎黄，双下肢无浮肿。上方去白茅根、车前子；加郁金 15g。继服 14 剂。

2019 年 2 月 17 日五诊：患者右胁肋部疼痛不适消失，无胸闷善太息，无面色萎黄。查血生化：ALT 32U/L，AST 21U/L，GT 68U/L，白蛋白 35.6g/L。肝纤维化指标：HA 76μg/L，LN 110μg/L。嘱患者禁酒，巩固治疗。

3 个月后回访，患者右胁肋部疼痛不适未再发作。

按：患者为中年男性，主因"间断性右胁肋隐痛不适半年，加重 3 天"前来就诊，结合血生化及肝纤维化指标结果，西医诊断为肝纤维硬化，属中医"积聚"范畴。患者长期饮酒，情志不遂，肝气郁结，不通则痛，故治疗当以疏肝解郁为法，同时针对长期饮酒病史，给予清化湿热、软坚散结、健脾化痰治疗。初诊症见右胁肋部疼痛不适、胸闷善太息、神疲乏力、纳差、脘腹痞闷、面色萎黄、大便不成形、寐可、小便调，结合舌脉，辨证为癥积阻络、肝郁脾虚证，法当消癥散结为主，佐以疏肝健脾。二诊右胁肋部疼痛不适减轻，胸闷善太息减轻，效不更方。三诊加乳香、没药增强活血止痛之效，加白茅根、车前子以利水消肿。四诊双下肢无浮肿，故去白茅根、车前子；偶有胁肋部不适，胸闷善太息，故加郁金增强疏肝理气之功。治疗过程中，消癥散结与疏肝健脾合用，佐以利湿泄浊，攻补兼施，祛邪安正。

病案 3

王某，男，43 岁，2018 年 8 月 9 日初诊。

主诉：右胁部疼痛 3 年。

现病史：患者 3 年前无明显诱因出现右胁部疼痛，遂至附近医院就诊。查 B 超：肝回声不均匀，门脉稍增宽，脾脏增厚。肝纤维化指标：透明质酸（HA）＞700μg/L，IV 型胶原（IV-C）250μg/L，Ⅲ型前胶原（PC-Ⅲ）140μg/L。诊断为肝纤维硬化，给予保肝降酶药物治疗，症状有所缓解。后患者症状间断发作，多与劳累、情绪不佳因素有关。平素性情急躁易怒，既往乙肝小三阳 30 年余，未口服抗病毒药物治疗。

现主症：右胁部疼痛，夜间明显，劳累后加重，口干渴，但欲漱水不欲咽，乏力，精神差，面色晦暗，纳差，寐欠安，大便时溏，一日一行，小便尚可。

查体：右上腹部压痛。舌质暗有瘀斑，舌下络脉曲张，苔薄，脉弦涩。

辅助检查：实验室检查：谷丙转氨酶 62U/L，谷草转氨酶 43U/L，乙肝病毒 DNA 定量（HBV-DNA）正常。上腹部彩超：肝脏弥漫性病变。肝脏弹性测定 10.9kPa。

西医诊断：肝纤维化。

中医诊断：积聚。

辨证：血脉瘀阻证。

治法：消癥散结，止痛。

方药：醋鳖甲 20g（先煎），醋莪术 10g，赤芍 15g，红花 15g，海藻 10g，浙贝母 15g，三棱 10g，三七 6g（冲服），水蛭 3g，僵蚕 9g，地龙 9g，延胡索 15g，乳香 15g，没药 15g，黄芪 30g，柴胡 15g。水煎取汁 400mL，日 1 剂，分早晚 2 次温服。7 剂。

2018 年 8 月 16 日二诊：患者右胁部疼痛未见好转，偶有口干渴，寐差。续用前方 7 剂。

2018 年 8 月 23 日三诊：患者右胁部疼痛明显减轻，口干渴缓解，纳差，寐欠安，二便尚可，舌质暗有瘀斑，苔薄，脉弦。上方加炒山楂 15g，麦芽 15g，酸枣仁 15g。继服 14 剂。

2018 年 9 月 6 日四诊：患者右胁部疼痛明显减轻，无其他不适，纳眠可，二便调。前方加当归 12g。再服 14 剂。

2018 年 9 月 20 日五诊：患者右胁部疼痛已消失，精神可，纳眠可，二便调，舌质淡暗，瘀斑减少，脉弦。肝纤维化指标：PC Ⅲ 102μg/L，Ⅳ–C 64μg/L，HA 102μg/L，LN 120μg/L。继服 14 剂，巩固疗效。

3 个月后回访，未再复发。

按：患者为中年男性，主因"右胁部疼痛 3 年"前来就诊，根据症状、体征，结合辅助检查以及既往病史，西医诊断为肝纤维化，属中医"积聚"范畴。患者平素性情急躁易怒，《黄帝内经》曰："若内伤于忧怒，则气上逆，气上逆则六输不通，温气不行，凝血蕴里而不散，津液涩渗，著而不去，而积皆成矣"。本患者初诊症见右胁部疼痛，夜间明显，劳累后加重，口干渴，但欲漱水不欲咽，面色晦暗，纳眠差，结合舌脉，辨证为血脉瘀阻证，法当消癥散结止痛为主；伴有精神差，乏力，大便时溏等气虚症状，故消癥散结之时，加以黄芪补气，加柴胡疏肝理气，使气行则血行。三诊，患者右胁部疼痛减轻，但伴有纳差、寐欠安，故加炒山楂、麦芽消食和胃，酸枣仁以养心安神。四诊加当归增强养肝补血之功。后遵此方，右胁疼痛消失，精神可。

第三节　皮肤硬化病

皮肤硬化病是指一种原因不明，临床上以局限性或弥漫性皮肤增厚和纤维化为特征，也可影响内脏如心、肺和消化道等器官的全身性疾病。本病临床上可表现为局限性或弥漫性的皮肤变硬或出现硬结，常为身体其他疾病的外在表现症状。本病呈世界性分布，发病高峰年龄为 30～50 岁，儿童相对少见，女性多见，男女比例为 1∶（3～14），且发病率有逐年上升趋势。该病属中医"皮痹"范畴。

一、诊断依据

（一）临床表现

1. 症状　该病的典型症状是皮肤硬度增加，病变处肿胀发硬。当皮肤硬度增加后还会导致皮肤弹性减低，关节活动度变差，皮肤增厚等症状。大部分患者还会出现皮肤的触觉及温度觉功能下降。

2. 体征

（1）双手指皮肤增厚并渐近至掌指关节。

（2）手指皮肤增厚，出现手指肿胀、手指硬化。

（3）指端损害，加指尖溃疡、指尖凹陷性瘢痕。

（4）毛细血管扩张。

（二）辅助检查

1. 免疫学检查　血清抗核抗体阳性率高达 90% 以上，其特异性的抗体主要包括抗着丝点抗体、抗拓扑异构酶 I 抗体（抗 Scl–70）、抗 RNA 聚合酶 III 抗体。

2. 甲褶检查　甲褶毛细血管显微镜检查显示毛细血管祥扩张与正常血管消失。

3. 影像学检查　胸部高分辨 CT（HRCT）有助于诊断患者的肺间质病变；钡餐检查可显示食管及胃肠道病变；超声可显示心脏病变。

4. 其他检查　血沉正常或增快，血中纤维蛋白原含量增高；硬变皮肤活检见网状真皮致密胶原纤维增多，表皮变薄，皮肤附属器萎缩。真皮和皮下组织内、纤维化部位可见 T 细胞大量聚集。肺功能检查可评估病变是否已累及肺。通过一般检查明确患者的病情进展、疾病性质。

二、辨证论治

（一）风寒湿痹证

证候：皮肤肿胀，紧厚光亮，时有疼痛，关节屈伸不利，肌肤麻木，关节重着，舌淡，苔薄白，脉浮或濡。

治法：消癥散结，祛风除湿。

基础用药：红花、鸡血藤、桃仁、海藻、浙贝母、丹参、牛膝。

辨证用药：苍术、威灵仙、独活、秦艽、茯苓、防风、川芎。

（二）气血亏虚证

证候：皮肤肌肉萎缩，毛孔消失，皮肤深褐色，有蜡样光泽，时有针刺痛，畏寒甚，手足冰冷，指趾尖发白或青紫，乏力，腰酸，舌淡或红，苔白，脉沉细。

治法：消癥散结，补气养血。

基础用药：红花、鸡血藤、桃仁、当归、熟地黄、川芎、白芍。

辨证用药：黄芪、桂枝、生姜、大枣、甘草。

（三）瘀血阻络证

证候：皮肤红肿，皱纹消失，全身或局部皮肤呈暗褐色，皮肤变硬，肌肉萎缩有蜡样光泽，或皮肤瘙痒如虫行或游走疼痛或感身重疼痛，舌暗，苔薄白，脉弦滑或涩。

治法：消癥散结，活血止痛。

基础用药：桃仁、红花、海藻、浙贝母、三棱、莪术。

辨证用药：鸡血藤、川芎、地龙、延胡索、乳香、没药、蜈蚣。

（四）脏腑虚损证

1.肾气亏虚型

证候：皮肤浮肿、硬化、萎缩，呼吸无力，吞咽困难，关节僵直甚而畸形固定，腰膝酸痛，头晕，月事不调，舌淡嫩，苔少，脉弱或细数。

治法：消癥散结，益肾蠲痹。

基础用药：红花、鸡血藤、海藻、浙贝母、鬼箭羽、牛膝。

辨证用药：熟地黄、泽泻、山药、山茱萸。

2. 肺脾亏虚型

证候：皮肤如革、干燥，甚至萎缩，毛发脱落，疲倦无力，纳差，舌淡胖，边有齿痕，苔薄白，脉细弱。

治法：消癥散结，健脾益肺。

基础用药：桃仁、红花、鸡血藤、浙贝母、鳖甲。

辨证用药：黄芪、白术、炙甘草、党参、茯苓。

三、典型病例

病案 1

王某，女，39 岁，2019 年 6 月 15 日初诊。

主诉：四肢多关节疼痛 9 年，加重 3 个月。

既往史：患者 9 年前开始出现右手示指近端指关节肿痛，伴双下肢浮肿，双膝疼痛，下蹲受限，未予以重视，病情渐渐加重，于当地医院查类风湿因子（RF）（-），诊断为皮肤硬化病，后予以口服中药，但效果欠佳。2016 年，患者出现颈部、手背皮肤光如脂，紧如椿皮，于某医院诊为硬皮病，经治乏效。2017 年，患者于某医院服泼尼松、甲氨蝶呤、硫酸羟氯喹、维生素 C、维生素 E、钙片近 2 年，皮肤变松，但双手小指关节伸肌腱功能丧失，遂停药。3 个月前，患者病情加重，双手近指、掌指关节肿痛，双腕、肘、膝、踝等关节疼痛，现为求系统诊治，前来就诊。

现主症：双手指、掌指关节红肿，伴有疼痛，晨僵，喘促，动则加剧，腰膝酸痛，头晕，月经不调，纳可，寐可，小便次数多而清，大便可。

查体：双手指、掌指关节红肿疼痛，双手指关节无畸形，无活动受限，手指皮肤无破损与瘢痕。舌淡紫，苔薄白，脉弱。

辅助检查：血常规：血小板 317×10^9/L，白细胞 9.18×10^9/L，血红蛋白 115g/L。类风湿因子 41U/mL，抗链球菌溶血素 "O" 20U/mL，C 反应蛋白 46.69mg/L，IgG 17.4g/L，血沉 60mm/h。

西医诊断：皮肤硬化病。

中医诊断：皮痹。

辨证：癥积阻络，肾气亏虚证。

治法：消癥散结，益肾蠲痹。

方药：红花 12g，鸡血藤 15g，海藻 12g，浙贝母 12g，山茱萸 20g，枸杞子 10g，肉苁蓉 15g，忍冬藤 20g，金荞麦 15g，鱼腥草 15g，杏仁 15g，骨碎补 20g，制川乌 3g，制南星 6g，徐长卿 15g。水煎取汁 400mL，日 1 剂，分早晚 2 次温服。7 剂。

2019 年 6 月 22 日二诊：患者无畏寒发热，稍咳嗽无咳痰，阵发性胸闷气喘，活动后尤甚，关节疼痛较前减轻，手指关节疼痛、红肿已缓解，晨僵有片刻，活动后可缓解，腰膝酸痛、头晕、月经不调减轻，纳可眠安，二便正常。效不更方，继服 7 剂。

2019 年 6 月 29 日三诊：患者胸闷，活动后气促，关节疼痛已基本缓解，无明显手指晨僵，腰膝酸痛、头晕、月经不调明显减轻，有阵发性干咳，每日发作 2～3 次。前方加地龙 5g，醋乳香 6g，醋没药 6g。继服 14 剂。

2019 年 7 月 13 日四诊：患者咳嗽咳喘症状基本好转，胸闷气促感明显缓解，关节仍略有疼痛，无晨僵。上方去乳香、没药；加丹参 12g，当归 12g。继服 14 剂。

2019 年 7 月 27 日五诊：患者关节疼痛基本消失，近期于当地复查类风湿因子 10U/mL，抗链球菌溶血素 "O" 467U/mL，血沉 58mm/h，IgG 22.67g/L，磷酸肌酸激酶 610U/L，乳酸脱氢酶 271U/L。续服前汤剂 14 剂，巩固疗效。

3 个月后回访，疼痛未再发作。

按：本案为年轻女性，主因"四肢多关节疼痛 9 年"来诊，结合症状、体征及辅助检查，西医诊断为皮肤硬化病，属中医"皮痹"范畴。肺为气之主，肾为气之根。患者肾气亏虚，纳潜无力，气上而不下故喘促、动则加剧。"阳气者，精者养神，柔者养筋。"久病损及下焦，致肾阳不足，失于温煦，而出现关节、筋骨疼痛等症状。肾亏腰府失养，可见腰膝酸痛；脑窍失养可见头晕；肾气虚气化无力可见小便次数多而清。结合舌脉，故辨证为癥结阻络、肾气亏虚证，治疗当从消癥散结为主，佐以益肾蠲痹，并以化瘀祛痰通肺气、活血通经之法调治。二诊，关节红肿疼痛减轻，继服中药。三诊，胸闷，活动后气促，阵发性干咳，故在前方基础上加地龙、醋乳香、醋没药以润肺平喘、活血通络。四诊时，咳嗽明显减轻，但关节略有疼痛，考虑病轻药重，故易乳香、没药为丹参、当归以活血养血。诸药合用，使癥积得化，血脉畅通，诸症悉除。

病案 2

胡某，女，46 岁，2019 年 8 月 31 日初诊。

主诉：双手手指变硬变紫 20 年。

现病史：患者 20 年前出现双手手指变硬变紫，无明显活动障碍，于当地医院诊断为皮肤硬化病，未正规治疗。近四五年，患者双手僵硬，腊肠指，指甲脱落，腕部不可屈伸，手足多发溃疡反复发作，伴四肢酸痛、乏力、干咳。现为求进一步治疗，遂来我院就诊。

现主症：双手手指变硬，双手及腕部皮肤呈暗褐色，活动困难，夜间加重，无手指关节畸形，身体羸弱消瘦，面色萎黄，表情僵硬额纹消失，牙齿脱落，纳差，寐差，二便调。

查体：双手僵硬，双手近端皮肤增厚、紧硬，伴有活动功能障碍。舌暗淡，舌下瘀络青紫，苔白腻，脉涩。

辅助检查：查抗核抗体谱：抗核抗体（ANA）1∶180，抗 Scl-70 抗体（＋）。

西医诊断：皮肤硬化病。

中医诊断：皮痹病。

辨证：瘀血阻络证。

治法：消癥散结，活血止痛。

方药：桃仁 12g，红花 12g，海藻 12g，浙贝母 12g，三棱 10g，莪术 10g，鸡血藤 15g，川芎 10g，当归 15g，地龙 6g，乳香 10g，没药 10g，甘草 6g。水煎取汁 400mL，日 1 剂，分早晚 2 次温服。14 剂。

2019 年 9 月 14 日二诊：患者双手活动稍有好转，受凉劳累后酸痛明显。前方加延胡索 15g，炒苍术 15g。14 剂。

2019 年 10 月 28 日三诊：患者腕部活动较前明显好转，屈伸尚可，受凉劳累后酸痛消失。抗核抗体谱：抗核抗体（ANA）1∶80，抗 Scl-70 抗体（－）。上方去炒苍术；加黑顺片 6g（先煎）。14 剂。

后持续治疗，手、面部皮肤硬化好转明显。

按：患者为中年女性，主因"双手手指变硬变紫 20 年"前来就诊，结合辅助检查结果，西医诊断为皮肤硬化病，属中医"皮痹"范畴。患者素体阳虚，营卫失调，气血不生，寒湿侵犯肌表，致经络不通，气血瘀阻，皮肤失荣而为病。舌下瘀络青紫，苔白腻，脉涩，为一派瘀血阻络之象，故辨证为瘀血阻络证，治疗当以消癥散结为主。二诊，患者双手活动好转，但遇冷劳累后加重，故予以延胡索、炒苍术温阳燥湿，活血止痛。三诊，患者腕部酸痛消失，继服中药。诸药合用，使癥积得化，血脉畅通，则诸症悉除。

病案 3

张某，女，53 岁，2019 年 11 月 15 日初诊。

主诉：双手皮肤紧绷 4 个月。

现病史：患者诉双手皮肤紧绷 4 个月，1 周前在外院行皮肤活检符合硬皮病改变，故诊断为皮肤硬化病。目前患者服用白芍总苷胶囊，间断行光波治疗，皮肤紧绷无明显改善。现为求进一步治疗，遂来我院就诊。

现主症：双手皮肤紧绷，皮肤变紫变白，遇寒尤甚，手指关节疼痛，无肿胀，无关节畸形，面色白，畏寒，无咳嗽，无发热，纳眠差，二便调。

查体：双手肿胀，双手指关节压痛。舌质淡，苔白，脉沉紧。

辅助检查：皮肤活检：皮肤胶盐沉积，符合硬皮病改变。抗核抗体（ANA）1∶1000，核仁型；抗 Scl-70 抗体（＋）；类风湿因子（RF）、抗环瓜氨酸肽抗体（CCP）、抗角蛋白抗体（AKA）、抗中性粒细胞胞浆抗体（ANCA）检查均正常。

西医诊断：皮肤硬化病。

中医诊断：皮痹。

辨证：寒湿痹阻。

治法：消癥散结，散寒除湿。

方药：红花 12g，鸡血藤 15g，海藻 12g，浙贝母 12g，鬼箭羽 6g，土鳖虫 9g，延胡索 12g，牛膝 9g，桂枝 12g，白芥子 12g，干姜 12g，细辛 3g，当归 15g。水煎取汁 400mL，日 1 剂，分早晚 2 次温服。7 剂。

2019 年 11 月 22 日二诊：患者双手皮肤紧绷感较前缓解，但仍有关节疼痛，畏寒。前方加豆蔻 10g，地龙 5g，乳香 6g，没药 6g。继服 7 剂。

2019 年 11 月 29 日三诊：患者双手皮肤紧绷感明显减轻，关节疼痛减轻，续服上方 14 剂，巩固疗效。

2019 年 12 月 13 日四诊：双手皮肤紧绷感消失，无关节疼痛。查：抗核抗体（ANA）1∶80，核仁型；抗 Scl-70 抗体（－）；类风湿因子（RF）、抗环瓜氨酸肽抗体（CCP）、抗角蛋白抗体（AKA）、抗中性粒细胞胞浆抗体（ANCA）检查均正常。续服上方 14 剂，巩固疗效。

随访半年，病情平稳。

按：患者为农村中年女性，主诉"双手皮肤紧绷 4 个月"前来就诊，结合查体及辅助检查，西医诊断为皮肤硬化病，属中医"皮痹"范畴。患者常年耕作于田间户外，肾元渐衰，气血不足，卫外不固，外邪侵袭，阻遏脉络，气血凝滞，痹阻不通，肌肤失于温养，故见双手皮肤紧绷、怕冷。正如《黄帝内经》所说："风寒湿三气杂至，合而为痹也。其风气胜者为行痹，寒气胜者为痛痹，湿气胜者为着痹……皮痹不已，复感于邪，内舍于肺。所谓痹者，各以其时重感于风寒湿之气也。"结合舌脉，故辨证为寒湿痹阻、癥积阻络证，治当以消癥散结为主，佐以散寒除湿，方选当归四逆汤。该方立足温通及养血，以通为要，养血与通脉兼施，是张仲景《伤寒论》厥阴病之方。《伤寒论》曰："手足厥寒，脉细欲绝者，当归四逆汤主之。"当归四逆汤主治血虚寒厥。《医方论》云："厥阴为藏血之经，故予当归四逆汤以和荣为主，加桂枝、细辛以和卫，荣卫和则厥自解矣。"二诊时，患者仍关节疼痛、畏寒，故前方加豆蔻化湿温中，地龙、乳香、没药通络止痛。三诊时，诸症得减，后遵此方，关节疼痛消失，双手皮肤恢复正常。

第四节　纤维硬性胆管炎

纤维硬性胆管炎是一种病因不明的胆管炎症、纤维化，可见管壁增厚，管腔狭窄、闭塞，病变可为节段性，或累及肝内胆管，或累及肝总管，或累及胆总管，少数累及胆囊及胰管。本病是以胆汁淤积为临床表现的胆道疾病，此病多发于成年人，男性居多，偶见于儿童，且本病发病率有逐年升高趋势。该病属中医"黄疸"范畴。

一、诊断依据

（一）临床表现

1. 症状　临床上本病起病缓慢，早期多无症状，47%～56% 的患者表现为右上腹疼痛、全身瘙痒、疲劳、黄疸、发热和体重减轻。

2. 体征

（1）全身皮肤可呈黄色或暗绿色。

（2）右上腹可有压痛，肝脾肿大。

（3）晚期患者可有腹水、腹壁静脉曲张等门脉高压症的体现。

（二）辅助检查

1. 血生化　血清碱性磷酸酶和 γ-谷氨酰基转移酶明显升高，早期胆红素水平可在正常范围水平，后逐渐升高。

2. 免疫学检查 免疫球蛋白常升高，以 IgM 为主，IgG 和 IgA 也可见升高。

3. 影像学检查 磁共振胰胆管成像（MRCP）已成为诊断本病的首选影像学检查方法，可显示胆管普遍性或局限性狭窄，或呈节段性多处狭窄，以肝管分叉处明显。

4. 一般检查 B 超和 CT 可显示胆管扩张、胆管壁增厚，但不具有特异性；肝穿刺活检确诊率仅在 50% 左右；血常规检查可明确患者是否合并感染。

二、辨证论治

（一）阳黄

1. 热重于湿

证候：身目俱黄，黄色鲜明，发热口渴，或见心中懊恼，腹部胀闷，口干而苦，恶心呕吐，小便短少黄赤，大便秘结，舌红苔黄腻，脉象弦数。

治法：消癥散结，清热利湿退黄。

基础用药：红花、鸡血藤、桃仁、海藻、浙贝母。

辨证用药：茵陈、栀子、大黄、蒲公英、野菊花、赤芍、郁金。

2. 湿重于热

证候：身目俱黄，黄色不及前者鲜明，头重身困，脘闷痞满，食欲减退，恶心呕吐，腹胀或大便溏垢，舌红，苔厚腻微黄，脉象濡数或濡缓。

治法：消癥散结，清热化湿利胆。

基础用药：红花、鸡血藤、桃仁、海藻、丹参。

辨证用药：茵陈、泽泻、猪苓、茯苓、白术、桂枝、厚朴、大黄。

3. 胆腑郁热

证候：身目发黄，黄色鲜明，上腹、右胁胀闷疼痛，牵引肩背，身热不退，或寒热往来，口苦咽干，呕吐呃逆，尿黄赤，大便秘，舌红苔黄，脉弦滑数。

治法：消癥散结，疏肝泻热，利胆退黄。

基础用药：桃仁、红花、海藻、浙贝母、三棱、莪术。

辨证用药：柴胡、黄芩、大黄、枳实、白芍、清半夏、生姜、大枣、醋香附、蒲公英、虎杖、茵陈。

4. 疫毒炽盛

证候：发病急骤，黄疸迅速加深，其色如金，皮肤瘙痒，高热口渴，胁痛腹满，神昏谵语，烦躁抽搐，或见衄血、便血，或肌肤瘀斑，舌质红绛，苔黄而燥，脉弦滑或数。

治法：消癥散结，清热解毒。

基础用药：浙贝母、海藻、鸡血藤、牛膝、蜈蚣、醋鳖甲。

辨证用药：水牛角、前胡、栀子、黄芩、大黄、射干、升麻、豆豉。

（二）阴黄

1. 寒湿阻遏

证候：身目俱黄，黄色晦暗，或如烟熏，脘腹痞胀，纳谷减少，大便不实，神疲畏寒，口淡不渴，舌体胖大，舌淡苔腻，脉濡缓或沉迟。

治法：消癥散结，温中化湿。

基础用药：红花、鸡血藤、海藻、浙贝母、延胡索。

辨证用药：茵陈、白术、制附子、干姜、甘草、肉桂、丹参、川芎、郁金。

2. 脾虚湿滞

证候：面目及肌肤淡黄，甚则晦暗不泽，肢软乏力，心悸气短，大便溏薄，舌淡苔薄，脉濡细。

治法：消癥散结，健脾化湿退黄。

基础用药：红花、鸡血藤、桃仁、海藻、浙贝母、丹参、川芎。

辨证用药：桂枝、白芍、生姜、大枣、炙甘草、黄芪、饴糖。

三、典型病例

病案 1

许某，女，76 岁，2018 年 9 月 12 日初诊。

主诉：身目黄染 3 年，伴发热 2 天。

现病史：患者 3 年前无明显诱因出现身目黄染，于当地医院就诊。B 超：肝总管狭窄，胆囊萎缩，显像不佳，胆总管显示不清。诊断为纤维硬化性胆管炎，经用激素、多种抗生素、能量合剂等治疗后，效果不明显。2 天前，患者因高热，体温 39～40℃，右腰及右肩胀痛，黄染，由外院以中毒性肝炎、急性黄疸型肝炎转入我院治疗。

现主症：目黄，全身橘黄色，皮肤无肿胀、无瘙痒，高热，纳呆，厌食油腻，疲乏多汗，口干口苦，右腰及右肩胀痛，寐差，小便黄赤，大便硬结。

查体：全身皮肤黏膜可见黄疸，巩膜黄染。舌淡红，苔薄黄，脉弦数。

辅助检查：白细胞 36×10^9/L，总胆红素 12mg/dL，直接胆红素 5mg/dL，谷草转氨酶（AST）124U/L，谷丙转氨酶（ALT）280U/L，谷氨酰转肽酶（GGT-γ）391U/L。肝炎病毒指标均阴性。超声：肝内可见多个小胆管平段，胆囊显示不清。

西医诊断：纤维硬性胆管炎。

中医诊断：黄疸（阳黄）。

辨证：癥积阻络，热重于湿。

治法：消癥散结，清热利湿退黄。

方药：红花 12g，鸡血藤 15g，海藻 12g，浙贝母 12g，茵陈 30g，大黄 10g，栀子 10g，黄芩 10g，黄柏 10g，蒲公英 15g。水煎取汁 400mL，日 1 剂，分早晚 2 次温服。7 剂。

2018 年 9 月 19 日二诊：患者身目黄染较前减轻，体温 38～39℃，纳呆减轻，偶有厌食油腻。效不更方，继服 7 剂。

2018 年 9 月 26 日三诊：患者身目黄染较前减轻，体温 37～38℃，偶有厌食油腻，仍有右腰及右肩胀痛。上方加金钱草 30g，丹参 30g。继服 14 剂。

2018 年 10 月 10 日四诊：患者身目黄染较前改善，体温正常，纳可，偶有厌食油腻，右腰及右肩胀痛减轻。上方去黄芩、黄柏；加桃仁 12g，川芎 15g，延胡索 12g。继服 14 剂。

2018 年 10 月 24 日五诊：患者身目黄染明显改善，无厌食油腻，无右腰及右肩胀痛。复查血常规示总胆红素与直接胆红素指标正常。继服 14 剂。

3 个月回访，病情平稳，未诉其他不适。

按：患者为老年女性，主因"身目黄染 3 年，加重伴发热 2 天"就诊，根据患者症状体征及血常规、影像学结果，西医诊断为纤维硬性胆管炎，中医诊断为黄疸。患者目黄、全身橘黄色、高热便结、纳呆厌油、疲乏多汗、口干口苦、舌淡红、苔薄黄、脉弦数，一派湿热阻滞胆道之象，故辨证属癥积阻络、热重于湿证，治疗以消癥散结为主，佐以清热利湿退黄。患者药后黄疸较前减轻，效不更方。三诊，患者仍有右腰及右肩胀痛，加金钱草增强利湿退黄之功，加丹参增强通络止痛之力。四诊时，湿热之邪已衰大半，故去黄芩、黄柏，加活血通络止痛中药。后遵此方，病情平稳。诸药合用，使癥积得化，湿热得消，血脉畅通，诸症悉除。

病案 2

李某，男，59 岁，2018 年 10 月 25 日初诊。

主诉：突发上腹疼痛，伴皮肤、巩膜黄染 10 天。

现病史：患者于 2018 年 10 月 15 日突发上腹部疼痛，伴有皮肤、巩膜黄染，急诊诊断为原发性硬性化胆管炎，行内镜逆行性胰胆管造影术（ERCP）+ 鼻胆管引流术（ENBD），术后给予抑酸、保肝、输白蛋白及血浆、改善肾功能等治疗。治疗后患者腹痛症状缓解，但黄疸无明显缓解，仍有寒战高热，遂前来就医。既往患者曾于 6 年前因梗阻性黄疸于我院进行内镜取石治疗，当时查体示双下肢水肿（＋），B 超示胆囊增大、胆囊壁增厚不光滑、胆囊内胆汁瘀积、胆总管扩张伴其内中强回声团、脾大，血常规示血清总胆红素 181.30μmol/L、直接胆红素 139.30μmol/L，考虑诊断为原发性硬化性胆管炎。

现主症：身目黄染，皮肤无肿胀、无瘙痒，食欲不振，唇焦鼻黑，头颈部时自汗出，高热寒战，口渴而不欲饮，小便色深，成浓茶色，大便干燥。

查体：全身皮肤黏膜可见黄疸，巩膜黄染。舌红上有裂纹，苔黄厚浊腻，脉弦滑。

辅助检查：肝功能：铁蛋白 322.6ng/mL，谷草转氨酶 54U/L，谷丙转氨酶 65U/L，总胆红素 61.78μmol/L，直接胆红素 60.6μmol/L。肝炎病毒指标均阴性。B 超：胆囊增大、胆囊壁增厚不光滑、胆囊内胆汁瘀积、胆总管扩张伴其内中强回声团、脾大。

西医诊断：纤维硬性胆管炎。

中医诊断：黄疸（阳黄）。

辨证：癥积阻络，湿热内蕴。

治法：消癥散结，清热化湿利胆。

方药：桃仁 10g，红花 12g，鸡血藤 15g，海藻 12g，浙贝母 12g，茵陈 30g，大黄（后下）10g，芒硝（后下）10g，栀子 15g，郁金 10g，柴胡 10g，当归 10g，川芎 10g，延胡索 10g，牡丹皮 10g，赤芍 10g，生地黄 15g，麦冬 10g，沙参 10g。水煎取汁 400mL，日 1 剂，分早晚 2 次温服。7 剂。

2018 年 11 月 1 日二诊：患者黄疸渐退，尿色变浅，食欲转复。效不更方，继服 7 剂。

2018 年 11 月 8 日三诊：患者黄疸减轻，头颈部自汗减少，高热渐退，大便干燥减轻，但出现上腹部疼痛。上方加乳香 10g，没药 9g。继服 14 剂。

2018 年 11 月 22 日四诊：患者黄疸明显减轻，但遇冷后头颈部自汗加重，上腹部疼痛减轻，高热已退，大便调。上方去大黄、芒硝、牡丹皮、赤芍；加浮小麦 15g，黄芪 15g。继服 14 剂。

2018 年 12 月 6 日五诊：患者黄疸明显减轻，头颈部自汗减轻，上腹部疼痛消失。查血清总胆红素 16.5μmol/L，直接胆红素 9.70μmol/L。上方加丹参 30g，醋三棱 9g，醋莪术 9g，地龙 9g。继服 14 剂。

后随访患者黄疸尽退，未再复发。

按：患者为老年男性，主因"突发上腹疼痛，伴皮肤巩膜黄染 10 天"来就诊，结合患者症状、体征、彩超、血常规结果以及既往病史，诊断为纤维硬性胆管炎，中医即黄疸，是临床常见肝胆疾病之一。《黄帝内经》载，"溺黄赤安卧者，黄疸……目黄者，曰黄疸"，"面色微黄，齿垢黄，爪甲上黄，黄疸也。安卧，小便黄赤，脉小而涩者不嗜食"。这是中医学对黄疸含义的最早论述，指出目黄、身黄、小便黄为黄疸病的三大主要临床症状。黄疸病证属湿热者偏多，湿热内蕴，阻遏胆道，胆汁不得出故见身目发黄，食欲不振，唇焦鼻黑，头颈部时自汗出，口渴而不欲饮，小便色深，成浓茶色，大便干燥，舌红上有裂纹，苔黄厚浊腻，脉弦滑。四诊合参，本案辨证当为癥积阻络、湿热内蕴之证，故治疗当以消癥散结为主，佐以清热化湿利胆。二诊黄疸减轻。三诊，患者上腹部疼痛，加乳香、没药活血止痛。四诊，患者疼痛减轻，大便调，高热退，故去大黄、芒硝等；出现遇寒后头颈自汗，遂加黄芪与浮小麦补气固表。五诊，诸症好转。后随症加减，黄疸渐退，其他症状渐渐消失。

病案 3

张某，男，38 岁，2019 年 5 月 9 日初诊。

主诉：间断乏力、小便黄 2 个月，加重 4 周。

现病史：患者 2 个月前无明显诱因出现间断乏力、小便黄，就诊于当地县医院，行上腹部彩超诊断为原发性硬化性胆管炎，予以免疫调节及消炎利胆等对症治疗，症状缓解后出院。4 周前，患者上述症状加重，遂前来就诊。

现主症：乏力，小便黄，身目黄染，伴皮肤瘙痒，无皮肤肿胀，上腹部及右胁胀闷疼痛，胃脘胀满，食欲下降，进食后恶心，口干口苦，大便秘结。

查体：形体消瘦，皮肤巩膜轻度黄染。未见肝掌及蜘蛛痣。腹平坦，腹软，全腹未触及明显压痛、反跳痛及肌紧张。舌红，苔黄，脉弦滑数。

辅助检查：肝功能：谷草转氨酶（AST）74U/L，谷丙转氨酶（ALT）64.4U/L，总胆红素（TBIL）62.58μmol/L，直接胆红素（DBIL）58.5μmol/L，铁蛋白（FER）312.1ng/mL。肝炎病毒指标均阴性。上腹部彩超：肝内胆管壁异常回声改变。

西医诊断：纤维硬化性胆管炎。

中医诊断：黄疸（阳黄）。

辨证：癥积阻络，胆腑郁热。

治法：消癥散结，疏肝泄热，利胆退黄。

方药：丹参15g，赤芍10g，醋莪术9g，桃仁10g，红花10g，柴胡10g，黄芩10g，枳壳10g，茵陈30g，栀子10g，大黄6g（后下），郁金15g，生甘草10g。水煎取汁400mL，日1剂，分早晚2次温服。7剂。

2019年5月16日二诊：患者皮肤巩膜黄染、皮肤瘙痒渐轻，小便色黄减轻。效不更方，继服7剂。

2019年5月23日三诊：患者皮肤巩膜黄染、皮肤瘙痒渐轻，小便色黄减轻，大便调，但上腹部及右胁仍疼痛，痛如针刺，遇寒加重。上方去大黄；加川芎10g，延胡索12g。继服14剂。

2019年6月6日四诊：患者皮肤巩膜黄染、皮肤瘙痒明显渐轻，上腹部疼痛减轻，但仍有食欲不佳，胃脘胀满。上方去生甘草；加麦芽20g，炒山楂15g，厚朴20g。继服14剂。

2019年6月20日五诊：患者皮肤巩膜黄染、皮肤瘙痒消失，上腹部疼痛消失，胃脘胀满减轻。查肝功能：谷草转氨酶（AST）36.2U/L，谷丙转氨酶（ALT）30.4U/L，总胆红素（TBIL）24.50μmol/L，直接胆红素（DBIL）19.74μmol/L，铁蛋白（FER）201.1ng/ml。继服14剂巩固疗效。

3个月后回访，患者症状好转，未诉其他明显不适。

按：患者为中年男性，主因"间断乏力、小便黄2个月，加重4周"前来就诊，结合彩超、肝功能结果，西医诊断为纤维硬化性胆管炎，属中医"黄疸"范畴。患者中年男性，且喜食肥甘厚味，日久痰湿内生，阻遏气机，阻遏胆道，故见身目发黄。湿热蕴及皮肤，故见瘙痒。上腹部及右胁胀闷疼痛，胃脘胀满，口干口苦，大便秘结均为胆腑郁热之象。正如《金匮要略浅注补正》云："瘀热以行，一个瘀字，便见黄皆发于血分。"因此，治疗黄疸病要酌情加入凉血活血的药物，方中应配以赤芍、丹参、桃仁、红花、莪术清热凉血，活血化瘀。结合舌脉，本案辨证为癥积阻络、胆腑郁热证，治疗当以消癥散结为主，佐以疏肝泄热、利胆退黄。二诊，黄疸渐退，皮肤瘙痒减轻，继服上方。三诊，大便调，故去大黄；但出现上腹部及右胁疼痛如针刺，加川芎、延胡索以活血止痛。四诊，食欲欠佳，加麦芽、炒山楂消食和胃。后随症加减，使癥积得化，血脉畅通，诸症悉除。

第六章　结石性疾病

第一节　胆石症

胆石症包括发生在胆囊和胆管的结石，是常见病、多发病。随着人民生活水平的提高，我国胆石症的特点发生了明显变化。我国胆石症的收治率约占普通外科住院患者的 11.5%，女性和男性的比例约为 2.57∶1。我国胆囊结石的发病率有上升趋势，与胆管结石的比例从 10 年前的 1.5∶1 增至目前的 7.36∶1，其中胆固醇结石与胆色素结石的比例也由 1.4∶1 上升到 3.4∶1。胆石症的临床表现取决于结石所在的部位、胆道阻塞的程度及有无感染。也有一部分胆石症没有明显的症状，称为无症状结石。

一、诊断依据

（一）临床表现

1. 胆囊结石　胆囊结石阻塞胆囊管时可引起右上腹疼痛。疼痛为阵发性绞痛，可向右肩胛部放射，称为胆绞痛，常伴有恶心呕吐。高脂肪餐、暴饮暴食、过度疲劳可诱发胆绞痛。如同时合并急性胆囊炎，则腹痛转为持续性胀痛，伴有阵发性加重，常有发热或寒战发热。约有 20% 的患者可出现轻度黄疸，系因炎症波及胆管所致。查体时，胆囊结石右上腹部可有程度不同的压痛，严重病例可有反跳痛和腹肌紧张，Murphy 征阳性，有时可扪到肿大的胆囊。

2. 肝外胆管结石　发作期间可表现典型的 Charcot 三联征，即腹痛、发热和黄疸。

（1）腹痛：在急性发作时约有 90% 的患者出现上腹部或右上腹剧烈疼痛，疼痛为阵发性绞痛，并向右肩或右肩胛下角放射。

（2）发热：肝外胆管结石急性发作时有 70% 左右的患者出现寒战与发热，体温可达 39 ～ 40℃。

（3）黄疸：该症状多出现在疼痛、发热之后，黄疸的深浅与结石嵌顿的程度及胆管炎症的轻重有关，胆红素多不超过 17μmol/L。

（4）其他：患者常伴有恶心呕吐，但不严重。病情严重者可有中毒性休克、肝性脑病等表现。查体时上腹部及右上腹有压痛，结石位于肝总管则触不到胆囊，结石位于胆总管以下时常可触到胀大的胆囊，可有肝脏增大、肝区叩击痛，炎症严重者可出现腹膜刺激征。

3. 肝内胆管结石　急性发作时患者肝区疼痛，寒战发热，体温为弛张热型，可有轻度黄疸，肝脏可有不对称增大，肝区有叩击痛；在不发作期间症状不典型，常表现有上腹隐痛、恶心、嗳气反酸、食欲不振等，也可无任何症状。

（二）辅助检查

1. 血常规　急性发作期白细胞增高，中性粒细胞比例增高，多数患者白细胞增高的程度与合并感染的轻重并行。

2. 肝功能　胆石症反复发作可引起轻重不同的肝脏损害，肝功能试验可发现异常，例如血清谷丙转氨酶（SGPT）、谷胺酰转酞酶（γ–GT）增高，血清胆红素增高。

3. 影像学检查　胆道造影、BUS、CT 或 MRI 检查可见到胆囊或 / 和胆管扩张和结石影像。

二、辨证治疗

（一）肝郁气滞证

证候：右上腹间歇性绞痛或闷痛，有时可向右肩背部放射，右上腹有局限性压痛，伴低热、口苦，食欲减退，舌质淡红，苔薄白或微黄，脉弦紧。

治法：消癥散结，疏肝利胆，理气开郁。

基础用药：红花、鸡血藤、桃仁、川芎、海藻、浙贝母、陈皮。

辨证用药：龙胆草、茵陈、川楝子、延胡索、香附、柴胡、郁金、鸡内金、海金沙、金钱草。

（二）肝胆湿热证

证候：右上腹有持续性胀痛，多向右肩背部放射，右上腹肌紧张，有压痛，有时可摸到肿大之胆囊，伴高热、恶寒、口苦咽干、恶心呕吐、不思饮食，部分患者出现身目发黄，舌质红，苔黄腻，脉弦滑或弦数。

治法：消癥散结，疏肝利胆，清热利湿。

基础用药：鸡血藤、当归、丹参、浙贝母、海藻。

辨证用药：茵陈、龙胆草、大黄、柴胡、川楝子、黄芩、黄连、金钱草、海金沙、鸡内金、虎杖。

（三）肝阴不足证

证候：胁肋隐痛，绵绵不已，可向右肩背部放射，遇劳加重，口干咽燥，心中烦热，两目干涩，头晕目眩，舌红少苔，脉弦细。

治法：消癥散结，滋阴柔肝。

基础用药：桃仁、红花、三棱、莪术、海藻、浙贝母。

辨证用药：枸杞子、墨旱莲、女贞子、龟甲、桑椹、白芍、当归、熟地黄、鸡内金、石韦、海金沙。

三、典型病例

病案 1

刘某，男，43 岁，2015 年 3 月 2 日初诊。

主诉：间断右上腹疼痛 1 年，加重 1 天。

现病史：患者 1 年前无明显诱因出现右上腹疼痛，呈胀痛，伴胸胁胀满，就诊于当地医院，查彩超示胆囊结石伴胆囊炎，血常规示白细胞数偏高，给予抗感染及对症处理后疼痛缓解，此后右上腹疼痛间断发作，时轻时重。1 天前，患者生气后突发右上腹绞痛，疼痛向右肩背部放射，伴腹胀，自服止疼药后未见缓解，遂于今日就诊于我院。

现主症：右上腹绞痛，向右肩背部放射，伴腹胀，口干口苦，厌食油腻，偶有恶心、呕吐，纳差，尿稍黄。平素性情急躁易怒，喜食肥甘厚味之品。

查体：右上腹轻压痛，墨菲征（±）。舌质暗红，苔白腻，脉弦紧。

辅助检查：腹部 B 超：胆囊泥沙样结石。腹部 CT：胆囊内多发小类圆形高密度影，考虑胆囊结石。血常规：白细胞 10.8×10^9/L，中性粒细胞 75.9%，淋巴细胞 21.2%。

西医诊断：胆囊结石。

中医诊断：胆石症。

辨证：肝郁气滞证。

治法：消癥散结，疏肝利胆，理气开郁。

处方：红花 10g，桃仁 6g，鸡血藤 10g，川芎 6g，海藻 10g，浙贝母 10g，陈皮 15g，龙胆草 6g，茵陈 30g，川楝子 6g，延胡索 10g，香附 10g，柴胡 15g，郁金 10g，金钱草 30g。日 1 剂，水煎取汁 400mL，分早晚 2 次温服。7 剂。嘱患者忌食辛辣油腻之品。

2015 年 3 月 10 日二诊：患者诉右上腹疼痛较前缓解，仍诉腹胀、口干口苦，纳差，大便干。上方加酒大黄 6g，枳实 9g。继服 7 剂。

2015 年 3 月 24 日三诊：患者诉右上腹疼痛较前明显减轻，腹胀缓解，口干口渴较前好转，纳可，大便调。效不更方，继服 14 剂。

2015 年 4 月 7 日四诊：患者诉疼痛及其他症状消失，血常规未见异常，腹部 B 超仍见胆囊结石。上方去川楝子；加鸡内金 10g，海金沙 10g，以化石排石。继服 14 剂。

2015 年 4 月 21 日五诊：患者轻度腹泻，无其他不适。上方去酒大黄、枳实。继服 14 剂。

2015 年 5 月 4 日六诊：复查 B 超未见胆囊结石。嘱患者调畅情志，清淡饮食。

按：患者主因"间断右上腹疼痛 1 年，加重 1 天"就诊，根据症状、体征、结合彩超及化验结果，西医诊断为胆囊结石，中医诊断为胆石症。肝主疏泄，喜调达而恶抑郁；脾主运化，喜燥而恶湿。患者平素性情急躁易怒，怒则伤肝，肝气郁结，血行不畅而成瘀，加之平素喜食肥甘厚味之品，日久伤脾，脾失健运，痰湿内生，痰瘀互结，日久凝结成石，发为本病。结石阻碍气机，气机郁滞，不通则痛，故见腹痛、腹胀。脾失健运，胃失和降，而见恶心、呕吐、纳差。结石阻塞胆道，胆汁排泄异常，则见口干口苦。结合舌脉，辨证为肝郁气滞证，治以消癥散结、疏肝利胆、理气开郁。方中红花、桃仁、鸡血藤、川芎、海藻、浙贝母、陈皮消癥散结，柴胡、龙胆草疏肝利胆，川楝子、延胡索、香附、郁金理气开郁，茵陈、金钱草利胆排石。二诊，患者疼痛缓解，仍诉腹胀、大便干，故加酒大黄、枳实以泻下通便，消积导滞。三诊，疼痛及其他症状减轻，效不更方。

四诊，疼痛及诸症消失，故去川楝子，加用鸡内金、海金沙以排石。五诊，患者轻度腹泻，故去酒大黄、枳实。六诊，结石排出，诸症消失，嘱调情志、节饮食。

病案 2

孙某，男，52 岁，2018 年 3 月 13 日初诊。

主诉：间断右上腹疼痛 7 年，加重伴发热 3 小时。

现病史：患者 7 年前无明显诱因出现右上腹疼痛，伴发热，于某医院就诊，查 MRI 示胆管内多发结石，考虑为胆石症，建议住院治疗，患者表示拒绝，自行服用消炎利胆片、消旋山莨菪碱片后稍缓解。此后，患者间断右上腹疼痛，时轻时重。3 小时前，患者进食油腻后突然出现右上腹剧烈疼痛，呈胀痛，伴发热、寒战，遂就诊于我院。查 MRI：左肝管内多发结石，胆管梗阻扩张。

现主症：右上腹疼痛，呈持续胀痛，向右肩背部放射，伴高热、寒战，口干口渴，胃胀，偶有恶心呕吐，纳差。平素急躁易怒，嗜食肥甘厚味。

查体：白睛色黄，右上腹肌紧张，压痛，可触及胆囊，墨菲征（＋）。舌质暗红，苔黄腻，脉弦数。

辅助检查：血常规：白细胞 18.8×10⁹/L，中性粒细胞 82.9%，淋巴细胞 17.8%。血生化：谷丙转氨酶 142.8U/L，谷草转氨酶 80.7U/L，谷氨酰转肽酶 63.3U/L，总胆汁酸 13.1μmol/L。MIR：左肝管内多发结石，胆管梗阻扩张。

西医诊断：肝内胆管结石。

中医诊断：胆石症。

辨证：肝胆湿热证。

治法：消癥散结，疏肝利胆，清热利湿。

方药：鸡血藤 10g，当归 10g，丹参 15g，三七 3g，浙贝母 6g，海藻 10g，茵陈 12g，龙胆草 12g，酒大黄 6g，柴胡 10g，郁金 10g，鸡内金 15g，川楝子 10g，延胡索 12g，龙胆草 6g，茵陈 10g，金钱草 15g，海金沙 10g，鸡内金 10g，虎杖 10g，白芍 10g。水煎取汁 400mL，日 1 剂，分早晚 2 次温服。7 剂。

2018 年 3 月 20 日二诊：右上腹疼痛减轻，无发热、寒战，未诉胃胀、恶心呕吐，仍口干，无口苦。上方加北沙参 6g，麦冬 10g。继服 14 剂。

2018 年 4 月 4 日三诊：患者右上腹疼痛缓解，诸症减轻。复查血常规：未见异常。肝功能：谷丙转氨酶 72.8U/L，谷草转氨酶 53.7U/L，谷氨酰转肽酶 51.2U/L，总胆汁酸 11.0μmol/L。上方减沙参、麦冬；加垂盆草 10g，继服 14 剂。

2018 年 4 月 18 日四诊：患者右上腹疼痛及其他症状均明显减轻。上方金钱草、海金沙、鸡内金均增至 30g。继服 14 剂。

2018年5月3日五诊：患者右上腹隐痛，余无不适，复查肝功未见异常。效不更方，继服14剂。

2018年5月17日六诊：患者疼痛及其他症状消失，复查MRI胆管内未见结石。

按：患者主因"间断右上腹疼痛7年，加重伴发热3小时"就诊，根据症状、体征、结合彩超及化验结果，西医诊断为肝内胆管结石，中医诊断为胆石症。患者平素易怒，怒则伤肝，肝郁气滞，气滞无以推动血行而成瘀，加之患者喜食肥甘厚味之品，日久伤脾，脾失健运，痰湿内生，痰瘀互结，发为本病。脾虚水湿内生，日久化热，脾胃运化失常，湿热瘀积肝胆，则见腹部胀痛，伴高热、寒战。气机运行不畅，津液无以上布，故见口干、口渴。脾失健运，胃失和降，则见纳差，恶心呕吐。结合舌脉，辨证为肝胆湿热证，治以消癥散结、疏肝利胆、清热利湿。方中鸡血藤、当归、丹参、三七、浙贝母、海藻消癥散结，茵陈、金钱草、柴胡、鸡内金、郁金疏肝利胆，川楝子、延胡索理气止痛，白芍柔肝止痛，大黄、龙胆草、茵陈、金钱草、海金沙、鸡内金、虎杖清热利胆退黄。二诊，患者疼痛减轻，诉口渴，故加沙参、麦冬以滋阴。三诊，患者疼痛缓解，诸症减轻，肝功能仍异常，故加垂盆草以保肝。四诊，诸症均明显减轻，故重用海金沙、鸡内金、金钱草以化石排石。五诊，疼痛转为隐痛，效不更方，继服14剂。六诊，诸症悉除。

第二节　泌尿系结石

泌尿系结石又称尿石症，是肾结石、输尿管结石、膀胱结石和尿道结石的总称，是常见的泌尿外科疾病。本病多发生于青壮年，多数患者在20～50岁，男多于女，上尿路结石男女之比约为3∶1，下尿路结石男女之比约为6∶1。尿石症的发生有明显的地区性，我国长江以南地区多见，特别是气候炎热地区多发，北方较少见。随着生活水平的不断提高、饮食结构的变化，我国原发性膀胱结石的发病率已明显降低，而肾结石的发病率有增高趋势。本病属中医"砂淋""石淋""血淋"范畴。

一、诊断依据

（一）临床表现

1. 上尿路结石　包括肾脏结石和输尿管结石。

（1）疼痛：①肾绞痛：多突然发作，剧痛难忍，面色苍白，伴恶心呕吐，呈阵发性发作，多见于肾盂内小结石。②腰腹部钝痛：疼痛可呈间歇性发作，多见于肾盂、肾盏内较大结石，有时只要不伴感染，到肾功能衰竭时亦无明显症状。③放射痛：疼痛由腰腹部放射至同侧睾丸或阴唇和大腿内侧，提示肾盂输尿管连接处或上段输尿管结石；若伴有膀胱刺激症状和尿路与阴茎头部放射痛，提示结石位于输尿管膀胱壁段或开口处。

（2）血尿：有镜下血尿和肉眼血尿，以镜下血尿最为多见。血尿常继发于肾绞痛之后，有时也可出现活动后镜下血尿，均由于结石损伤黏膜所致。

（3）梗阻：根据梗阻的时间和程度，有急、慢性和完全性与不完全性之分。独肾和双肾结石易发生急性完全性梗阻，引起急性肾功能不全。慢性梗阻常为不完全梗阻，最终可发生严重肾积水和继发感染，此时可在肋下扪及肿大的肾脏，并有肾区叩击痛。

2. 下尿路结石　包括膀胱结石和尿道结石。

（1）膀胱结石：典型症状为排尿突然中断，并感疼痛，可放射至阴茎头部和远端尿道，改变体位后可缓解症状。小儿可烦躁不安，并用手牵拉阴茎。继发性结石常伴前列腺增生，有时可发生膀胱憩室，若结石位于憩室腔内，可无排尿梗阻症状，但易继发感染。

（2）尿道结石：表现为突发性尿线变细、排尿费力、呈点滴状、尿流中断，甚至出现排尿障碍而发生急性尿潴留，有时伴排尿痛，并放射至阴茎头部。部分尿道结石可在体表扪及。

（二）辅助检查

1. 实验室检查

（1）尿常规：可见红细胞，如合并感染可见脓细胞。pH 值对判断结石成分有积极意义，如感染性结石呈强碱性，尿酸结石呈强酸性，草酸钙结石 pH 值可在正常范围。

（2）尿培养：在合并感染时，尿培养可确定致病菌，并通过药敏试验指导用药。

（3）血、尿生化：测定血与尿中的钙、磷、尿素氮及肌酐清除率如有异常时，有助于分析结石形成的原因，并了解结石对肾功能的影响。

（4）结石成分分析：将已排出或取出的结石进行成分分析，确定其类型，可为以后的防治提供参考。

2. 影像学检查

（1）腹部平片（KUB）：显示结石大小、个数、外形及透光程度，必要时可摄侧位片或断层片，以助确诊。

（2）静脉尿路造影（IVP）：观察肾功能，确定有无梗阻及结石与尿路的关系。TVP 与 KUB 结合检查可确诊绝大部分尿路结石。

（3）B 型超声波检查（BUS）：有助于阴性结石的诊断，同时可了解结石个数、大小及肾脏积水程度。

（4）放射性核素检查：可显示有无梗阻，梗阻的部位、程度及肾功能受损情况。

（5）逆行性肾盂造影：对于 IVP 不显影或显影不佳时，可选择此检查，有助于了解尿路是否通畅、是否有阴性结石存在，同时也有助于肿瘤的鉴别。

（6）CT：怀疑阴性结石或肿瘤时，作为 BUS 的补充。

二、辨证治疗

（一）湿热蕴结证

证候：腰痛或小腹痛，或尿流突然中断，尿频、尿急、尿痛，小便浑赤，或为血尿，口干欲饮，舌红，苔黄腻，脉弦数。

治法：消癥散结，清热利湿，通淋排石。

基础用药：红花、鸡血藤、浙贝母、海藻、海浮石。

辨证用药：黄柏、蒲公英、泽泻、冬葵子、萹蓄、瞿麦、萆薢、车前子、滑石、石韦、金钱草。

（二）气滞血瘀证

证候：发病急骤，腰腹酸胀或隐痛，时而绞痛，疼痛向外阴部放射，局部有压痛或叩击痛，尿频，尿急，尿黄或赤，舌暗或有瘀斑，苔薄白或微黄，脉弦或弦数。

治法：消癥散结，行气止痛，通淋排石。

基础用药：川芎、郁金、乳香、没药、海藻、猫爪草、海浮石。

辨证用药：延胡索、川楝子、香附、车前子、石韦、瞿麦、滑石、金钱草、鸡内金、海金沙。

（三）肾气不足证

证候：病程日久，留滞不去，腰酸坠胀，疲乏无力，时作时止，遇劳加重，尿频或小便不利，夜尿多，面色无华或面部轻度浮肿，舌淡，苔薄白，脉细无力。

治法：消癥散结，补肾益气，通淋排石。

基础用药：牛膝、鸡血藤、丹参、当归、半夏、浙贝母、海藻、海浮石。

辨证用药：黄芪、党参、山药、熟地黄、杜仲、萹蓄、海金沙、石韦、鸡内金。

三、典型病例

病案 1

张某，女，32 岁，2018 年 8 月 12 日初诊。

主诉：间断腰痛 1 年余，加重 3 小时。

现病史：患者自诉 1 年前劳累后出现腰痛，呈隐痛，伴尿频，就诊于当地医院。行双肾输尿管彩超：双肾盏内见多个点状强回声，大小 0.2～0.3cm，左肾盂扩张径 1.9cm，集合系统未见扩张。诊断为肾结石，予解痉止痛药物治疗后缓解，此后腰痛间断发作。3 小时前，患者突然出现腰痛加重，呈绞痛，急于我院就诊。

现主症：腰痛，呈绞痛，疼痛向大腿根部放射，冷汗出，尿频，尿急，尿痛，排尿灼热感，小便色黄而浑浊。平素喜食辛辣肥甘之品。

查体：急性痛苦面容，右侧肾区压痛，叩击痛，右下腹压痛。舌质暗红，苔黄腻，脉弦数。

辅助检查：双肾输尿管膀胱彩超：双肾盏内可见多个点状强回声，后伴声影，右肾窦内可见 1.3cm×3.9cm 的无回声区，右输尿管上段扩张，内可见直径

0.6cm 的强回声团，后方伴声影。尿常规：蛋白（±），白细胞（4～5）/np，红细胞（20～30）/np。

西医诊断：肾输尿管结石。

中医诊断：石淋。

辨证：湿热蕴结证。

治法：消癥散结，清热利湿，通淋排石。

方药：当归9g，鸡血藤10g，浙贝母6g，海浮石9g，黄柏10g，蒲公英10g，石韦15g，萹蓄15g，滑石12g，车前子12g（包），金钱草30g，牡丹皮12g，白及10g，小蓟12g，海金沙20g。水煎取汁400mL，日1剂，分早晚2次温服。7剂。

2018年8月17日二诊：患者服药7剂后，随小便排出一枚黄豆大小的结石，绞痛消失，但腰部仍隐隐作痛，腰酸坠胀，尿频。复查彩超：双肾盏内仍可见多个点状强回声，输尿管结石消失。继服7剂。

2018年8月24日三诊：患者尿频、尿急、尿痛、排尿灼热感等症状消失，但仍腰部隐痛，伴乏力，怕冷，纳差，便溏。舌淡红，苔薄白，脉沉细。尿常规未见异常。上方去黄柏15g，蒲公英10g，萹蓄15g，滑石12g，车前子12g，牡丹皮12g，白及10g，小蓟12g；加三棱9g，莪术9g，海藻12g，鸡内金30g，白术10g，山药15g，菟丝子10g，杜仲12g。继服14剂。

2018年9月8日四诊：患者腰痛较前减轻，乏力等症状好转。上方继服14剂。

2018年9月22日五诊：患者诸症均消失，复查彩超肾结石消失。

按：患者主因"间断腰痛1年余，加重3小时"就诊，根据症状、体征、结合彩超及化验结果，西医诊断为肾输尿管结石，中医诊断为石淋。患者平素喜食辛辣肥甘之品，损伤脾胃，脾失健运，痰湿内生，且痰浊阻遏气机，气血运行不畅，气滞血瘀，痰瘀互结，而为癥，癥结日久而为砂石。砂石随气机升降，流注腰府，损及肾脏，肾络不通，不通则痛，发为腰痛，甚则痛引少腹。砂石阻遏水道，津液输布异常，日久蕴湿生热，湿热下注膀胱，则排尿灼热，小便色黄，尿频，尿急，尿痛。热邪灼伤脉络，迫血妄行，血随尿出，而成血尿。结合舌苔、脉象，辨证为癥结阻络、湿热蕴结证，治疗当以消癥散结、清热利湿、通淋排石为主。方中当归、鸡血藤、浙贝母、海浮石消癥散结。黄柏、蒲公英、石韦、萹蓄、滑石、车前子、金钱草、海金沙清热利湿，通淋排石。牡丹皮、白及、小蓟凉血止血。二诊，患者输尿管结石排出，疼痛缓解，效不更方。三诊，患者排尿不适感消失，仍有腰部隐痛，伴周身乏力、怕冷、纳差、便溏，为脾肾阳虚之象，结合舌脉，故减清热利湿、凉血止血之品，加三棱、莪术、海藻以加强消癥散结力度，重用鸡内金以化石，并予益气健脾、补肾温阳之白术、山药、菟丝子、杜仲，最终病症得除。

病例 2

李某，男，65 岁，2020 年 3 月 2 日初诊。

主诉：间断腰痛 2 年余，加重 3 天。

现病史：患者自诉 2 年前因劳累后出现腰部疼痛，呈间歇性，酸痛，伴周身乏力，于我院行双肾输尿管彩超提示左肾 3～4mm 点状强回声，余未见异常，因疼痛较轻，未重视及系统治疗。3 天前，患者腰痛加剧，伴夜尿多，遂于今日就诊于我院。

现主症：腰痛，腰酸坠胀，周身乏力，劳累后加重，小便不利，尿频，尿急，夜尿多。

查体：颜面浮肿，面色苍白，左侧腰部叩击痛（＋）。舌淡红，苔薄白，脉细无力。

辅助检查：双肾输尿管彩超：右肾积水（集合系统分离 18mm），双肾见数个点状强回声，大者 5mm，部分后方伴声影；余未见异常。

西医诊断：肾结石。

中医诊断：石淋。

辨证：肾气不足证。

治法：消癥散结，补肾益气，通淋排石。

方药：丹参 12g，鸡血藤 15g，杜仲 12g，牛膝 15g，浙贝母 6g，海藻 10g，当归 15g，黄芪 30g，白术 15g，山药 20g，党参 15g，石韦 12g，金钱草 30g，鸡内金 20g。日 1 剂，分早晚 2 次温服。7 剂。

2020 年 3 月 9 日二诊：患者自觉腰部酸痛有所减轻，仍诉尿急、尿频，伴排尿灼热感。上方加萹蓄 15g，瞿麦 15g。继服 14 剂。

2020 年 3 月 24 日三诊：患者腰痛较前明显减轻，伴口渴盗汗，大便干结。上方加柏子仁 15g，麻黄根 9g。继服 14 剂。

2020 年 4 月 10 日四诊：患者诉 4 月 2 日小便时排出黄豆粒大小结石一枚，诸症较前稍轻。效不更方，上方续服 14 剂，以观后效。

2020 年 4 月 24 日五诊：患者诸症消失，复查彩超未见异常。

按：患者为中老年男性，主因"间断腰痛 2 年余，加重 3 天"入院，根据症状、体征、结合彩超结果，西医诊断为肾结石，中医诊断为石淋。《黄帝内经》有云："丈夫……八八，天癸竭，精少，肾脏衰。"患者中老年，肾气虚衰，加之平素辛劳，劳则气耗，故劳作后腰痛益甚。肾气虚损，气化无力，水液停聚，聚湿成痰，气虚无以推动血液运行，瘀血内生，痰瘀互结则成石。石阻而气滞，气滞而血瘀，血瘀不通则疼痛。气属阳，阳为气之极，气虚日久，肾阳虚衰，则腰膝酸软，夜尿清长，畏寒怕冷，滴沥难尽。结合舌苔脉象，辨证为肾气不足证。治疗当以消癥散结、补肾益气、通淋排石为主。方中丹参、鸡血藤、杜仲、牛膝、浙贝母、海藻消癥散结，当归、黄芪、白术、山药、党参补肾益气，石韦、金钱草、鸡内金通淋排石。经治，复肾主气化之职，增温肾行滞之力，行水推石趋下而出，诸症悉除。

第三节　痛　风

痛风是一组嘌呤代谢紊乱所致的疾病，以高尿酸血症及由此而引起的痛风性急性关节炎反复发作、痛风石沉积、痛风石性慢性关节炎和关节畸形，并常累及肾脏引起慢性间质性肾炎和尿酸肾结石形成为主要临床特点。根据病因，痛风分为原发性和继发性两大类。原发者病因除少数由于酶缺陷引起外，大多未阐明，常伴高脂血症、肥胖、糖尿病、高血压病、动脉硬化或冠心病等，属遗传性疾病。继发者可由肾脏病、血液病及药物等多种原因引起。本病多见于40岁以上男性，绝经期后的妇女也有发生者。本病常由于酒食失节、过劳、受寒或感染等多种因素复发，以春秋季发作较多，且常在午夜突然发病。本病除药物引起者外，大多缺乏病因治疗，因而不能根治，晚期常伴肾功能不全。痛风属中医的"痹证""历节风""腰痛"等范畴。

一、诊断依据

（一）临床表现

1.多以多个跖趾关节猝然红肿疼痛，逐渐疼痛剧如虎咬，昼轻夜甚，反复发作为表现，可伴发热、头痛等症。

2.多见于中老年男子，可有痛风家族史，常因劳累、暴饮暴食、吃高嘌呤食品、饮酒及外感风寒等诱发。

3. 初起可单关节发病，以第一跖趾关节多见，继则足踝、足跟、手指或其他小关节，出现红肿热痛，甚则关节腔可有渗液。反复发作后，可伴有关节四周及耳郭、耳轮、指骨间出现痛风石。

（二）辅助检查

1. 关节腔穿刺，取滑囊液旋光显微镜检查，可找到尿酸盐结晶。
2. 血尿酸增高，可有肾尿酸结石或蛋白尿，以及肾功能减退等肾脏疾病。

二、辨证治疗

（一）风湿热痹

证候：足趾关节红肿热痛，或游走痛，或有发热、汗出、烦热、咽痛，舌红苔薄，脉弦数。

治法：消癥散结，祛风清热，化湿通痹。

基础用药：红花、鸡血藤、地龙、牛膝、浙贝母、海藻、海浮石。

辨证用药：防风、荆芥、黄柏、秦艽、忍冬藤、络石藤、豨莶草、海桐皮、威灵仙。

（二）风寒湿痹

证候：足趾关节冷痛而肿，遇寒益剧，得温则减，局部皮肤微红或不红，舌淡红，苔薄，脉弦紧。

治法：消癥散结，温经散寒，祛风化湿。

基础用药：红花、鸡血藤、丹参、浙贝母、海藻、海浮石。

辨证用药：干姜、桂枝、细辛、艾叶、防风、威灵仙、徐长卿、独活、乌梢蛇、青风藤、海风藤。

（三）痰瘀痼结

证候：关节刺痛，夜晚加剧，发作频繁，伴结节，关节畸形肿胀，活动受限，舌暗红，或有瘀斑，脉细弦或涩。

治法：消癥通络，通经止痛。

基础用药：红花、当归、川芎、鸡血藤、丹参、浙贝母、海藻、海浮石。

辨证用药：徐长卿、青风藤、威灵仙、桂枝、全蝎、蜈蚣、延胡索、乳香、没药。

（四）脾肾阳虚

证候：面色苍白，手足不温，腰隐痛，腿酸软，遇劳更甚，卧则减轻，夜尿频多，少气无力，舌淡，苔薄白，脉沉细。

治法：消癥通络，温补脾肾。

基础用药：红花、桃仁、鸡血藤、丹参、浙贝母、海藻、海浮石。

辨证用药：杜仲、续断、仙茅、菟丝子、干姜、茯苓、白术、附子、肉桂、细辛。

三、典型病例

病案 1

李某，男，48 岁，2018 年 8 月 12 日初诊。

主诉：间断足趾关节肿痛 1 年余，加重 3 天。

现病史：患者 1 年前出现间断足趾关节肿痛，痛处不固定，就诊于当地医院，查风湿三项未见异常，予对症处理后症状较前缓解，此后间断关节肿痛。3 天前，患者饮酒后出现右足第一跖趾关节持续肿痛，拒按，皮温升高，就诊于当地医院，查血尿酸 538μmol/L，考虑痛风，予布洛芬止痛后症状未见明显缓解，遂于今日就诊于我院门诊。

现症见：右足第一跖趾关节疼痛，呈刺痛，夜间尤甚，遇冷痛减，伴发热、烦躁、口干口渴、咽痛、多汗，纳差，寐欠安，小便色黄。平素喜食肥甘厚味、喜饮酒。

查体：右足第一跖趾关节红肿，皮温升高，拒按。舌红，苔黄腻，脉弦数。

辅助检查：血尿酸 599μmol/L。足趾关节彩超：右足第一跖趾关节肿胀，可见尿酸结晶。

西医诊断：急性痛风性关节炎。

中医诊断：痹证。

辨证：风湿热痹。

治法：消癥散结，祛风清热，化湿通痹。

方药：红花 12g，鸡血藤 12g，丹参 15g，地龙 6g，浙贝母 12g，海藻 12g，海浮石 12g，荆芥 9g，防风 9g，黄柏 15g，秦艽 10g，豨莶草 12g，海桐皮 10g，忍冬藤 15g，络石藤 15g，威灵仙 9g。水煎取汁 400mL，日 1 剂，分早晚 2 次温服。7 剂。予依托考昔 30mg，qd。

2018 年 8 月 19 日二诊：服药 7 剂，患者疼痛较前缓解，自觉发热、汗出、烦渴、小便色黄。上方加石膏 30g，知母 10g，栀子 10g。14 剂。停依托考昔，予苯溴马隆 50mg，qd。

2018 年 9 月 3 日三诊：服药 14 剂，患者疼痛较前明显缓解，未诉发热、汗出、烦渴，复查血尿酸 498μmol/L。上方减石膏、知母、栀子。14 剂。

2018 年 9 月 17 日四诊：服药 14 剂，患者疼痛及其他症状均明显改善，偶有大便秘结，复查血尿酸 457μmol/L。上方加火麻仁 10g。14 剂。

2018 年 10 月 1 日五诊：服药 14 剂，患者疼痛及其他症状明显改善，复查血尿酸 392μmol/L。效不更方继服 14 剂。停苯溴马隆。

2018 年 10 月 3 日六诊：服药 14 剂，诸症均消失，复查血尿酸 348μmol/L，复查彩超未见尿酸石结晶。

按：本例患者为中年男性，主因"间断足趾关节肿痛 1 年余，加重 3 天"就诊，根据症状、体征、结合彩超及化验结果，西医诊断为急性痛风性关节炎，中医诊断为痹症。患者平素喜食肥甘厚味，饮酒无度，致使脾虚失运，痰湿内生，阻遏气机，血行不畅，瘀血内生，痰瘀互结而为癥，癥积阻络，发为痹症。癥积痹阻气血，流注关节，不通则痛，故而跖趾关节刺痛，拒按；痰湿日久化热，湿热内蕴，可见痛处皮温升高，遇冷痛减；热邪壅盛，蒸腾津液，则见烦躁、口渴、多汗。结合舌苔脉象，辨证为风湿热痹，治以消癥散结、祛风清热、化湿通痹。方中红花、鸡血藤、丹参、地龙、浙贝母、海藻、海浮石消癥通络，荆芥、防风、黄柏祛风清热，豨莶草、海桐皮、忍冬藤、络石藤祛风化湿，秦艽、威灵仙除湿通痹。二诊，患者疼痛缓解，仍见发热、汗出、烦渴、小便色黄等热象，故加石膏、知母、栀子清热泻火除烦。三诊，患者疼痛明显缓解，未见发热、烦渴，故停清热泻火之品。四诊，患者但见大便秘结，故加用火麻仁泻火通便。五诊，效不更方，最终诸症悉除。

病案 2

孙某，男，62 岁，2019 年 11 月 13 日初诊。

主诉：右足趾关节疼痛 2 年余，加重 1 天。

现病史：患者 2 年前劳累后出现右足趾关节隐痛，伴乏力，手足欠温，休息后稍缓解，就诊于当地医院，查血尿酸 513μmol/L，考虑为痛风，予对症处理后疼痛减轻。半年前，患者足趾关节疼痛频繁，于当地医院复查血尿酸 562μmol/L，予碳酸氢钠片、双氯芬酸钠口服，症状稍缓解。1 天前，患者登山后感右足趾关节疼痛明显，呈刺痛，行动受限，休息后无明显缓解，遂于今日就诊于我院门诊。

现症见：右足趾关节刺痛，屈伸不利，夜间尤甚，伴腰痛，双下肢麻木，乏力，纳差。平素喜食肥甘厚味。

查体：右足趾关节肿胀，局部皮肤色暗，压痛，按之稍硬。舌质暗红，苔白腻，脉弦细。

辅助检查：血尿酸 701μmol/L。足趾关节彩超：右足第一跖趾关节可见尿酸结晶，关节腔积液。

西医诊断：痛风性关节炎。

中医诊断：痹证。

辨证：痰瘀痼结。

治法：消癥通络，通经止痛。

方药：红花 9g，当归 10g，鸡血藤 10g，桃仁 9g，川芎 10g，海藻 10g，海浮石 10g，威灵仙 12g，徐长卿 10g，青风藤 15g，桂枝 6g，全蝎 3g，蜈蚣 1 条，延胡索 10g，乳香 3g，没药 3g。日 1 剂，分早晚 2 次温服。7 剂。予依托考昔 30mg，qd。

2019 年 11 月 20 日二诊：患者疼痛较前减轻，复查血尿酸 673μmol/L。上方去延胡索。继服 14 剂。停依托考昔，予非布司他 40mg，qd。

2019 年 12 月 4 日三诊：患者诉疼痛较前明显缓解，步行时隐痛，伴乏力，怕冷，遇劳更甚，夜尿频多，大便溏，舌淡红，苔薄白，脉沉细。复查血尿酸 598μmol/L。上方去全蝎、蜈蚣、乳香、没药；加白术 15g，菟丝子 10g，桑寄生 10g，杜仲 12g，续断 10g。继服 14 剂。予非布司他 20mg，qd。

2019 年 12 月 18 日四诊：患者诉疼痛基本消失，步行正常。血尿酸 452μmol/L。效不更方，继服 14 剂。

2019 年 12 月 31 日五诊：患者诸症均消失，血尿酸 338μmol/L，复查彩超未见尿酸石结晶。暂停服用非布司他。

3 个月后随访未复发。

按：患者为老年男性，主因"右足趾关节疼痛 2 年余，加重 1 天"就诊，根据症状、体征、辅助检查，西医诊断为痛风性关节炎，中医诊断为痹证。患者中老年男性，肾精和肾气逐渐虚衰，致使髓不得充，清浊不分，加之患者平素嗜食肥甘厚腻之品，多使脾胃受损，湿邪内生，脾湿生痰，阻遏气机，气血运行不畅而成瘀，痰瘀互结，发为痹证。痰瘀痼结，留滞关节，则见关节刺痛。痰瘀为阴邪，夜晚阳气不足，痰瘀痹阻益甚，故疼痛加剧，发作频繁。痰瘀久痹，痼结经络，骨节经气不通，失于气血濡养，则关节畸形肿胀，活动受限。痰瘀流注腰府，损及肾脏，肾络不通，不通则痛，发为腰痛。湿邪困脾则纳差、乏力。结合舌质暗红，苔白腻，脉弦细，辨为痰瘀痹阻之证，治以消癥通络、通经止痛。方中桃仁、红花、当归、鸡血藤、川芎、海藻、海浮石消癥通络，威灵仙、徐长卿、青风藤祛风除湿，桂枝温通经脉，全蝎、蜈蚣通络止痛，延胡索、乳香、没药活血行气。服药 1 周后疼痛较前好转，故停用行气止痛之延胡索。患者既往病史较长，久则必损及脾肾，脾肾阳气不足，无以温煦，则见关节隐痛、乏力、怕冷、遇劳更甚、夜尿频多、大便溏等脾肾阳虚之象，故三诊予温补脾肾之桑寄生、白术、肉桂、菟丝子、杜仲、续断，最终诸症悉除。

第七章　男科疾病

第一节　阴茎硬化性淋巴管炎

阴茎硬化性淋巴管炎又称非性病阴茎硬化性淋巴管炎，是阴茎局部在病原体感染或外伤及局部不良刺激等因素作用下，引起淋巴管阻塞，回流障碍，而致使阴茎淋巴管组织纤维性增生，呈硬化、肥厚性改变的疾病。本病临床上以出现阴茎皮下肥厚样改变的条索状物为特征的，其病理生理学改变尚不清楚。本病好发于青中年男性，阴茎的冠状沟或背侧，有轻度疼痛，偶尔可形成溃疡。根据症状表现，本病属于中医的"龟头肿痛""阴肿""阳物缠痛"等范畴。

一、诊断依据

（一）临床表现

1. 症状　阴茎硬化性淋巴管炎多见于 20 ～ 40 岁的青壮年男性；部位以冠状沟最为多见，其次为阴茎背部；皮损主要为弯曲隆起的条索状物，似蚯蚓状，部分可有皮疹呈半透明状；自觉症状不明显，有时轻度疼痛，偶尔可形成溃疡；大多数患者的皮损于 4 ～ 6 周可自行吸收消退。

2. 体征　检查患者阴茎冠状沟或阴茎背侧，见有皮下弯曲匍行的索状肿物，如软骨状硬度，稍有触痛。肿块不与表皮粘连，可在皮下滑动。阴茎体其余部分无明显异常。

（二）辅助检查

皮损组织病理检查　真皮内淋巴管管壁增厚、纤维化，淋巴管扩张，淋巴液淤积，无或少许淋巴细胞浸润。

二、辨证论治

（一）湿热壅结

证候：阴茎皮下硬索，呈弯曲状，与皮肤不粘连，可活动，伴尿黄赤，阴茎皮肤伴有半透明样皮疹，有浅表溃疡形成，舌苔黄腻，脉滑实或弦数。

治法：消癥通络，清热利湿。

基础用药：桃仁、红花、鸡血藤、海藻、昆布、川牛膝。

辨证用药：萆薢、薏苡仁、茯苓、滑石、牡丹皮、泽泻、通草、黄柏。

（二）瘀阻宗筋

证候：阴茎背部肿块呈索状硬韧，触之疼痛，稍可活动，肿块经久不消，阴茎勃起受限，疼痛加重，舌质淡红，苔薄白，脉弦或涩。

治法：消癥通络，理气活血。

基础用药：桃仁、红花、鸡血藤、海藻、昆布、川牛膝。

辨证用药：当归、赤芍、生蒲黄、五灵脂、桂枝、没药、延胡索、干姜、小茴香、赤芍。

三、典型病例

病案

王某，男，25 岁，2020 年 3 月 15 日初诊。

主诉：阴茎冠状沟条索状隆起伴疼痛 3 个月。

现病史：患者 3 个月前无明显诱因阴茎冠状沟处出现一条索状隆起，伴有轻度疼痛，勃起时疼痛加重，遂就诊于当地某二甲中医院，诊断为阴茎硬化性淋巴管炎，给予迈之灵、血府逐瘀口服液治疗 3 个月，症状未见缓解，又增轻微尿频、尿道灼热等症。现为求系统治疗，遂来我院男科就诊。患者既往体健，平素嗜食肥甘厚味、辛辣刺激之品。

查体：T 36.2℃，P 73 次 / 分，R 18 次 / 分，BP 176/80mmHg。阴茎冠状沟腹侧可见一 3cm 左右隆起，弯曲似蚯蚓状，质地较硬，可在皮下滑动，有轻微触痛。舌红苔黄腻，脉滑数。

辅助检查：尿液分析（－）。前列腺液检查（－）。

西医诊断：阴茎硬化性淋巴管炎。

中医诊断：阳物缠痛。

辨证：癥积阻络，湿热壅结证。

治法：消癥通络，清热利湿。

方药：桃仁 12g，红花 12g，鸡血藤 12g，海藻 20g，昆布 20g，川牛膝 12g，草薢 15g，薏苡仁 30g，茯苓 15g，滑石 15g。水煎取汁 400mL，日 1 剂，分早晚 2 次温服。10 剂。

2020 年 3 月 22 日二诊：患者阴茎腹侧隆起减小，质地变软，勃起疼痛感略有减轻，尿频、尿道灼热未见改善，舌红苔黄腻，脉滑数。上方加黄柏 10g，泽泻 12g，通草 10g。继服 10 剂。

2020 年 4 月 2 日三诊：患者阴茎腹侧隆起明显减小，质软，勃起疼痛不明显，尿频、尿道灼热减轻，舌红苔黄略腻，脉滑数。上方继服 10 剂。

2020 年 4 月 13 日四诊：患者阴茎腹侧隆起消失，勃起无疼痛，尿频、尿道灼热消失，舌红苔黄，脉数。上方继服 10 剂巩固疗效。

按：患者为青年男性，主因"阴茎冠状沟条索状隆起伴疼痛 3 个月"前来就诊，结合症状、体征，西医诊断为阴茎硬化性淋巴管炎，属中医"阳物缠痛"范畴。患者系青壮年，平素嗜食肥甘油腻之品，导致体内湿热内蕴，湿热阻滞气机，血行受阻而产生瘀血，湿热血瘀胶结不解而为癥积，癥积凝聚宗筋而为此病。尿频、尿道灼热、舌红苔黄腻皆湿热下注之象。四诊合参，辨证为癥积阻络、湿热壅结证，故以消癥通络、清利湿热为治疗大法。二诊尿频、尿道灼热未见好转，故加黄柏、泽泻、通草等清热利湿药。诸药合用，使癥积得化，湿热得除，诸症悉除。

第二节　慢性附睾炎

附睾炎是指因感染、梗阻等因素导致的以患侧阴囊疼痛、坠胀感且疼痛常牵扯到下腹部及同侧腹股沟为主要临床表现的男性泌尿生殖系统炎症性疾病。慢性附睾炎可由急性附睾炎治疗不及时或治疗不彻底迁延而来，但大多数患者无附睾炎反复发作病史。本病疼痛不适的症状给患者带来较大的心理负担，而且长期慢性炎症可导致附睾管腔充血水肿，附睾分泌的各种营养精子的物质减少，使精子的顶体及尾部发育不良，精子畸形率明显增高，从而增加患者罹患不育症的风险。

一、诊断依据

（一）临床表现

1. 症状　该病主要临床表现为阴囊疼痛、发胀、下坠等感觉，疼痛可放射到下腹部及同侧大腿内侧。

2. 体征　查体时可触及附睾头及尾部肿大，质地较硬或呈结节状，有压痛；附睾与睾丸的界限清楚；同侧精索和输精管可迂曲、增粗并有压痛。

（二）辅助检查

超声检查　附睾部位彩超呈慢性炎症性改变。

二、辨证论治

（一）痰瘀互结证

证候：起病缓慢，睾丸坠胀，或胀痛或隐痛，检查可见附睾肿大，质地硬，压痛明显，睾丸、附睾界限清楚，也可由急性期未彻底治愈转化而来，舌淡，苔薄白或有瘀点，脉细或细涩。本证见于慢性子痈。

治法：消癥通络，止痛。

基础用药：当归、川芎、赤芍、五灵脂、昆布、海藻、荔枝核、橘核。

辨证用药：延胡索、小茴香、蒲公英、金银花、乳香、没药、白芥子。

（二）气血亏虚证

证候：子痈失治误治，成脓破溃，脓液清稀，伴有头晕乏力，面色不华，舌淡，苔薄白，脉细弱。

治法：消癥通络，补益气血。

基础用药：川芎、当归、赤芍、陈皮、浙贝母、海藻、牡蛎。

辨证用药：人参、白术、茯苓、熟地黄、白芍、玄参、山茱萸、地骨皮。

（三）湿热瘀滞证

证候：附睾肿大，自觉隐痛或胀痛，或有阴囊下坠感，舌质瘀暗，苔黄腻，脉滑数。

治法：消癥通络，清热利湿。

基础用药：桃仁、红花、鸡血藤、海藻、昆布、牛膝。

辨证用药：龙胆草、栀子、柴胡、车前子、泽泻、木通、丹参、赤芍。

三、典型病例

病案

李某，男，30岁，2021年3月2日初诊。

主诉：左侧阴囊内胀痛4个月，加重1周。

现病史：患者4个月前因过量饮酒后，出现左侧阴囊内憋胀疼痛，可放射到下腹部及左侧大腿内侧，遂就诊于当地某二甲医院，查睾丸彩超示左侧附睾部位呈慢性炎症性改变，诊断为慢性附睾炎，予盐酸左氧氟沙星胶囊、癃清胶囊口服治疗1个月，症状略有缓解；后又就诊于某男科医院，予脉血康胶囊、银花泌炎灵片治疗2个月，未见寸功。7天前，患者过量饮酒后症状加重，现为求系统治疗，遂就诊于我院男科。患者既往体健，嗜好饮酒，嗜食肥甘厚腻食物。

查体：阴囊潮湿，双侧睾丸约16mL，左侧附睾可触及一1.5cm×1.2cm包块，质地硬，触痛明显，双侧输精管可扪及。舌质红暗，苔黄腻，脉弦滑数。

辅助检查：血常规（－）。尿液分析（－）。阴囊彩超：左侧附睾血流略增强，呈慢性炎症性改变。

西医诊断：慢性附睾炎。

中医诊断：慢性子痈。

辨证：癥积阻络，湿热瘀滞证。

治法：消癥通络，清热利湿。

方药：桃仁12g，红花12g，鸡血藤15g，海藻20g，昆布20g，牛膝12g，龙胆草6g，栀子10g，柴胡9g，车前子15g。水煎取汁400mL，日1剂，分早晚2次温服。14剂。

2021年3月16日二诊：患者左侧阴囊内憋胀疼痛减轻，下腹部及左侧大腿内侧疼痛消失，舌质红暗，苔黄腻，脉弦滑数。前方继服14剂。

2021 年 3 月 21 日三诊：患者左侧阴囊内憋胀疼痛明显减轻，舌质红暗，苔黄腻，脉弦滑。前方继服 14 剂。

2021 年 4 月 14 日四诊：患者阴囊内憋胀疼痛消失，左侧附睾可触及一 1.2cm×1.0cm 包块，质地较硬，无触痛，舌质暗苔薄白，脉弦。上方去龙胆草、栀子、柴胡、车前子；加夏枯草 15g，生牡蛎 20g（先煎）。继服 30 剂。

2021 年 5 月 16 日五诊：无明显不适，左侧附睾可触及一 0.6cm×0.5cm 包块，无触痛。嘱其口服桂枝茯苓丸 2 个月以巩固疗效。

按：患者为青年男性，主诉"左侧阴囊内胀痛 4 个月余，加重 1 周"前来就诊，根据症状、体征及实验室检查，西医诊断为慢性附睾炎，中医诊断为慢性子痈。患者平素嗜好饮酒，嗜食肥甘厚腻食物，导致体内湿热内盛，舌苔黄腻、脉滑数即其明证。故辨证为癥积阻络、湿热瘀滞证，以消癥通络、清热利湿作为治疗大法。四诊时，患者附睾结节变小不甚明显，湿热征象不甚明显，故而去龙胆草、栀子、柴胡、车前子等清热利湿之品，加夏枯草、生牡蛎软坚散结以增强消癥通络之效。

第三节　阴茎硬结症

阴茎硬结症（Peyronie's disease，PD）又称阴茎纤维性海绵体炎，是以阴茎白膜内形成纤维样斑块为其特征的男科疾病，可见阴茎背侧单个或多个结节或条索状硬结，以影响勃起功能为主要表现。本病好发于 40 ～ 60 岁的中年人，没有明确的病因，通常引起阴茎的畸形继而造成不同程度的勃起功能障碍。中医称之为"阴茎痰核"。

一、诊断依据

（一）临床表现

1. 症状　可触及阴茎斑块状硬结，勃起功能障碍，阴茎疼痛及阴茎弯曲，严重影响性生活。其中勃起疼痛及勃起功能障碍是本病最主要的问题。

（1）2/3 的患者硬结位于海绵体的背侧并导致阴茎向背侧弯曲，腹侧及两侧旁硬结虽然不常见但是由于发生自然性交的角度偏差过大而导致性交困难。如果阴茎严重畸形，弯曲发生于腹侧或侧方角度较大时，则难以完成性交。广泛的阴茎硬结病变可能导致阴茎环状斑块形成所谓的连枷状阴茎而无法进行性交。

（2）阴茎疼痛往往在其勃起时出现，由于阴茎硬结致阴茎白膜形成瘢痕样改变，当阴茎勃起时受到牵掣而发生疼痛。

（3）约30%的患者伴有勃起功能障碍。导致勃起障碍的原因包括焦虑不安等心理性原因，也包括阴茎严重变形、连枷阴茎、阴茎血管功能受损等器质性因素。

2.体征 检查阴茎体部可触及局限于阴茎海绵体白膜的、不同大小的纤维性硬结或索状硬块，无压痛，硬结常好发于阴茎体部的远端。个别患者可触及多个硬结。

（二）辅助检查

超声波检查可以估计阴茎硬结症斑块的位置和大小以及有无钙化，可用超声波测定阴茎背动脉、阴茎海绵体动脉、海绵窦动脉间的侧动脉连接。海绵体注射药物诱发勃起可了解阴茎的弯曲度。海绵体动力灌注仪可以辅助多普勒超声确诊静脉关闭不全。

二、辨证论治

（一）浊痰凝结

证候：阴茎背侧可见一个或数个条索状或斑块状硬结，倦怠乏力，纳呆腹胀，形体肥胖，大便溏薄，舌淡、苔白腻，脉濡。

治法：消癥通络，健脾和胃。

基础用药：桃仁、红花、鸡血藤、海藻、海浮石。

辨证用药：清半夏、陈皮、茯苓、甘草、白芥子、白僵蚕、莪术、牛膝、玄参、白术。

（二）痰瘀阻络

证候：阴茎背侧痰核，按之较硬，情志易怒，喜太息胸闷，纳差，肢体沉重，舌质暗，苔薄白或白腻，脉弦或涩。

治法：消癥通络，疏肝理气。

基础用药：桃仁、红花、鸡血藤、海藻、海浮石。

辨证用药：当归、白芍、蜈蚣、红花、牛膝、柴胡、夏枯草、牡蛎、甘草。

（三）阴虚痰火

证候：阴茎背侧痰核，硬结表面微红，微痛，头晕耳鸣，健忘，腰酸，梦遗，五心烦热，舌红，苔黄腻，脉细数。

治法：消癥通络，滋阴清热。

基础用药：桃仁、红花、鸡血藤、海藻、海浮石。

辨证用药：知母、黄柏、熟地黄、山茱萸、山药、茯苓、泽泻、牡丹皮、生地黄、白芍、牡蛎。

（四）脾肾两虚

证候：阴茎背侧痰核，硬结不能推动，勃起时疼痛，腰酸，怕冷，排尿不畅，阳痿早泄，健忘，纳呆，便溏，少腹胀痛，舌淡胖，边有齿印，苔薄，脉沉细或迟。

治法：消癥通络，调补脾肾。

基础用药：桃仁、红花、鸡血藤、海藻、海浮石。

辨证用药：熟地黄、鹿角胶、肉桂、白芥子、炮姜炭、桃仁、红花、山药、茯苓、甘草。

三、典型病例

病案

王某，男，41岁，2020年4月1日初诊。

主诉：发现阴茎硬块1年，勃起后疼痛3个月。

现病史：患者于1年前无意中发现阴茎硬块，遂就诊于当地县级医院，行阴茎彩超检查，诊断为阴茎硬结症，给予脉血康胶囊、迈之灵口服3个月，未见明显疗效。后又就诊于某中医门诊，予大剂量活血化瘀药（具体处方不详）治疗2个月，未收寸功。近3月来，患者自述包块较前增大，且伴有勃起疼痛，严重影响生活质量，为求系统诊治故来我院男科就诊。既往体健，平素情绪抑郁，胸胁憋闷，喜食肥甘油腻之品。

查体：T 36.1℃，P 78次/分，R 18次/分，Bp 125/80mmHg。阴囊无潮湿，双侧睾丸约18mL，双侧附睾无结节，双侧输精管无增粗及僵硬，阴茎成人型，略有弯曲，前段可扪及一直径约 2cm 硬块，边缘清楚，质地较硬。舌紫暗，苔白腻，脉弦滑。

辅助检查：阴茎彩超：阴茎海绵体可见 2.2cm×2.4cm 结节，伴有钙化。

西医诊断：阴茎硬结症。

中医诊断：阴茎痰核。

辨证：癥积阻络，肝气郁结证。

治法：消癥通络，疏肝理气。

方药：桃仁 12g，红花 12g，鸡血藤 15g，海藻 12g，海浮石 15g（先煎），当归 10g，白芍 12g，柴胡 15g。水煎取汁 400mL，日 1 剂，分早晚 2 次温服。14 剂。

2020 年 4 月 16 日二诊：患者勃起疼痛感及胸部憋闷感减轻，阴茎硬结未见明显变化，舌紫暗，苔白腻，脉弦滑。上方加蜈蚣 2 条。继服 14 剂。

2020 年 5 月 2 日三诊：患者勃起疼痛、胸部憋闷感明显减轻，阴茎硬结未见明显变化，舌紫暗，苔白腻，脉弦滑。上方继服 14 剂。

2020 年 5 月 17 日四诊：患者勃起疼痛、胸部憋闷感消失，阴茎硬结未见明显变化，舌紫暗，苔白腻，脉弦滑。上方加牡蛎 20g（先煎），夏枯草 20g。继服 21 剂。

2020 年 6 月 9 日五诊：患者无他不适，阴茎硬结略有缩小，质地变软，舌紫暗苔白，脉弦。上方继服 14 剂。

2020 年 6 月 24 日六诊：患者无他不适，阴茎硬结明显缩小，如花生米大小，舌偏暗苔薄白，脉弦。上方继服 21 剂。

患者后因工作调动未再来诊。5 个月后电话随访，阴茎硬结如黄豆大小，但无明显不适。

按：患者为中年男性，主因"发现阴茎硬块 1 年，勃起后疼痛 3 个月"就诊，结合阴茎彩超结果，西医诊断为阴茎硬结症，属中医"阴茎痰核"范畴。患者平时情志不舒，最易导致肝气郁滞，故而常见胸部憋闷。气能行血，肝气郁滞则瘀血内生，故而舌质紫暗。患者平素喜食肥甘厚味，极易生痰生湿，故而患者舌苔白而腻。痰饮瘀血相互搏结，凝于宗筋，则见阴茎痰核。四诊合参，辨证为癥积阻络、肝气郁滞证，故以消癥通络、疏肝理气为治疗大法。二诊，患者勃起痛及胸部憋胀好转，加蜈蚣疏肝活血通络以增药力。四诊，患者症状消除，唯阴茎硬结未见变化，故加夏枯草、牡蛎软坚散结以加强药力。诸药合用，使癥积得化，故疗效较好。